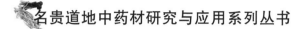

名贵道地中药材研究与应用系列丛书

阿胶的
研究与应用

梅全喜　林兴栋◎主编

U0343285

全国百佳图书出版单位

中国中医药出版社

·北 京·

图书在版编目（CIP）数据

阿胶的研究与应用 / 梅全喜，林兴栋主编 . -- 北京：
中国中医药出版社，2024.12. --（名贵道地中药材研究
与应用系列丛书）.
ISBN 978-7-5132-9037-1

Ⅰ. R282.74

中国国家版本馆 CIP 数据核字第 20246JQ141 号

中国中医药出版社出版

北京经济技术开发区科创十三街 31 号院二区 8 号楼
邮政编码　100176
传真　010-64405721
廊坊市祥丰印刷有限公司印刷
各地新华书店经销

开本 710×1000　1/16　印张 19.75　字数 342 千字
2024 年 12 月第 1 版　2024 年 12 月第 1 次印刷
书号　ISBN 978 - 7 - 5132 - 9037 - 1

定价　79.00 元
网址　www.cptcm.com

服 务 热 线　010-64405510
购 书 热 线　010-89535836
维 权 打 假　010-64405753

微信服务号　zgzyycbs
微商城网址　https://kdt.im/LIdUGr
官 方 微 博　http://e.weibo.com/cptcm
天猫旗舰店网址　https://zgzyycbs.tmall.com

如有印装质量问题请与本社出版部联系（010-64405510）
版权专有　侵权必究

为"名贵道地中药材研究
与应用系列丛书"而题

名贵道地中药材是我国中
医药的宝贵资源，应当认
真开展研究，积极推广
应用！

己亥年 秋月

金世元

《阿胶的研究与应用》

编委会

主　　编	梅全喜	林兴栋		

副主编	唐洪梅	林　华	金世明	梁　奇
	孙　丽	成差群	袁伟彬	彭伟文
	欧阳勇	冯敬文	闻金跃	谭相廷

编　　委（以姓氏笔画为序）

王　凌	王书珍	王珠强	邓广海
伍世恒	刘羽龙	刘特津	江建航
吴康郁	吴惠妃	利亭婷	何　峰
余利珊	陈诗敏	林晓燕	金小渁
周　艳	郑依玲	胡　黎	柯　威
钟建明	钟碧莲	祝　赫	袁　勋
袁德俊	唐志芳	黄志辉	黄晓冰
曹丽萍	梁欣键	谢　月	廖伟中

《名贵道地中药材研究与应用系列丛书》
编委会

名誉主任委员 金世元

主任委员 梅全喜

副主任委员 （以姓氏笔画为序）

李　楠　　李文佳　　杨光义　　杨得坡
张锦超　　林兴栋　　梁　奇　　曾聪彦

委　　　员 （以姓氏笔画为序）

尹丰田　　田素英　　冯光军　　冯敬文
成差群　　朱丽君　　刘佩沂　　孙　丽
苏超麟　　李　华　　李文庆　　李红念
李明慧　　吴宗彬　　吴惠妃　　邱绿琴
汪科元　　张定堃　　张莹莹　　陈小露
陈柏忠　　陈琴华　　林　华　　欧阳勇
昌水平　　周　林　　金世明　　郑　川
郑国栋　　胡　莹　　侯强平　　闻金跃
姚长良　　袁伟彬　　钱正明　　高玉桥
唐洪梅　　黄　冉　　黄勤挽　　曹丽萍
彭伟文　　董鹏鹏　　管　静　　谭相廷
戴卫波

黄　序

　　我国地域辽阔，自然地理环境复杂多样，孕育了丰富的中草药资源。从最早的本草著作《神农本草经》载药 365 种起，至李时珍的《本草纲目》已发展至 1892 种，再到 1999 年出版的《中华本草》则猛增至 8980 种，而根据第四次全国中药资源普查统计，我国现有中药资源种类达 13000 多种。从古至今，中药资源不断被发现与应用，为历代人民防病治病、中华民族繁衍昌盛作出了不可磨灭的贡献，也极大地推动了中医药学的发展。

　　名贵道地中药在中医药临床防病治病过程中一直占据重要的位置，特别是在治疗某些疑难病、急性病及危重病方面，疗效显著，深受历代医家、患者的重视，在国内、国际医药市场享有较高声誉。名贵道地中药特指一些质量优良、药效独特、疗效显著、道地性强、资源稀缺的品种，主要有东北人参、鹿茸、冬虫夏草、蕲艾、新会陈皮、化橘红、广藿香、沉香、川附子、文三七、岷当归等。它们有的可单独用于疾病的治疗与养生保健，如由单味人参组成的独参汤能治疗元气欲脱、诸虚垂危之证；冬虫夏草对多种疾病有很好的治疗和保健作用，制作各种药膳和直接鲜用均备受欢迎；由蕲艾叶制作的艾灸用品成为养生保健热销产品；沉香、新会陈皮、化橘红等既是广东知名的地产药材，也是临床常用的道地药材，深受欢迎。有的药材又可配伍组成汤剂或中成药使用，如著名的参附汤，可治疗元气大亏、阳气暴脱的厥脱证，具补血止血、调经安胎作用的胶艾汤，以及主治痰湿咳嗽的二陈汤等。这些应用名贵道地中药材配伍的方药应用得当，则能效如桴鼓，救患者于垂危。此外，一些著名中成药配方中也有名贵道地中药材，这些中成药不仅畅销国内，还远销海外，为挽救世人的生命作出了重要贡献。

　　深入挖掘、研究与应用名贵道地中药材对确保中药质量、提高中药疗效及中医治疗水平等都具有重要意义。为此，全国各地中医药学者都十分重视开展名贵道地中药材的研究与应用工作，梅全喜教授就是其中一位代表。他早年就开展了蕲艾的研究与应用，持续几十年深入研究，取得骄人成果。近年来他又带领团队先后开展了鲜冬虫夏草、新会陈皮、沉香、鲜龙葵果等名贵道地中药材的研究与应用，取得显著成绩。为进一步收集、整理全国名贵道地中药材的研究与应用，梅全喜教授在前期工作的基础上，带领团队编写了这套《名贵道地中药材研究与应用系列丛书》。

这套丛书共计 50 种，所选药物均为我国名贵道地中药材，目前已完成蕲艾、冬虫夏草、沉香、新会陈皮、鲜龙葵果和重楼等，每种中药材独立成书。每本书全面系统地介绍了该名贵道地中药材的相关研究与应用成果，包括药用历史、本草学概述、生药学研究、炮制与制剂研究、化学成分、药理作用、临床应用及产业发展现状等内容，其中不少内容是作者团队研究的成果，具有较强的参考价值。相信本套丛书的出版，对名贵道地中药材的深入研究、推广应用及推动中医药产业的发展都将起到积极的作用。

有鉴于此，乐为之序。

中国工程院院士
中国中医科学院院长
2020 年元旦

前　言

中医药学是我国劳动人民几千年来同疾病做斗争的经验总结，是中华文明的瑰宝，也是打开中华文明宝库的钥匙。中药是中医药学的重要组成部分，是我国历代人民在漫长的岁月里与疾病做斗争的重要武器。我国地域辽阔，拥有丰富的中药资源，根据第四次全国中药资源普查结果，我国现有中药资源品种达13000多种，其中在中医临床上常用的有600多种，而能称为名贵道地中药材的有200种左右。

一般常见常用的中药材价格都不是很贵，但也有些非常珍贵的中药材品种，这些药材疗效显著，但资源极少，难以种植（养殖），物以稀为贵，因此它们的价格是十分昂贵的，有些珍品的价格甚至超过黄金的价格，这一类药材称为名贵中药材。1990年上海中医药大学出版社（现上海浦江教育出版社）出版的《中国名贵药材》收载常用名贵中药材50种。我国目前常用的名贵中药材有人参、西洋参、冬虫夏草、灵芝、雪莲、三七、番红花、沉香、石斛、天麻、重楼、蛤蚧、鹿茸、阿胶、海马、燕窝、哈士蟆、血竭、麝香、羚羊角、牛黄、珍珠等，其中许多都是道地中药材。道地中药材又称地道药材，是一个约定俗成的中药标准化的概念，是指一定的中药品种在特定生态条件（如环境、气候）、独特的栽培和炮制技术等因素的综合作用下，所形成的产地适宜、品种优良、产量较高、炮制考究、疗效突出、带有地域性特点的药材。1989年黑龙江科学技术出版社出版的由胡世林教授主编的《中国道地药材》一书收载常用道地中药材159种。我国常见常用的道地中药材有"四大怀药"（怀地黄、怀菊花、怀牛膝、怀山药）、"浙八味"（杭麦冬、杭菊花、浙玄参、延胡索、白术、温郁金、杭白芍、浙贝母）、"粤八味"（化橘红、广陈皮、阳春砂、广藿香、巴戟天、沉香、广佛手、何首乌），以及甘肃岷县的岷当归、山西长治的潞党参、江西清江的江枳壳、宁夏中宁的枸杞、山东东阿的阿胶、湖北蕲春的蕲艾等，这些都是闻名遐迩的道地中药材。这些名贵道地中药材一直是中医药防病治病的中坚力量，在治疗某些疑难杂症及危急重症方面疗效显著，深受古今医家、患者的欢迎，在中医临床上享有较高声誉。

为积极推动这些名贵道地中药材的研究、应用与产业发展，进一步挖掘整理其古今研究与应用的历史与经验，继承、发扬和推动名贵道地中药材在防治疾病、养生保健等方面的应用，笔者团队与相关单位及团队合作，决定在自己研究成果的基础上全面收集名贵道地中药材古今应用及现代研究资料，编写这套反映其本草记载、研究与应用历史，现代研究与应用情况的学术丛书《名贵道地中药材研究与应用系列丛书》。本套丛书初定50种，选择的都是国内外著名的名贵道地中药材品种，每种药材独立成书，全面系统地介绍该名贵道地中药材的相关研究与应用成果，包括药用历史、本草学概述、生药学研究、化学成分、药理作用、炮制与制剂、临床应用及产业发展现状等内容，其中不少内容是笔者团队的研究成果。这是国内第一套专门介绍全国名贵道地中药材的丛书，相信本套丛书的出版对于指导医药人员和普通老百姓深入研究及合理应用名贵道地中药材，推动中医药对全民健康事业的发展，以及推动相关产业发展都具有重要的意义。同时也期待全国各地有更多的单位、团队与笔者合作开展当地名贵道地中药材的研究与资料整理工作，将其纳入这套丛书，为推动各地名贵道地中药材的研究与应用、推动中药产业的发展作出积极贡献。

本套丛书在编写出版过程中得到了诸多单位和个人的帮助与支持，国医大师金世元教授应邀担任本套丛书的编委会名誉主任委员，并为本套丛书题词，中国工程院院士、中国中医科学院院长黄璐琦教授为本套丛书作序。在此一并致谢！

本套丛书出版工作量大、出版周期较长，书中若有考虑不周及遗漏之处，敬请广大读者提出宝贵意见，以便再版时修订提高。

梅全喜
2020 年元旦

编写说明

阿胶为马科动物驴的干燥皮或鲜皮经煎煮、浓缩制成的固体胶。因起源于山东东阿县，故得阿胶之名，是我国特有的名贵中药。由于其独具特色的药用价值，受到古今医家及民间的重视，中药始祖先贤誉其为"圣药"，清代名医叶天士称其为"血肉有情之品，滋补奇经八脉之良药"。

阿胶的药用历史悠久，至今已有两千多年。众多本草医籍对阿胶均有记载，为古今常用的名贵滋补药品，与人参、鹿茸并称为中国"滋补三宝"。其以正名记载最早见于东汉时期的《神农本草经》，位列上品："味甘，平。主心腹，内崩，劳极，洒洒如疟状，腰腹痛，四肢酸疼，女子下血安胎。久服轻身、益气。"这为阿胶后世的药用性味功效奠定了基础，并提出阿胶的炮制加工方法"阿胶得火良"。东汉末年华佗在《华佗神方》中记载了阿胶入方剂的应用。其后，南北朝时期陶弘景在《本草经集注》中称阿胶"味甘，平、微温，无毒"，增加了阿胶毒性的描述。陶弘景还在《名医别录》记载阿胶"生东平郡，煮牛皮作之"，指出阿胶的产地并表明阿胶最早使用的原料是牛皮，制法为"煮"。《雷公炮炙论》首次提出了阿胶"猪脂浸炙"。唐宋时期《备急千金要方》《新修本草》《千金翼方》《本草图经》《证类本草》《太平圣惠方》，明清时期《普济方》《本草纲目》《本草分经》《本草纲目拾遗》等医籍均对阿胶进行了收载，可见阿胶在历代医药中已广泛使用。延续至现代，《中华本草》《中药大辞典》《全国中草药汇编》《中华人民共和国药典》《中华人民共和国药典临床用药须知》等中药权威著作均对阿胶进行了详细收载。2002年2月28日，卫生部公布的《关于进一步规范保健食品原料管理的通知》中明确了阿胶为药食同源品种。

现代研究表明，阿胶主要含有蛋白质类、肽类、氨基酸类、挥发性成分、无机元素、糖类、核苷、脂肪酸、脂类物质、生物酸、有机酸及微量元素等化学物质。阿胶对血液系统具有显著的作用，具有抗贫血作用、对造血系统的保护作用、提高白细胞水平作用、止血作用及改善血液流变学作用；阿胶有较好的免疫调节、抗氧化、抗衰老、抗疲劳、改善记忆、抗炎和抗菌作用，并对肺功能减退和病理改变有明显的保护作用，可抑制肺巨噬细胞的增多；阿胶对多种妇科疾病具有治疗作用，如治疗子宫肌瘤，改善子宫内膜的容受性，具有一定的雌激素样作用，能保护卵巢及调节月经等；阿胶还对皮肤屏障损伤具有一定的修复作用，有抗肿瘤、促进骨愈合及改善阿尔茨海默病等作用。阿胶现代临床应用也非常广泛，对多种疾病疗效显著，包括妇产科疾病，如异常子宫出血、不孕症、先兆流产、原发性痛经、绝经综合征；血液系统疾病，如贫血、血虚、预防化疗后骨髓抑制；精神类疾病，如失眠、焦虑；心血管疾病，如心律失常、冠心病；消化系统疾病，如慢性萎缩性胃炎合并消化性溃疡、慢性溃疡性结肠炎、结直肠癌；儿科疾病，如哮喘、佝偻病；其他疾病，如糖尿病、脱发、青光眼等。

近年来，随着社会的快速发展，生活水平的不断提高，健康意识的不断增强，中医药养生理念逐渐增强，阿胶的高药用价值及其药食两用的特点受到人们的广泛关注，阿胶被制作成多种药膳食疗方，如膏剂、粥膳、汤膳、菜品、保健酒、羹、蛋糕、零食等。其中膏方在临床上较常使用，且自古代以来就有很多医籍收纳含有阿胶的膏剂处方，应用广泛。今天，膏方品种逐渐增多，阿胶在膏方制作过程中也发挥了重要的作用。阿胶除了药用和食用外，还有阿胶文化所衍生出的旅游文化也在不断拓展，使得阿胶产业日益壮大。

随着我国中药科研人员对阿胶的关注度不断提高，对阿胶药用功效的研究不断深入，其药用价值得到了更好的挖掘和利用，为积极推动名贵道地药材阿胶的深入研究、推广应用与产业发展，进一步挖掘整理阿胶古今研究与应用的历史及经验，继承、发扬和推动阿胶在防治疾病、养生保健等方面的宝贵医药经验，我们组织有关专业技术人员编写出版了这本《阿胶的研究与应用》专著。

全书共分九章，即阿胶的药用历史、生药学研究、炮制与制剂、化学成分、药理作用、临床应用、药膳食疗、在膏方中的应用，以及阿胶的综合开发利用与产业发展等。本书全面系统地挖掘和整理了古代医药学家和本草医籍在阿胶研究和应用上所取得的宝贵经验，回顾和总结了现代医药工作者对阿胶研究和应用所取得的最新进展，相信本书的出版对于阿胶作为药食两用名贵中药的深入研究和广泛应用，以及阿胶产业的发展将起到积极的推动作用。

本书由广州中医药大学第三附属医院牵头，广州中医药大学第一附属医院、广东省中医院、深圳市宝安区中医院、中山市中医院、广州市中西医结合医院、广州市番禺区中医院、山东东阿阿胶股份有限公司和黄冈师范学院李时珍中医药文化与产业研究中心等单位药学专业技术骨干共同参与编写完成。本书的出版得到山东东阿阿胶股份有限公司和湖北省高等学校重点人文社科基地——李时珍中医药文化与产业研究中心资助，在编写中还参考引用了部分医药专著和医药杂志公开发表的文献资料（参考文献附各章之后），在此一并表示衷心感谢！

由于时间仓促，加之水平有限，书中难免出现遗漏和差错，敬请广大读者提出宝贵意见，以便再版时修订提高。

《阿胶的研究与应用》编委会

2024 年 9 月

目　录

第一章　阿胶的药用历史

　　阿胶药用历史源远流长，历代本草典籍及医案多有记载。其自 1963 年以来开始收载于历版《中国药典》，是我国特有的名贵中药，是中华民族医药宝库中的一颗璀璨明珠。阿胶为补血、止血要药，与人参、鹿茸并称为中国"滋补三宝"。中药始祖先贤誉其为"圣药"，清代名医叶天士称其为"血肉有情之品，滋补奇经八脉之良药"。阿胶因其药用价值高，在临床上广泛应用，是药食两用的佳品，可谓家喻户晓。随着阿胶的应用推广，越来越多的人认识到阿胶的优点，本章通过对历代典籍全面梳理，对阿胶药用历史的相关情况进行详细介绍，展现阿胶从无到有，再到丰富发展的演变历程，对阿胶应用者具有十分重要的参考意义。

第一节　阿胶药用历史沿革

　　阿胶，又名驴皮胶、东阿胶、傅致胶、盆覆胶等，为马科动物驴 *Equus asinus* L. 的干燥皮或鲜皮经煎煮、浓缩制成的固体胶，传统上以山东东阿井之水熬制而成，故得阿胶之名。性味甘、平，归肺、肝、肾经。具有补血滋阴、润燥、止血的功效，临床常用于治疗血虚萎黄，眩晕心悸，肌痿无力，心烦不眠，虚风内动，肺燥咳嗽，劳嗽咯血，吐血尿血，便血崩漏，妊娠胎漏。享有"补血圣药"之称。阿胶始载于《神农本草经》，位列上品，以产于山东东阿县者为佳，已有两千多年的发展历史，是我国传统中医药的瑰宝。其药用历史悠久，独具特色，是古今常用的名贵滋补品，尤其是冬季进补的佳品，在临床上有着极高的应用价值。阿胶在汉唐至明清时期一直是皇家贡品，历代医籍本草均有记载。时至今日，阿胶已然成为老百姓所熟知的临床常用中药。

一、秦汉时期及以前

阿胶起源较早，在汉代之前，没有"阿胶"之名，而以"胶"称。早在春秋战国时期，《周礼·冬官·考工记》就出现了关于"胶"的记载："鹿胶青白，马胶赤白，牛胶火赤，鼠胶黑，鱼胶饵，犀胶黄。"可知，先秦时期药用胶比较多样化，使用不同原料制成的胶的颜色也有所不同。《五十二病方》记载了"胶"的药用："大带者……以清煮胶，以涂之……""以水一斗煮葵种一斗，浚取其汁，以其汁煮胶一延（梃）半，为汁一参……"书中提到了胶的药用方式，但未见对其原料的讲解。《五十二病方》的成书年代在秦汉之前，说明先秦时期已经有胶之药用，可见使用胶剂治疗疾病已有悠久的历史。

"阿胶"首次作为正名，记载于东汉时期神农氏的《神农本草经》，位列上品："阿胶味甘，平。主心腹内崩，劳极洒洒如疟状，腰腹痛，四肢酸疼。女子下血，安胎。久服轻身、益气，一名傅致胶。"此时，阿胶有"傅致胶"之名，并明确记载了其功效和主治，但未指明阿胶是由何种材料制成。书中同时记载有白胶，由鹿角制成。

至东汉末年，著名医家华佗在《华佗神方》中记载了很多关于阿胶的内科神方，如："华佗治冷痢神方：冷痢者，由肠胃虚弱，受于寒气，肠虚则泄，故为冷痢。凡痢色青色、白色及黑色皆为冷也。诊其脉，沉则生，浮则死。方用：黄连二两，甘草（炙）、附子（炮）、阿胶（炙）各半两，水三升，煮取一升半，分二服之。"还有治热毒痢神方、治休息痢神方、治伤寒下血神方等。该书首次将阿胶加入复方中治疗疾病。

同时期的张仲景在《伤寒论》中记载了以阿胶配伍成经典名方黄连阿胶汤、炙甘草汤、猪苓汤，以及其被后世誉为"方书之祖"的《金匮要略》中的薯蓣丸方、白头翁加甘草阿胶汤、温经汤方、黄土汤方、芎归胶艾汤方等。此时阿胶为临床常用之品，多取其滋阴补血、安胎止血之效。《伤寒论》和《金匮要略》两书中，应用阿胶的方子共有 12 种。这些方剂在临床上取得了良好的疗效，同时证实了阿胶的临床疗效，可用于治疗内科、妇科及出血性疾病等多种疾病。

二、魏晋南北朝时期

到东晋时期，葛洪《肘后备急方》载："……常山十四两，蜀漆、石膏一斤，阿胶七两，牡蛎、朱砂、大青各七两……良。"同时期，陈延之在其《小品方》

中共辑录了 7 首关于阿胶的方子，如七物当归汤、黄土汤、安胎当归汤、苎根汤等，用于治疗内科、产科及出血性疾病等多种疾病。

随着科学的进步，阿胶生产工艺不断发展完善，医学家对阿胶的质量也开始有较高的要求。到南北朝梁时期，陶弘景著的《本草经集注》中虫兽上品载："一名傅致胶。生东平郡，煮牛皮作之。（出东阿。畏大黄，得火良）出东阿，故曰阿胶也。今东都下亦能作之，用皮亦有老少，胶则有清浊。凡三种：清薄者画用；厚而清者，名为盆覆胶，作药用之，皆火炙，丸散须极燥，入汤微炙尔；浊黑者，可胶物。不入药用，用一片鹿角胶即成胶，不尔不成也。"《本草经集注》在《神农本草经》和《名医别录》的基础上对阿胶做了补充，提出了 3 种不同品质的胶，其中清薄者作画用，浓而清的盆覆胶可作药用，浊黑者不可药用；提出用时火炙的炮制方法，并指出阿胶有"盆覆胶"之名。"阿胶"二字，第一个字"阿"指的是产地，第二个字"胶"指的是剂型，后代本草医籍文献中均以"阿胶"为正名。

三、唐宋元时期

隋唐时期在我国历史上占有重要地位，国家的统一、经济文化的繁荣，为医学的总结和发展创造了必要的条件。随着历史发展，中医学在医学理论、药物学、方剂学及临床各科全面发展。该时期本草方书等著作较前增多，理论应用广泛，关于阿胶的记载也更加广泛，阿胶的药用价值也得到了进一步挖掘。

652 年，孙思邈《备急千金要方·卷第一序列·用药第六》载："阿胶得火良，畏大黄。"《备急千金要方·卷第一序列·合和第七》载："凡丸散用胶，先炙，使通体沸起燥，乃可捣，有不沸处，更炙之。断下汤直尔用之，勿炙。诸汤中用阿胶，皆绞汤毕，纳汁中，更上火两三沸，令烊。"并记载了大约 100 首关于阿胶的应用方，如乌雌鸡汤方、半夏汤、马通汤、胶艾汤、白头翁汤、黄连汤、附子汤等。

唐代苏敬等人所编撰的《新修本草》是我国第一部由政府颁布的药典，也是世界上第一部国家药典，对我国药物学的发展起到重大的推动作用。该书对阿胶的记载仍延续《神农本草经》《名医别录》及《本草经集注》之内容。同时期孙思邈另一巨作《千金翼方》对阿胶的记载延续《神农本草经》《名医别录》内容的同时，还记载了 40 余首含有阿胶的药方。

739 年，唐代陈藏器《本草拾遗》载："阿胶，阿井水煎成胶，人间用者多非真也。凡胶俱能疗风，止泄，补虚。驴皮胶主风为最。"可知这个时期已经明确有驴皮制作阿胶的记载，并指出阿胶是用阿井水制作而成。

752年，《外台秘要·卷第十四》记载："广济疗瘫痪风及诸风，手足不随，腰脚无力方。驴皮胶（五两，炙令微起），上一味，先煮葱豉粥一升别贮……"该书亦提到"驴皮胶"一词，由此可推断，彼时已盛行驴皮胶。

至宋代，经济和科学文化又发展到一个新的阶段。朝廷多文人柄政，对医药卫生事业有所关注，不仅改进医事管理、发展医学教育、开设国家药局，而且整理了古医籍，编著了一批医方书和本草书，使宋代医药学有了进一步发展，包括阿胶在内的药物生产，也呈现新的面貌。

1061年，宋代苏颂《本草图经·兽禽部卷第十三》载："阿胶出东平郡，煮牛皮作之，出东阿，故名阿胶。今郓州皆能作之，以阿县城北井水作煮为真。造之，用阿井水煎乌驴皮，如常煎胶法。其井官禁，真胶极难得，都下货者甚多，恐非真。寻方书所说：所以胜诸胶者，大抵以驴皮得阿井水乃佳耳。'广济方'疗瘫缓风及诸风手脚不遂，腰脚无力者，驴皮胶炙令微起……'续传信方'著张仲景调气方云：治赤白痢，无问远近，小腹疞痛不可忍，出入无常，下重痛闷，每发面青，手足俱变者……此胶功用，皆谓今之阿胶也。"该书记载宋代时郓州（今山东省郓城县）均能制作阿胶，但以阿县井水所煮者为真品。且宋代时阿胶来源已由牛皮转变为乌驴皮，以阿井水煮制出的阿胶为真品，但是宋代时阿井被官禁，一般的平民百姓很难得到阿胶真品。书中还转载了"广济方""续传信方"等处方中阿胶的药效，均是指当时的驴皮胶。

宋代《证类本草》为北宋唐慎微所著，全称为《经史证类备急本草》，是北宋药物学集大成之著，该书囊括了上自《神农本草经》，下至《嘉祐本草》前的本草精华，并参阅了《新修本草》《本草拾遗》等专著，总结北宋以前历代药物学成就，其内容非常丰富，许多已遗失的医方因此得以留存，具有很高的文献价值。该书对《本草拾遗》《本草图经》《太平圣惠方》中关于阿胶的内容进行了转载，并指出"阿井水煎乌驴皮，如常煎胶法"，进一步明确了宋代时的阿胶就是用东阿县的阿井水来熬制黑驴皮而成。

除此之外，宋元年间，由于大量方书的出现，医家对阿胶的认识也更加深入。《太平圣惠方》《太平惠民和剂局方》《圣济总录》《鸡峰普济方》《妇人大全良方》等对阿胶临床应用的记载亦颇多，对阿胶后期的发展具有重大影响。《妇人大全良方》中还提出新的观点："阿胶（拣明亮者为上。阿胶不必须东平，自

为之甚佳。补虚用牛皮胶，治风用驴皮胶。东平皆京师伪胶，杂以马皮，并故鞍
鞯、鞋底之类，其恶为甚）。"提出牛皮胶与驴皮胶均可入药且功效不同，且阿胶
不一定出自东平，东平产的阿胶也有假阿胶，多掺杂其他杂质。

元代，随着政治的动荡与衰落，该时期对阿胶的记载相对较少。李东垣所著
《珍珠囊补遗药性赋》载："出阿县，城北井水煮取乌驴皮，以阿井水煎成胶为
真；须用一片鹿角同煮，不尔，不能成胶也。养肝虚劳极，止四肢酸疼。"

1298 年，王好古撰写的《汤液本草》对阿胶也有记载："《象》云：主心腹痛
内崩，补虚安胎，坚筋骨，和血脉，益气止痢。炮用。《心》云：补肺金气不足，
除不足，甘温补血。出东阿，得火良。本草云：主心腹内崩，劳极洒洒如疟状，
腰腹痛，四肢酸痛，女子下血，安胎，丈夫小腹痛，虚劳羸瘦，阴气不足，脚酸
不能久立，养肝气，益肺气。肺虚极损，咳嗽，唾脓血，非阿胶不补。仲景猪苓
汤用阿胶，滑以利水道。《活人书》四物汤加减例，妊娠下血者，加阿胶。"书中
皆是引用前人对阿胶的记载，其后期撰写的《本草品汇精要》大抵如此。

四、明清时期

明清时期，随着中医药学的发展和经济的繁荣，阿胶的药用地位得到进一步
提升，其在临床应用上更加广泛和系统。

《普济方》刊于 1406 年，由明代朱橚领衔主编，记载了大量的方剂和治疗方
法，对阿胶的记录尤为丰富，反映了其广泛的临床应用。在《普济方》中，阿胶
被视作一味极其重要的中药，具有多重功效，其中提到阿胶与木香、糯米配伍，
可用于治疗肺损呕血等出血症状；此外，阿胶还用于治疗因肺部疾病引起的咳
嗽。同时，书中还记载了阿胶与其他药物配伍调制成膏状或粥状，作为日常保健
和疾病治疗的良方。总之，《普济方》中关于阿胶的记载详细而实用，不仅体现
了阿胶在传统中医临床实践中应用之广泛，同时也彰显了古代医家对阿胶药效的
深刻理解和精确把握。

明代陈嘉谟《本草蒙筌·卷之九兽部》记载："阿胶……汲东阿井水（东
阿县属山东兖州府，井在城北），用纯黑驴皮（诸胶多系牛皮熬成，惟此用驴
皮耳）。"

明代医药学家李时珍在《本草纲目》中对阿胶进行了全面系统的论述，指
出阿胶可用于治疗包括但不限于吐血、衄血、血淋、尿血、肠风下痢、妇科疾病
（如血痛血枯、经水不调、无子、崩中带下）、产科病症（胎前产后诸疾）及各种

风病、骨节疼痛、水气浮肿、虚劳咳嗽喘急、肺痿唾脓血及痈疽肿毒等多种内外科疾病。李时珍强调了阿胶具有和血滋阴、除风润燥、化痰清肺、利小便、调大肠的功效，将其尊称为"圣药"。李时珍曰："凡造诸胶，自十月至二三月间，用牛牛、水牛、驴皮者为上，猪、马、骡、驼皮者次之，其旧皮、鞋、履等物者为下……大抵古方所用多是牛皮，后世乃贵驴皮。若伪者皆杂以马皮、旧革、鞍、靴之类，其气浊臭，不堪入药。"李时珍将牛皮、驴皮制作的阿胶列为上品，强调了其卓越的药用价值和地位；诸皮均可熬制阿胶，只是有质量优劣的差别，并且提出最早的阿胶确实是用牛皮制作的，但明代已以驴皮为主。李时珍把牛皮胶正式列出，称为黄明胶，表明在临床经验日益丰富的过程中，医家也逐渐认识到二胶不尽相同，并将二者在临床上区分应用。李时珍在总结前人用药经验的基础上还引用了前人的评价，如杨士瀛的观点，指出阿胶为肺经和大肠经之要药，能够补益元气，表明阿胶在明代已经是非常重要的滋补药物了。同时，《本草纲目》中对阿胶的炮制方法、鉴别技巧等都有详细的记录，突显了明代对阿胶的深入研究和广泛应用。《本草纲目》对阿胶的记载不仅充实了其药用历史的内涵，还为后世提供了宝贵的医学资料和临床指导，对阿胶的传承和发展起到了至关重要的作用。

《本草乘雅半偈》作为明代卢之颐所撰的一部重要药学著作，对阿胶的记载秉承了前人对阿胶药性的深刻理解和广泛应用。该书承袭了前人的精华，保持了阿胶在传统医学中稳固的地位，并在一定程度上进一步丰富和完善了阿胶的药学理论和临床应用知识，并提出："煮法：必取乌驴皮……设用牛皮及黄胶，并杂他药者，慎不可用……一名傅致，如言傅会致使，会之始至也。"足以说明，此时牛皮胶无论从制作还是应用上都已急剧减少。卢之颐亦提出了阿胶的原料为驴皮，并对"傅致胶"进行释疑。由此表明，自明代始，驴皮胶的应用愈加广泛，认知度也大幅提升。

清代，阿胶的药用历史得到了进一步丰富和发展。《本草分经》《本草害利》均记载："阿胶……为肺、大肠要药。伤暑伏热成痢者必用之……"《本草害利》还对乌驴皮胶和黄明胶（即牛皮胶）的功效主治进行描述，并记载："今市中胶物，制作不精，故不堪用。"《本草便读》记载："阿胶……用黑驴皮以阿井水煎成……黑驴皮，皮可入肺，黑能入肾，血肉有情之品，使之金水相生，补养血液。"并指出阿胶为治虚劳咳嗽、一切血证之要药。《本草述钩元》载："凡治喘嗽，不论肺虚肺实，可下可温，须用阿胶以安肺润肺，肺虚损极，咳唾脓血，非阿胶不能补。""阿胶以阿井水煎乌驴皮而成，取其质于皮，而化其质之气于水，故命名在阿。"

清代徐大椿《神农本草经百种录》亦谓阿胶"其必以驴皮煎煮者，驴肉能动风，肝为风脏而藏血，乃借风药以引入肝经也"，并称其为补血药中之圣品。而《神农本草经读》除记载阿胶的功效主治外，还引用陈修园的论述："阿胶以阿井之水，入黑驴皮煎炼成胶也。"

《本草崇原》指出阿胶是滋补心肺之要药，并对阿胶主治病症做了解释："阿胶益心主之血，故治心腹内崩……阿胶益肺主之气，故治劳极洒洒如疟状……心主血，肺主气，气血调和，则胎自安矣。滋补心肺，故久服轻身益气。"《本草从新》《本草备要》除引用前人的功效主治外，还记载"用黑驴皮、阿井水煎成"。《本经逢原》则记载了阿胶的真伪辨别法："以顶有鬃文极圆正者为真，折之沉亮，不作屑，不作皮臭，蛤粉炒成珠，经月不软者为佳。东阿产者虽假犹无妨害，其水胶入木煤赝造，有伤脾气，慎不可用。"

清代赵学敏编著的《本草纲目拾遗》记载"浙驴皮胶"："近日浙人所造黑驴皮胶，其法一如造阿胶式，用临平宝庄水煎熬而成，亦黑色、带绿、顶有猪鬃纹，与东阿所造无二，入药亦颇有效。盖阿胶真者难得，有浙胶则较胜于用杂胶也……补血润燥，功同阿胶，治内伤腰痛，强力伸筋，添精固肾，尤别有殊能也。"

清代费伯雄《医方论》则提出："但阿胶一味，所重者在井水，而不在驴皮。因济水伏流，惟阿井通于济，故有平肝滋肾之功。后来射利之徒，更将牛、羊、猪、犬杂皮，一概入胶，败人脾胃，不如不用为佳。"

总体来说，明清时期阿胶的药用历史，是在继承传统基础上的创新与发扬，为中国传统医药学增添了浓墨重彩的一笔。

五、近现代

民国时期，尽管社会动荡，但中医药文化仍得以保留和传承，阿胶因其独特的药效和广泛的临床应用，仍然受到医家和大众的青睐。民国时期的一些医案、药方集及地方志等，对阿胶的应用均进行了详细记载。

1921 年，谢观编著的《中国医学大辞典》记载："阿胶以阿井泉和畜皮所熬之胶也……以阿井泉水含有特殊矿质之故，和以黑驴皮，不过取其黏性作用，实则重水不重皮也，今阿井之水久埋，世俗遂以他水代煮，虽驴皮不差，而水质不同，安能有效？"

1930年，丁福保编著的《中药浅说》记载阿胶来源为："古以阿井煮黑牛皮。后用乌驴皮制之胶质也。"对其产地描述为："昔山东省竞州府之阿井宫有井，名东阿井，省称阿井，以此水制胶，故名阿胶。其后于他处制者，亦称此名。"对其性状描述为："由驴皮及牛皮制者，为黄色或黑褐色之板状或棒状。薄片为透明而有光泽，不带臭气。然由马皮、旧革、鞍及鞍之类制者，呈黑色，为不透明而放固有之臭气。"

1938年，张宗祥编著的《本草简要方》载："阿胶，阿井久涸。今能用纯黑驴皮。以名泉熬膏。已为上品。"并记载了阿胶的功效主治及应用方剂。

中华人民共和国成立后，阿胶的应用得到进一步推广。知名中医蒲辅周在《蒲辅周医案》中有许多关于阿胶的医案记载，如记载蒲老用阿胶、黄芪与当归等配伍治疗妇女月经量多夹块，用阿胶、黄芪、党参及鹿角霜等配伍治疗产后血崩不止等疗效显著。

第一部中药工具书《中药大辞典》，1977年由江苏新医学院编纂，比较广泛地汇集了古今中外的中药文献资料，记载了阿胶异名为"傅致胶（《神农本草经》）、盆覆胶（《本草经集注》）、驴皮胶（《备急千金要方》）"，基原为"马科驴属动物驴的去毛之皮经熬制而成的胶"，并对采收加工、药材的性状及鉴别、成分、药理作用、炮制方法、古籍记载的药性特点、用法用量、宜忌、相关方剂以及临床报道等相关内容进行收载，内容极其丰富。

当代大型本草书籍《中华本草》对阿胶的来源记载与《中药大辞典》基本一致，书中还收载了很多经典著作中的阿胶名方，记载详尽。《现代中药学大辞典》《全国中草药汇编》《中华人民共和国药典临床用药须知》等均对阿胶进行了详细收载。

梅全喜主编的《现代中药药理与临床应用手册》载："阿胶别名为驴皮胶、傅致胶、盆覆胶。来源为马科动物驴的干燥皮或鲜皮经煎煮、浓缩制成的固体胶。"并对阿胶的主要成分、药理作用及临床应用方面进行详细描述。《中华人民共和国药典》（以下简称《中国药典》）的收录中也是明确规定阿胶的原料是驴皮，黄明胶的原料是牛皮。

现代已有阿胶的专著出版，最早的专著是北京科学技术出版社2006年出版的由李翠娟等主编的《阿胶》，2010年天津科学技术出版社出版了王平南编著的《阿胶》，这两本书的内容皆比较简单。2013年文化艺术出版社出版了杨福安、王京娥编著的《阿胶》，该书为中国非物质文化遗产代表作丛书之一，对阿胶这一非物质文化遗产从文化概况、历史源流到分布状况及生产工艺、产品规格、作用与价值等多个角度做了全面的叙述，并对药理作用、临床应用等提出了相关的可行性方案，内容也比之前的两本专著更为丰富。该书作者杨福安是山东福胶集团有限公司董事长、总裁，国内知名的阿胶专家、国家注册执业药师、主任中药师。2018 年，中国中医药出版社出版了柴海强、李春芳编著的《阿胶滋补大全》，是一部专门介绍阿胶药膳食疗滋补方面的专著。

2019 年中国中医药出版社出版了两部重要的阿胶专著，一部是山东中医药大学药学院院长、泰山学者、知名中药专家田景振教授主编的《阿胶基础研究与应用》，该书对阿胶的发展史、生产过程、鉴定、含量测定、质量标准制定、药理药效研究、服用方法及临床常用方剂、临床应用、民间验方、阿胶膏方、美容及治未病等进行了较为详尽的论述。另一部是《阿胶百科知识》，由国家非物质文化遗产东阿阿胶制作技艺代表性传承人，东阿阿胶股份有限公司原党委书记、总裁秦玉峰编著，该书全面介绍了阿胶相关知识、阿胶防治疾病及食疗药膳功效与应用。2020 年 12 月，中国中医药出版社出版了于智敏、柴海强编著的《阿胶应用大全》。2023 年 3 月，山东人民出版社出版了彭庆涛、郭云鹏、柴海强编著的《阿胶历史文化通典》。2023 年 5 月，中国工人出版社出版了刘玉兰编著的《阿胶传奇》等。2024 年 1 月，中国医药科技出版社出版了马双成编著的《探秘阿胶》，该书从源、品、用三个方面全方位介绍了阿胶的历史渊源、质量保证和合理使用知识，并附有相关内容视频的二维码，是一本帮助公众了解阿胶知识的科普读物。

由此可见，近现代对阿胶的研究与记载丰富而全面，对阿胶的临床应用研究更加深入，有力推动了阿胶这一传统中药在现代社会中的应用、传承、创新与发展。

第二节　阿胶应用的古今记载

阿胶作为历代皇家贡品，在历代本草医籍中均有其应用的相关记载。随着朝代的更迭，阿胶的应用在《伤寒论》《金匮要略》《本草纲目》等历代医药巨著中得到了进一步丰富和深化，应用历史源远流长。本节通过对阿胶本草学、方书、医籍的考证，整理了其在古代方剂中的应用。

一、汉代

1. 汉代华佗《华佗神方》

（1）华佗治伤寒下血神方：釜灶下黄焦土半升（棉裹），甘草三两（炙），干地黄三两，白术三两，附子三两（炮研），阿胶三两（炙），黄芩三两。先以水八升煮六味，取三升，去滓，纳胶令烊，分三服。忌海藻、菘菜、芜荑、猪肉、桃李等。

（2）华佗治伤寒下痢神方：伤寒腹中微痛，下痢不止。方用：秦皮三两，黄连四两，白头翁二两，阿胶三两，先以前三味入水八升，煮取二升，去滓纳胶令烊。适寒温，先食饮七合，日二服。忌猪肉、冷水。

（3）华佗治冷痢神方：冷痢者，由肠胃虚弱，受于寒气，肠虚则泄，故为冷痢。凡痢色青色、白色及黑色皆为冷也。诊其脉，沉则生，浮则死。方用：黄连二两，甘草（炙）、附子（炮）、阿胶（炙）各半两，水三升，煮取一升半，分二服之。

（4）华佗治热毒痢神方：苦参、橘皮、独活、阿胶（炙）、蓝青、黄连、鬼箭羽、黄柏、甘草，上等份捣末，蜜烊胶为丸如梧子，水下十丸，日三。或以：生犀角、酸石榴皮、枳实，共为末，每服二三寸匕，日再。

（5）华佗治休息痢神方：肠胃虚弱，易为冷热所乘，其邪气或动或静，故其痢乍发乍止。治宜：黄连二两，龙骨（如鸡子大）一枚，阿胶如掌大（炙），熟艾一把。上四味，水五升，煮三物，取二升，去滓。乃纳胶烊之，分再服。

（6）华佗治白崩中神方：芎䓖、阿胶（炙）、桂心、赤石脂、小蓟根各二两，干地黄四两，伏龙肝（鸡子大）七枚。上以酒六升，水四升，煮取三升，去滓内胶令烊，分三服，日三。

（7）华佗治漏下不止神方：鹿茸、阿胶各三两，乌贼骨、当归各二两，蒲黄一两。上制下筛，空腹酒服方寸匕，日三夜二。

（8）华佗治赤白带下神方：禹余粮、当归、芎䓖各一两半，赤石脂、白石脂、阿胶、龙骨、石韦各一两六钱，乌贼骨、黄柏、白蔹、黄芩、续断、桑耳、牡蛎各一两。上为末，蜜丸梧子大，空腹饮下十五丸，日再，加至三十九丸为度。

（9）华佗治胎动下血神方：阿胶二两，川芎、当归、青竹茹各五两。以水一斗五升，煮银二斤，取六升，去银内药，煎取二升半，内胶令烊，分三服。不差仍作。

（10）华佗治胎动欲堕神方：当归、芎䓖、阿胶（炙）、人参各一两，大枣十二枚。以水三升，酒四升，合煮取二升半，分三服，五日一剂，频服三四剂，无所忌。

（11）华佗治顿仆胎动神方：当归、芎䓖、甘草（炙）、阿胶（炙）、芍药各二两，艾叶三两，干地黄四两，以水五升，陈酒三升，合煮取三升，去滓内胶，更上火令胶烊，分三服，日三，不差更作。

（12）华佗治胎死腹中神方：蟹爪一升，甘草一尺，阿胶三两。上三味，以东流水一斗，先煮蟹爪、甘草，得三升，去滓，次纳胶令烊，顿服之。不能分再服。若人困，拗口纳药，药入即活。煎药作东向灶，用苇薪煮之。

（13）华佗治产后狂语神方：鹿肉三斤，芍药、独活、秦艽、黄芩、黄芪、半夏、干地黄、桂心、芎䓖各二两，生姜六两，甘草、阿胶各一两，茯苓、人参各四两。以水二斗，先煮肉得一斗二升，去肉内药，煎三升，去滓，内胶令烊，分四服，日三夜一。

（14）华佗治鼻衄神方：生地黄八两，黄芩一两，阿胶、甘草各二两，柏叶一把，上以水七升，煮取三升，去滓内胶，煎取二升半，分三服。外用：蜗牛（焙干）一枚，乌贼骨五分，共研细末，吹入鼻中，神效。

（15）华佗治从高堕下神方：阿胶（炙）、干姜各二两，艾叶、芍药各三两。上以水八升，煮取三升，去滓。内胶令烊，分二服。羸人须分三服。此方治因堕伤唾血或吐血极效。并治金疮伤绝，及妇人产后崩中。

（16）华佗治马胎动神方：白术、当归、人参、甘草、川芎、砂仁、熟地黄各二钱，陈皮一钱，黄芩二钱，白芍药（炒）、阿胶各六钱，紫苏一钱，上每服一两五钱，加生姜五片，水一小桶，同煎五沸，候温灌之。

2. 汉代张仲景《伤寒论》

（1）炙甘草汤：伤寒脉结代，心动悸，炙甘草汤主之。甘草（四两，炙）、生姜（三两，切）、人参（二两）、生地黄（一斤）、桂枝（三两，去皮）、阿胶（二两）、麦门冬（半升，去心）、麻仁（半升）、大枣（三十枚，擘）。上九味，以清酒七升，水八升，先煮八味，取三升，去滓，内胶烊消尽，温服一升，日三服。一名复脉汤。

（2）猪苓汤：若脉浮发热，渴欲饮水，小便不利者，猪苓汤主之。猪苓（去皮）、茯苓、泽泻、阿胶、滑石（碎）各一两。上五味，以水四升，先煮四味，取二升，去滓，内阿胶烊消，温服七合，日三服。

（3）黄连阿胶汤：少阴病，得之二三日以上，心中烦，不得卧，黄连阿胶汤主之。黄连四两，黄芩、芍药各二两，鸡子黄二枚，阿胶三两（一云三挺）。上五味，以水六升，先煮三物，取二升，去滓，内胶烊尽，小冷，内鸡子黄，搅令相得。温服七合，日三服。

（4）薯蓣丸方：薯蓣（三十分），当归、桂枝、曲、干地黄、豆黄卷（各十分），甘草（二十八分），人参（七分），芎䓖、芍药、白术、麦门冬、杏仁（各六分），柴胡、桔梗、茯苓（各五分），阿胶（七分），干姜（三分），白敛（二分），防风（六分），大枣（百枚，为膏）。上二十一味，末之，炼蜜和丸，如弹子大。空腹酒服一丸，一百丸为剂。

（5）黄土汤方（亦主吐血衄血）：甘草、干地黄、白术、附子（炮）、阿胶、黄芩各三两，灶中黄土半斤。上七味，以水八升，煮取三升，分温二服。

（6）芎归胶艾汤方：妇人有漏下者，有半产后因续下血都不绝者，有妊娠下血者。假令妊娠腹中痛，为胞阻，胶艾汤主之。芎归胶艾汤方：芎䓖、阿胶、甘草各二两，艾叶、当归各三两，芍药、干地黄各四两。上七味，以水五升，清酒三升，合煮取三升，去滓，内胶，令消尽。温服一升，日三服，不瘥更作。

（7）白头翁加甘草阿胶汤方：产后下利虚极，白头翁加甘草阿胶汤主之。白头翁（二两），黄连、柏皮、秦皮（各三两），甘草（二两），阿胶（二两），上六味，以水七升，煮取二升半，内胶，令消尽，分温三服。

二、魏晋南北朝时期

1. 东晋时期葛洪《肘后备急方》

（1）凡汤中用芒硝、阿胶、饴糖，皆绞去滓，纳汤中，更微煮令消。

（2）以前诸药，固以大要岭南使用，仍开者，今复疏之，众药并成剂药……常山十四两，蜀漆、石膏一斤，阿胶七两，牡蛎、朱砂、大青各七两，鳖三枚，鲮鲤甲一斤，乌贼、鱼骨、马蔺子一大升，蜀升麻十四两，槟榔五十枚，龙骨、赤石脂、羚羊角三枚，橘皮、独活，其不注两数者，各四两，用芒硝一升，良。

2. 南北朝陈延之《小品方》

（1）治心痛腹胀满冷痛诸方：治久寒坚，数吐下之，止痛温中，七物当归汤方。当归（三两），芍药（三两），干地黄（二两），干姜（二两），人参（二两），阿胶（一两），黄芪（三两）。凡七物，以劳水一斗，煮取三升，服七合，日三。

（2）治吐下血鼻衄尿血诸方：治吐血内崩，上气，面色如土方。干姜、阿胶（各二两），艾（一把）。上四味，咬咀，以水五升，煮取一升，内马通汁一升，煮取一升，顿服。

（3）治吐下血鼻衄尿血诸方：黄土汤方。灶中黄土（半升，绵裹），甘草（三两，炙），干姜（二两），黄芩（一两），阿胶（三两，炙），干地黄（五两，一方三两）。凡六物，以水一斗，煮取三升，分三服。

（4）治妊胎诸方：治妊娠五月日，举动惊愕，胎动不安，下在小腹，痛引腰胳，小便疼，下血，安胎当归汤方。当归、阿胶（炙）、芎劳、人参（各一两），大枣（十二枚，擘），艾（一虎口）。上六味，切，以酒、水各三升，合煮取三升，去滓，内胶令烊，分三服，腹中当小便缓差也。

（5）治妊胎诸方：苎根汤，治劳损动胎，腹痛去血，胎动向下方。苎根、干地黄（各二两），当归、芍药、阿胶（炙）、甘草（炙，各一两）。上六味，切，以水六升，煮取二升，去滓，内胶烊，分三服。忌海藻、菘菜、芜荑。

三、唐宋元时期

1. 唐代孙思邈《备急千金要方》

（1）乌雌鸡汤方：妊娠一月，阴阳新合为胎。寒多为痛，热多卒惊，举重腰痛，腹满胞急，卒有所下，当预安之，宜服。乌雌鸡（一只，治如食法），茯苓、阿胶（各二两），吴茱萸（一升），麦门冬（五合），人参、芍药、白术（各三两），甘草、生姜（各一两）。上十味，咬咀，以水一斗二升煮鸡，取汁六升；去鸡下药，煎取三升，内酒三升并胶，烊尽，取三升，放温。每服一升，日三。

（2）半夏汤方：妊娠九月，若卒得下痢，腹满悬急，胎上冲心，腰背痛，不可转侧，短气。半夏、麦门冬（各五两），吴茱萸、当归、阿胶（各三两），干姜（一两），大枣（十二枚）。上七味，咬咀，以水九升，煮取三升，去滓，内白蜜八合，微火上温。分四服，痢即止。（一方用乌雌鸡一只，煮汁以煎药。）

（3）滑胎，令易产方：阿胶（八两），滑石（二两），车前子（一升）。上三味，治下筛，饮服方寸匕，日再，至生月乃服。药利九窍，不可先服。

（4）子死腹中第六方：治胎死腹中，干燥着背方。葵子（一升），阿胶（五两）。上二味，以水五升，煮取二升，顿服之，未出再煮服。

（5）下痢第六方：治产后下赤白，腹中绞痛汤方。芍药、干地黄（各四两），甘草、阿胶、艾叶、当归（各八两）。上六味，咬咀，以水七升，煮取二升半，去滓，纳胶令烊，分三服。

（6）消渴第一方：阿胶汤，治虚热，小便利而多，服石散人虚热，当风取冷，患脚气，喜发动，兼渴消肾，脉细弱，服此汤立减方：阿胶（二挺），麻子（一升），附子（一枚），干姜（二两），远志（四两）。上五味，㕮咀，以水七升，煮取二升半，去滓，内胶令烊，分三服。说云：小便利多白，日夜数十行至一石，五日频服良。

（7）恶露第四方：甘草汤，主产后余血不尽，逆抢心胸，手足冷，唇干，腹胀，短气。甘草（炙）、芍药、桂心（各三两），大黄（四两），阿胶（三两）。上五味，㕮咀，以东流水一斗，煮取三升，绞去滓，纳阿胶令烊，分为三服，一服入腹，面即有颜色，一日一夜尽此三服，即下恶血，将养如新产妇也。

（8）中风第四方：鹿肉汤，治产后风虚，头痛壮热，言语邪僻。鹿肉（三斤），半夏（一升，洗去滑）、干地黄、阿胶（炙）、芎劳（各二两），芍药、独活、生姜（切）、黄芪、黄芩、人参、甘草（炙，各三两），桂心（二两），秦艽（五两），茯神（四两，一云茯苓）。上一十五味，㕮咀，以水二斗煮肉，得一斗二升，去肉下药，煎取三升，内胶令烊。分四服，日三夜一服。

（9）下痢第六方：阿胶汤，治产后下痢。阿胶、当归、黄柏、黄连（各一两），陈廪米（一升），蜡（如棋子，三枚）。上六味，㕮咀，以水八升煮米蟹目沸，去米纳药，煮取二升，去滓，内胶蜡令烊。分四服，一日令尽。

2. 唐代孙思邈《千金翼方》

治妇人白崩中方：芎劳（二两），干地黄、阿胶、赤石脂、桂心、小蓟根（各二两）。上六味，㕮咀，以酒六升，水四升合煮，取三升，去滓，内胶令烊尽，绞去滓。分三服。（《千金》有伏龙肝，如鸡子大七枚。）

3. 唐代王焘《外台秘要》

黄连阿胶汤：又疗少阴病得之二三日以上，心中烦不得卧者。黄连（四两），黄芩（一两），鸡子中黄（二枚），芍药（二两），阿胶（三两炙，一云三片）。上五味切，以水六升，先煮三味，取二升，去滓，内阿胶煮烊尽，小冷内鸡子黄搅令相得，温服七合，日三服。忌猪肉冷水。（并出第十一卷中）

4. 宋代王怀隐《太平圣惠方》

（1）治脾脏虚冷泄痢诸方：治脾气虚冷，大肠泄痢，腹痛，食不消化，阿胶散方。阿胶（一两，捣碎，炒令香燥），艾叶（一两，微炒），干姜（三分，炮裂，锉），赤石脂（三分），当归（一两，锉，微炒），厚朴（二两，去粗皮，涂生姜汁炙令香熟），桂心（半两），芎䓖（半两），附子（一两，炮裂，去皮脐）。上件药捣细罗为散，每服食前以热粥饮下二钱，忌生冷、油腻、湿面。

（2）治肺虚补肺诸方：治肺脏气虚，胸中短气，咳嗽声微，四肢少力，宜服此补肺阿胶散方。阿胶（一两，捣碎，炒令黄燥），薯蓣（一两），人参（一两，去芦头），五味子（一两），麦门冬（一两，去心，焙），干姜（半两，炮裂，锉），杏仁（三分，汤浸，去皮尖、双仁，麸炒微黄），白术（一两），桂心（三分）。上件药捣细罗为散，每服不计时候以粥饮调下一钱。

（3）治肺萎诸方：治肺萎损败，气喘，咳嗽有血，宜服阿胶散方。阿胶（一两，捣碎，炒令黄燥），熟干地黄（三分），白茯苓（半两），人参（三分，去芦头），麦门冬（半两，去心，焙），蛤蚧（一只，头尾全，涂酥炙令微黄），侧柏叶（一两，涂酥炙令黄）。上件药捣细罗为散，每服不计时候，以粥饮调下一钱。

5. 宋代王衮《博济方》

（1）阿胶散。治久患咳嗽及劳嗽。阿胶（二两，炒过，如无，以黄明胶四两，代亦得，炒过用），人参（半两），杏仁（二十个，去皮尖），黄蜀葵花（一分），甘草（半分），款冬花（一分）。上六味同杵为末，每服二钱，早晨用糯米粥一盂子，入末，热吃，晚食前再服，如只用糯米浓饮调下，亦得。

（2）阿胶散。治妊伤寒，安胎出汗。大独头蒜（一颗，以秋瓜蔓裹了，外用黄泥固济，定以炭火二斤，烧令通赤，放冷，打开，取出细研，如未有瓜蔓，但只以瓜根半两代之），羌活、独活、苍术（米泔浸一宿，去粗皮，焙）、紫菀、白术、人参、附子（炮去皮脐）、阿胶（真好者，以上各一分），甘草（半两，炙）。上一十味都捣为细末，每服一大钱，水一盏，入连须葱白一寸，同煎至七分温服，如人行十里许，连二服至三服，末后一服吃了，便以冷水漱口一二十遍，漱罢，以衣微盖，汗出大妙。

6. 宋代苏颂《本草图经》

柏叶汤：疗吐血不止。青柏叶一把，干姜三片，阿胶一挺炙。三味以水二升，煮一升，去滓，别绞马通汁一升相和，合煎取一升，绵滤，一服尽之。

7. 宋代沈括及苏轼《苏沈良方》

《经效》阿胶方。治嗽，并嗽血唾血。阿胶（锉碎，微炒）、卷柏（去尘土）、干山药、生干地黄、大蓟（独根者更佳，日影干）、五味子（净，各一两），柏子仁（别研）、茯苓、百部、远志（去心，各五钱）。上择好药材，依方修制，捣罗为末，炼蜜丸，如弹子大。不拘时候，用浓煎小麦，并麦门冬汤嚼下半丸，加至一丸。若觉气虚，空心不用服。

8. 宋代太平惠民和剂局《太平惠民和剂局方》

（1）人参清肺汤：治肺胃虚寒，咳嗽喘急，胸膈噎闷，腹肋胀满，迫塞短气，喜欲饮冷，咽嗌隐痛，及疗肺痿劳嗽，唾血腥臭，干呕烦热，声音不出，肌肉消瘦，倦怠减食。地骨皮、人参（去芦）、阿胶（麸炒）、杏仁（去皮、尖，麸炒）、桑白皮（去粗皮）、知母、乌梅（去核）、甘草（炙）、罂粟壳（去蒂、盖，蜜炙）。上等份，咬咀，为粗散。每服三钱，水一盏半，乌梅、枣子各一枚，同煎至一盏，滤去滓，温温食后，临卧服。两滓留并煎，作一服。

（2）驻车丸：治一切下痢，无问新久，及冷热脓血，肠滑里急，日夜无度，脐腹绞痛不可忍者。阿胶（捣碎，炒如珠子，为末，以醋四升熬成膏）、当归（去芦，各十五两），黄连（去毛，三十两），干姜（炮，十两）。上为细末，以阿胶膏和，并手圆如梧桐子大。每服三十圆，食前温米饮下，日三服。凡小儿服，圆如麻子大，更量岁数加减。

（3）黄连阿胶丸：治肠胃气虚，冷热不调，下痢赤白，状如鱼脑，里急后重，脐腹疼痛，口燥烦渴，小便不利。阿胶（碎，炒，一两），黄连（去须，三两），茯苓（去皮，二两）。上黄连、茯苓同为细末，水调阿胶末搜和，圆如梧桐子大。每服二十圆，温米饮下，食前服。

（4）温经汤：治冲任虚损，月候不调，或来多不断，或过期不来，或崩中去血过多不止。又治曾经损娠，瘀血停留，少腹急痛，发热下利，手掌烦热，唇干口燥。及治少腹有寒，久不受胎。阿胶（蛤粉碎炒）、当归（去芦）、芎䓖、人参、肉桂（去粗皮）、甘草（炒）、芍药、牡丹皮（各二两），半夏（汤洗七次，二两半），吴茱萸（汤洗七次，焙，炒，三两），麦门冬（去心，五两半）。上为粗末。每服三钱，水一盏半，入生姜五片，煎至八分，去滓热服，空心，食前服。

（5）胶艾汤：治劳伤血气，冲任虚损，月水过多，淋沥漏下，连日不断，脐腹疼痛，及妊娠将摄失宜，胎动不安，腹痛下坠。或劳伤胞络，胞阻漏血，腰痛闷乱，或因损动，胎上抢心，及因产乳，冲任气虚，不能约制，经血淋沥不断，延引日月，渐成羸瘦。阿胶（碎，炒燥）、芎䓖、甘草（炙，各二两），当归、艾叶（微炒，各三两），白芍药、熟干地黄（各四两），上为粗末。每服三钱，水一盏，酒六分，煎至八分，滤去滓，稍热服，空心、食前，日三服。甚者连夜并服。

9. 宋代太医院《圣济总录》

（1）金箔丸方：治中风偏枯，手足不随，言语謇涩，心神恍惚。金箔（研，二钱），丹砂（研，一两），阿胶（炙燥，二两），丁香（一两），麝香（研，一两），龙脑（研，一两），墨（烧过，研，半两），牛黄（研，一两），雄黄（研，一两），天南星（炮，半两）。上十味，除别研外，捣罗为细末，再将研药拌研匀，炼蜜丸如梧桐子大。每服二丸，细嚼温酒下。此药兼疗妇人血风，头目昏眩，胸膈诸疾。

（2）应痛丸方：治风冷，一切痛。附子（炮裂，去皮脐），天麻、虎骨（酥炙）、天南星（炮）、狗脊（去毛）、白茯苓（去黑皮）、阿胶（炙燥）、狼毒（醋炙，锉，炒）、白僵蚕（直者，微炒）、海桐皮（锉）、牡蛎（熬）、天雄（炮裂，去皮脐）、防风（去叉）、吴茱萸（汤洗，焙干，炒）、羌活（去芦头）、独活（去芦头，各一两）。上一十六味，捣罗为细末。炼蜜和丸如弹丸大。每服一丸。空腹温酒化下。

（3）丹砂煎方：治心神恍惚，化痰涎，利胸膈。丹砂（别研）、真珠（别研）、犀角（镑）、玳瑁（镑）、阿胶（炙燥，各一两），龙脑（别研）、麝香（别研，各一钱）。上七味，捣研为末，和匀，用安息香一两，汤一盏，化去滓石，入蜜二两，一处于重汤内煮令化。然后下前五味末，熬成煎，候冷，方入脑、麝末搅匀，入瓷合内。每服一皂子大，用温薄荷汤化下。

（4）丹砂丸方：治风痰头目眩运，心胸烦满，肢体怠倦。丹砂（研）、雄黄（研）、牛黄（研）、乳香（研，各半两），天麻（酒浸，炙）、阿胶（炙燥）、白附（炮，各一两），龙脑（研）、丁香、麝香（研）、白矾（各半两，细研）。上一十一味，捣研为末，合和，再研令匀。用獖猪胆汁和，研匀，以枣肉为丸如绿豆大。每服五丸至七丸，薄荷温酒下，不拘时候。

10. 宋代张锐《鸡峰普济方》

（1）毗沙门丸：治诸虚热，头昏眩运，耳鸣作声，口干微嗽，手足烦热，怔悸不安。熟干地黄（二分），阿胶（一分），黄芪、五味子、天门冬、山药（各二分），柏子仁、茯神、百部、丹参、远志、人参、麦门冬（各一分），防风（二分）。上为细末，炼蜜和丸，如樱桃大，每服一丸，水八分，煎至五分，和滓热服，临卧。

（2）茜根散：治虚劳少力，吐血心闷，头旋目运。茜根、柏叶、刺蓟、羚羊角屑、阿胶、白芍药、白术、黄芪、当归、黄芩（各一两），甘草、生干地黄、伏龙肝（各二两），乱发灰（半两）。上为粗末，每服四钱，水一中盏，入竹茹一分，煎至六分，去滓，不计时候温服。

（3）白头翁汤：治下血连月不瘥。厚朴（二分），阿胶、黄连、秦皮、附子、黄柏（各一两），龙骨（三两），茯苓、白头翁、芍药（各二两），干姜、当归、赤石脂、甘草（各三两）。上为细末，每服二钱，入枣一枚擘破，以粳米饮煎至七分，和滓温服，不以时。

（4）黄土汤：治吐血、衄血、下血。黄土（一升），甘草、黄芩、附子、白术、阿胶、熟地黄。上件药，等份为粗末，每服三钱，水一盏，煎至七分，去滓，食后，温服。

（5）小柏叶汤：治吐血不止。柏叶、艾叶、干姜、阿胶（等分）。上为粗末，每服二钱，水一盏煎至六分，去滓，温服。

（6）开胃阿胶散：治吐血。阿胶（三十片），木香（三钱），糯米（三合）。上为细末，每服三钱，白汤调下，食后、临卧。

（7）阿胶汤：治虚热，小便利而多。或因当风取冷，脚气发动兼消渴消肾，脉细而弱，服此汤立减。阿胶（半两），干姜（七两），麻子、远志（各一两半），附子（一个）。上为粗末，每服三钱，水二盏，煎至一盏，服之。说云小便多利，日夜数十行至不计数者，频服。

11. 宋代《小儿卫生总微论方》

（1）黄连汤：治伤寒热入肠胃，下痢脓血。黄连（去须微炒，二两），黄柏（一两，锉微炒），阿胶（一两，蛤粉炒），栀子仁（半两）。上为粗末，每服一二钱，水六分，煎至四分。去滓温服。无时。

（2）三奇汤：治白痢。御米壳（涂蜜炙，二两），酸石榴皮（涂蜜炙焦，一两），阿胶（蛤粉炒去粉，半两）。上细末，每服半钱，乌梅甘草汤调送下，乳食前。

（3）圣效散：治血痢久不瘥。赤石脂（烧赤，一两），白龙骨（一两），阿胶（锉，蛤粉炒去粉，一两），诃黎勒（煨去核用，半两），木香（半两），黄连（去须，半两），干姜（炮，半两），甘草（炙，半两）。上细末，每服半钱，煎粟米饮调下，食前。

（4）缓肠汤：治蛊痢如前。人参（去芦）、白术、当归（去芦并土）、白茯苓、厚朴（去粗皮生姜制）、白芍药、甘草（炙，各一两），阿胶（蛤粉炒去粉）、黄芪（蜜炙）、陈粳米（炒，各二两），御米壳（蜜炙黄，三两）。上为粗末，每服二钱，水一盏，入生姜三片，枣一个，同煎至五分，去渣温服，空腹食前，日三服。

（5）华盖散：治唾血吐血。阿胶（半两，蛤粉炒如珠子，去蛤粉），黄芩（一分），人参（去芦，一分）。上为细末，每服半钱，陈米饮调下，无时。

12. 宋代陈自明《妇人大全良方》

（1）牡蛎丸：治妇人血海虚损，月水不断。牡蛎粉、赤石脂、代赭石（各一两），阿胶、川芎、当归、鹿茸、续断、干姜（各三分），甘草（一分）。上为末，炼蜜圆如梧桐子大，每服三十圆，食前温酒下。

（2）调经方：妇人崩中，无问久近，悉皆治之。伏龙肝（一斤），小蓟根、桑寄生、续断、地榆、艾叶（各三两），阿胶、当归、赤石脂、厚朴（各二两），生姜（五两）。上十一味切，以水一斗，煮取三升，绞去滓，分作三服。忌如常法。

（3）鸡苏散：治妇人吐血，心烦昏闷。鸡苏叶（一两），阿胶、刺蓟、生地黄（各一两），黄芪、羚羊角屑、茜根、甘草（各半两），麦门冬、黄芩、当归、伏龙肝（各三分）。上为粗末，每服四钱。水一盏，姜三片，竹茹半鸡子大，煎至六分，去滓温服。

（4）生干地黄散：治妇人尿血不止。生干地黄（二两），柏叶、黄芩（各半两），阿胶（炒成珠，一两）。上为粗末，每服三钱，水一盏，姜三片，煎七分，去滓温服。

（5）乌雄鸡汤方：乌雄鸡（一只，治如食法），吴茱萸（一升），茯苓、阿胶（各二两），生姜、甘草（各一两），人参、芍药、白术（各三两）、麦门冬（五合，去心）。上十味细切，以水一斗二升煮鸡取汁六升，去鸡下药（煮取三升，内酒三升），并胶烊尽，取三升。去滓，温服一升。日三服。

13. 元代危亦林《世医得效方》

（1）黄连阿胶汤：治少阴病得之二三日以上，心中烦，不得卧者。黄连（一两），阿胶（三分），鸡子黄（半个），黄芩（一分），芍药（半两），上锉散。每服四钱，水二盏，煎取一盏，去滓，内胶消尽，内鸡子黄搅令和，温服，日二服。

（2）茯苓汤：治忧怒并气攻血溢，停留胃管，嗳闻血腥，呕吐食饮。及妊娠中脘宿冷，冷血侵脾，恶闻食气，病名恶阻。半夏（一两，汤洗十次），茯苓、熟地黄（各二两），橘皮、细辛、人参、芍药、川芎（各一两二钱），上锉散。每服四大钱，水二盏，姜七片，煎七分，去滓，空腹服。有客热烦渴口疮者，去橘皮、细辛，加前胡、知母。腹冷下利者，去地黄，入桂心炒。胃中虚热，大便秘，小便涩，去地黄，加大黄一两八钱，黄芩六钱。

（3）黄连阿胶丸：治肺热咯血，亦治热泻。黄连（净，三两），赤茯苓（二两），阿胶（炒，一两），上黄连、茯苓为末，水调阿胶和丸如梧子大。每服三十丸，食后，米饮下。黄连、茯苓能抑心火，肺得其清则嗽止。

（4）一服散：治咳嗽。阿胶（二片），生姜（十片），大乌梅（二个），甘草（一钱），紫苏（十叶），杏仁（去皮尖，七个），大半夏（三个，炮），罂粟壳（三个，炙），上锉散。水一碗，煎至六分，去滓，临卧服。

（5）葱白散：治老人大便不通。葱白（二茎），阿胶（一片），上以水煎葱，候熟不用，却入阿胶溶开，温服。

四、明清时期

1. 明代朱橚《普济方》

（1）黄连阿胶丸：治肺热或咯血。黄连（净，二两），赤茯苓（二两），阿胶（炒，一两）。上黄连、茯苓为末，水调阿胶和丸如梧桐子大。每服三十丸，食后米饮下。黄连、茯苓能除心火，肺得其清则嗽止。

（2）大阿胶丸：治肺有热，或因劳叫怒，肺胃致伤，嗽中有血。葶苈（二两炒），人参（去芦）、远志（去心）、防风、白茯苓（去皮）、贝母（炒）、阿胶、五味子、熟地黄（洗）、杏仁（汤浸去皮、尖）、山药（各一两），丹参、麦门冬、杜仲（去皮锉炒令黑）、柏子仁、甘草（炙）、百部（炙，各五两）。上为末，蜜丸如弹子大，瓷器收勿泄气，每服一盏。研化煎六分，食后临卧温服，日二三服。

（3）麻子汤：治肺气不足，咳唾脓血，气短不得卧。麻子（一升），桑白皮、饧（各一斤），桂心、人参、阿胶、紫菀（各一两），生姜（三两），干地黄（四两）。上诸药以酒一斗五升，水一斗五升，合煮取四升，分五服。一方枣煎。

（4）补肺阿胶散：治肺脏气虚，胸中短气，咳嗽声微，四肢无力。阿胶（炒令燥）、山芋、人参、白术、五味子、麦门冬（去心焙，各一两），干姜（炮，半两），杏仁（汤浸去皮尖、双仁，麸炒）、桂心（去粗皮，各三分），上为散。每服三钱，粥饮调下，不拘时，日三服。

（5）阿胶芍药汤（一名四神散）：治便血如小豆汁。阿胶（炙燥）、赤芍药、当归（切焙，各一两），甘草（炙锉，半两）。上哎咀，每服水一盏半，药五钱，入竹叶二七片，煎八分，去滓，食前温服。

（6）阿胶散：治舌上血出不止。阿胶（炒燥）、蒲黄、黄芪（细锉，各一分）。上为细散，每服一钱匕，生地黄汁调下，并二服。

2. 明代胡濙《卫生易简方》

（1）治吐血又方：用柏叶一握，干姜三片，阿胶二挺（炙）。水二盏，煮一盏，去渣顿服。

（2）治月信不调方：用阿胶炒成珠，为末，酒调一钱服。

（3）治崩中连日不止方：用热艾（鸡子大），干姜一钱，水五盏，煎至二盏半，入炒阿胶末半两，消化，温分三服，空腹食前，一日服尽。

（4）治妊娠卒下血又方：用阿胶三两（炙），捣为末。酒一升半，煎令消，一服愈。又方，用阿胶二两为末，生地黄半斤捣取汁，以酒三升和绞，分三服。

（5）治妊娠血痢方：用阿胶二两，酒一升半，煮一升，顿服。

3. 明代董宿《奇效良方》

（1）猪苓汤：治阳明病，脉浮发热，渴欲饮水，小便不利，或下利，咳而呕，心烦不眠者。猪苓、茯苓、阿胶、泽泻、滑石（各二钱半），上作一服，水二钟，煎至一钟，食远服。

（2）驻车丸：治冷热不调，下痢赤白，日夜无度，腹痛不可忍者。黄连（去须，六两），阿胶（蛤粉炒）、当归（去芦，酒洗）、干姜（炮，各三两）。上为细末，醋煮，米糊为丸，如梧桐子大。每服五十丸，加至七十丸，空心用米饮汤送下。

（3）阿胶梅连丸：治下痢，无问久新，赤白青黑疼痛等证。阿胶（蛤粉炒，别研）、乌梅肉、赤芍药、黄柏（去皮，锉，炒）、黄连（去须）、干姜（炮）、赤茯苓、当归（各等份）。上为末，入阿胶研匀，水和为丸，如梧桐子大，每服五六十丸，空心用米饮汤下。

（4）龙骨散：治气痢，腹内虚鸣，日久不瘥。龙骨、黄连（去须）、黄柏（去粗皮）、干姜（炮）、阿胶（炙燥）、人参、厚朴（去粗皮，生姜汁炙，各二两），上为细末。每服二钱，空心粥饮下，日再。

（5）薤白散：治久患咳嗽，肺虚成劳瘵，及吐血咯血等证。鳖甲（炙）、阿胶（炒，各二两），鹿角胶（三分），甘草（炙，一两），上为散。每服三钱，用水一盏，入薤白一茎，长二寸，煎至八分，去滓，食后服，先嚼薤，次服药，一日三服。

（6）阿胶丸：治劳嗽，并嗽血唾血。阿胶（蛤粉炒）、生地黄（洗）、卷柏叶、大蓟根、五味子、鸡苏叶、山药（各一两），柏子仁（炒，另研），上为细末，炼蜜和丸，如弹子大。每服一丸，细嚼，浓煎小麦汤或麦门冬汤咽下。

（7）人参清肺汤：治肺胃虚寒，咳嗽喘急，坐卧不安，年久劳嗽，唾痰腥臭。人参、阿胶（蛤粉炒）、杏仁（炒，去皮）、罂粟壳（去筋膜，蜜炒）、知母、桑白皮（炒）、乌梅（去核）、地骨皮、甘草（炙，各一钱）。上作一服，用水二钟，乌梅一个，红枣一个，煎一钟，食远服。

4. 明代李时珍《本草纲目》

（1）瘫缓偏风方：治瘫缓风及诸风，手脚不遂，腰脚无力者。驴皮胶微炙熟。先煮葱豉粥一升，别又以水一升，煮香豉二合，去滓入胶，更煮七沸，胶烊如饧，顿服之。及暖，吃葱豉粥。如此三四剂即止。若冷吃粥，令人呕逆。

（2）肺风喘促方：涎潮眼窜。用透明阿胶切炒，以紫苏、乌梅肉（焙研）等份，水煎服之。

（3）老人虚秘方：阿胶（炒）二钱，葱白三根。水煎化，入蜜二匙，温服。

（4）胞转淋闭方：阿胶三两，水二升，煮七合，温服。

（5）吐血不止方：用阿胶（炒）二两，蒲黄六合，生地黄三升，水五升，煮三升，分三服。治大人、小儿吐血。用阿胶（炒）、蛤粉各一两，辰砂少许，为末。藕节捣汁，入蜜调服。

（6）肺损呕血并开胃方：用阿胶（炒）三钱，木香一钱，糯米一合半，为末。每服一钱，百沸汤点服，日一。

（7）大衄不止方：口耳俱出。用阿胶（炙）半两，蒲黄一两。每服二钱，水一盏，入生地黄汁一合，煎至六分，温服。急以帛系两乳。

（8）月水不调方：阿胶一钱，蛤粉炒成珠，研末，热酒服即安。一方入辰砂末半钱。

（9）月水不止方：阿胶炒焦为末，酒服二钱。

（10）妊娠尿血：阿胶炒黄为末，食前粥饮下二钱。

（11）妊娠血痢方：阿胶二两，酒一升半，煮一升，顿服。

（12）妊娠下血不止方：阿胶三两炙为末，酒一升半煎化，服即愈。又方：用阿胶末二两，生地黄半斤捣汁，入清酒二升，绞汁分三服。

（13）妊娠胎动方：用阿胶（炙研）二两，香豉一升，葱一升，水三升，煮取一升，入胶化服。

（14）产后虚闷方：阿胶（炒）、枳壳（炒）各一两，滑石二钱半。为末，蜜丸梧桐子大。每服五十丸，温水下。未通，再服。

（15）久嗽经年方：阿胶（炒）、人参各二两，为末。每用三钱，豉汤一盏，葱白少许，煎服，日三次。

5. 明代王肯堂《证治准绳·类方》

（1）紫菀散：治咳中有血，虚劳肺痿。人参、紫菀（各一钱），茯苓、知母、桔梗（各一钱半），阿胶（蛤粉炒，一钱），贝母（一钱二分），五味子（十五粒），甘草（五分），水二盅，煎八分，食后服。

（2）人参清肺汤：治肺胃虚寒，咳嗽喘急，坐卧不安，并治久年劳嗽，吐血腥臭。地骨皮、人参（去芦）、阿胶（麸炒）、杏仁（去皮尖，麸炒）、桑白皮（去粗皮）、知母、乌梅（去核）、炙甘草、罂粟壳（去蒂盖，蜜炙，各等份）。上㕮咀，每服三钱，水一盏半，乌梅、枣子各一枚，煎一盏，临卧温服。

（3）人参养肺汤：治肺痿咳嗽有痰，午后热，并声嘶者。人参（去芦）、阿胶（蛤粉炒）、贝母、杏仁（炒）、桔梗、茯苓、桑皮、枳实、甘草（以上各一钱），柴胡（二钱），五味子（半钱）。上水二盅，生姜三片，枣一枚，煎至一盅，食远服。

（4）大阿胶丸：治嗽血、唾血。阿胶（微炒）、卷柏、生地黄、熟地黄、大蓟（独根者，晒干）、鸡苏叶、五味子（各一两），柏子仁（另研）、茯苓、百部、远志、人参、麦门冬、防风（各半两），干山药（一两）。上为细末，炼蜜丸，如弹子大。煎小麦、麦门冬汤，嚼下一丸，食后。

（5）如神散：治心脏有热，热乘于血，血渗小肠，故尿血也。阿胶（蛤粉炒，一两），山栀仁、车前子、黄芩、甘草（各二钱半）。上细末，每服半钱或一钱，井花水调服，日三。

6. 明代武之望《济阴纲目》

（1）百子归附丸：调经养血，安胎顺气，胎前产后，及月事参差，有余不足，诸证悉治，久服有孕。香附（四制，十二两），阿胶（碎，炒）、艾叶、当归（酒洗）、川芎、芍药（炒）、熟地黄（酒洗，各二两）。上为末，用陈石榴一枚，连皮捣碎，煎水打糊，丸如桐子大。每服百丸，空心淡醋汤下。

（2）奇效四物汤：治肝经虚热，血沸腾而久不止。当归（酒洗）、川芎、白芍药（炒）、熟地黄、阿胶（炒成珠）、艾叶、黄芩（炒，各一钱），上锉。水煎服。

（3）阿胶丸：治劳嗽，出血咯血，发热晡热，口渴盗汗。阿胶（炒）、生地黄、卷柏叶、山药（炒）、大蓟根、五味子（炒）、鸡苏（各一两），柏子仁（炒）、人参、防风、麦门冬（去心，各半两）。上为末，炼蜜丸，如弹子大，每服一丸，细嚼，麦门冬煎汤下。

（4）大黄甘遂汤：治妇人小腹满如敦敦状，小便微微而不竭。产后者，惟水与血并结血室也。大黄（半两），甘遂（炮）、阿胶（炒，各一两）。上锉，每服二钱，水一盏，煎七分，其血当下。

（5）阿胶汤：妊娠五月，有热，苦头眩心乱呕吐；有寒，苦腹满痛，小便数，卒有恐怖，四肢疼痛；寒热，胎动无常处，腹痛闷顿欲仆，卒有所下，宜服此。阿胶（四两），人参（一两），当归、芍药、甘草、黄芩（各二两），麦门冬（一升），吴茱萸（七合），旋覆花（二合），生姜（六两）。上㕮咀，以水九升煮药减半，纳清酒三升并胶，微火煎取三升半，分四服，日三夜一，先食服，便愈，不瘥再服。一方用乌雌鸡一只，割取咽血。纳酒中，以水煮鸡汁煎减半，纳酒并胶，煎取三升半，分四服。

7. 清代罗美《古今名医方论》

（1）人参定喘汤：治肺气上逆喘嗽，喉中有声，胸膈紧痛，及感寒邪，咳嗽声重。人参、麻黄、阿胶、五味、粟壳、甘草、半夏曲（各一钱），桑皮（二钱），生姜（三片），水煎服。

（2）猪苓汤：治阳明病脉浮，发热，渴欲饮水；少阴病下利六七日，咳而呕渴，心烦不得眠者。猪苓、茯苓、泽泻、滑石、阿胶（各一两），上五味，以水四升，先煮四味，取二升，去滓，内阿胶溶，温服七合，日三服。

（3）黄连阿胶汤：治少阴病得之二三日，心中烦，不得卧。黄连（四两），黄芩（一两），芍药（二两），鸡子黄（二枚），阿胶（三两）。上五味，以水五升，先煮三药，取二升，去滓，内胶溶，小冷，内鸡子黄，搅令相得，温服七合，日三服。

8. 清代汪昂《医方集解》

（1）补肺阿胶散〔补肺清火〕：治肺虚有火，嗽无津液而气哽者。阿胶（蛤粉炒，一两半），马兜铃（焙）、甘草（炙）、牛蒡子（炒香，各一两），杏仁（去皮、尖，七粒），糯米（一两），此手太阴药也。马兜铃清热降火，牛蒡子利膈滑痰，杏仁润燥散风，降气止咳，阿胶清肺滋肾，益血补阴。气顺则不哽，液补则津生，火退而嗽宁矣。土为金母，故加甘草、粳米以益脾胃。

（2）紫菀汤〔肺劳气极〕：治肺伤气极，劳热久嗽，吐痰吐血，及肺痿变痈。紫菀（洗净，炒）、阿胶（蛤粉炒成珠）、知母、贝母（一钱），桔梗、人参、茯苓、甘草（五分），五味子（十二粒），食后服，一方加莲肉。此手太阴药也。劳而久嗽，肺虚可知，即有热证，皆虚火也。海藏以保肺为君，故用紫菀、阿胶；以清火为臣，故用知母、贝母；以参苓为佐者，扶土所以生金；以甘桔为使者，载药上行脾肺；五味子滋肾家不足之水，收肺家耗散之金，久嗽者所必收也。

（3）海藏黄连阿胶汤：黄连（炒，四两），黄柏、阿胶（炒，各一两），山栀（五钱）。每服四钱，治伤寒热毒入胃，下利脓血。血虚加芎、归，腹痛加芍药，血不止加地榆。

（4）龙脑鸡苏丸〔清热理血〕：治肺有郁热，咳嗽吐血，衄血下血，热淋消渴，口臭口苦，清心明目。鸡苏叶（一名龙脑薄荷，一两六钱），生地黄（六钱），麦冬（四钱），蒲黄（炒）、阿胶（炒）、木通、银柴胡（二钱），甘草（钱半），黄芪、人参（一钱），先将木通、柴胡浸二日，熬汁；地黄浸汁，熬膏，再加蜜三两，炼过。和丸，梧子大，每服二十丸，细嚼汤下。一方有黄连。此手足太阴、少阳药也。肺本清肃，或受心之邪焰，或受肝之亢害，故见诸证。薄荷辛凉，轻扬升发，泻肺搜肝，散热理血，故以为君；生地黄凉血，炒蒲黄止血，以疗诸血；柴胡平肝解肝热，木通利水降心火，麦冬、阿胶润燥清肺，参、芪、甘草泻火和脾，此亦为热而涉虚者设，故少佐参、芪也。

（5）炙甘草汤〔益血生津〕：治伤寒脉结代，心动悸；及肺痿，咳唾多，心中温温液液者。《宝鉴》用治呃逆。甘草（炙，四两），生姜、桂枝（三两），人参、阿胶（蛤粉炒，二两），生地黄（一斤），麦冬（去心）、麻仁（半斤，研），大枣（十二枚），此手足太阴药也。人参、麦冬、甘草、大枣、益中气而复脉，生地、阿胶助营血而宁心，麻仁润滑以缓脾胃，姜、桂辛温以散余邪，加清酒以助药力也。《圣济经》云：津液散为枯，五脏痿弱，营卫涸流，湿剂所以润之。麻仁、麦冬、阿胶、地黄之甘，润经益血，复脉通心也。

9. 清代杨时泰《本草述钩元》

（1）月水不调方：阿胶一钱，蛤粉炒成珠，研末，热酒服。月水不止，阿胶炒焦为末，酒服二钱。

（2）妊娠血痢方：阿胶二两，酒一升半，煮一升，顿服。妊娠下血不止，阿胶三两，酒一升半，煎化服，即愈。

（3）瘫缓偏风，及诸风手脚不遂，腰脚无力者方：阿胶微炙热，先煮葱豉粥一升，别以水一升煮香豉二合，去渣入胶，更煎七沸，烊如饧，顿服之，乃暖吃葱豉粥（若冷服，令人呕逆），如此三四剂，即止。

（4）老人虚秘方：阿胶炒二钱，葱白三根，水煎化，入蜜二匙，温服。妊娠胎动，阿胶（炙，研）二两，香豉一升，葱一升，水三升，煮取一升，同胶化服（此三证瘫缓与胎动，皆用葱豉宣气达阳，以化阴气之或涩或戾，便秘止用葱者，借阳气以行阴而已，要非本于阿胶以益阴，不能成功）。吐血不止，用阿胶（炒）二两，蒲黄六合，生地黄三升，水五升，煮三升，分服。大衄不止，口耳俱出，用阿胶（炙）、蒲黄半两，每服二钱，水一盏，生地黄汁一合，煎至六分，温服，急以帛系两乳。

10. 清代竹林寺僧《竹林寺女科秘传》

（1）紫菀汤：阿胶（炒，研，八分，冲服），北五味（五分），贝母（去心）、紫菀（去壳）、苏子（炒，研，八分），杏仁（去皮尖，一钱五分），桑白皮（蜜炙，一钱），知母（炒，一钱），枳实（一钱），桔梗（八分），款冬花（六分），水一碗，煎七分，临卧服。

（2）胶艾汤：川芎（八分），熟地（一钱），艾叶（三钱），阿胶（一钱，炒，研），枣三枚，空心，煎服。

（3）十灰丸：阿胶（五钱），苎根、侧柏叶、棕榈、蕲艾、棉、绢胎发（各一团），百草霜、白茅根（各一钱），各烧灰，存性，为末，白滚水送下。

（4）内补当归丸：当归、川断、萸肉、蒲黄（炒黑）、白芷、厚朴、茯苓、苁蓉（各一两），阿胶（一两），甘草、干姜（各五钱），川芎（八钱），熟地（一两五钱），制附子（三钱），共为末，炼蜜丸，如桐子大。空心，酒下八十丸。

（5）金狗散：川断、地榆、阿胶（炒成珠）、白芷、金毛狗脊（各一钱），白芍、川芎、黄芩（炒，各一钱），熟地（二钱），水煎服，一贴。

（6）安胎散：阿胶、人参、当归、生地（各一钱），茯苓、小茴八角（各八分），川芎、甘草（各五分），水煎，空心服。

11. 清代鲍相璈《验方新编》

（1）艾胶汤：经行或多或少，逐日经来几点则止，或五日，或十日又来数点，一月常三四次，面色青黄。阿胶（炒）、熟地各一钱，艾叶三钱，川芎八分，枣三枚，水煎，空心服三剂。再用陈皮五钱，良姜、枳壳、三棱、乌药各八钱，槟榔、砂仁、红花、莪术各六钱，共为末，煮粥为丸如梧子大，每服三四十丸，即愈。

（2）分利五苓散：经来大小便俱出，此名蹉经，因吃热物过多，积久而成。宜用分利五苓散去其热毒，调其阴阳即安。猪苓、泽泻、白术、赤苓各一钱，阿胶（炒）、当归、川芎各八分，水煎，空心服即愈。

（3）血崩不止又方：黄芪、真山药（炒）、苡仁米各七钱，当归炭四钱，阿胶（蛤粉炒珠）五钱，莲蓬炭、老棕炭各三钱，炒白芍二钱，荆芥炭一钱五分，煎服。日久不愈者，服之甚效。又方：甜杏仁（苦者即桃仁，断不可用）去皮尖，烧存性为末，每服三钱，空心热酒服，诸药不效者，服此立止。

（4）胶红饮：凡妇人老年，骤然血海大崩不止，名曰倒经。速投此方，一剂其崩立止。如仍发热，以六安州茶叶三钱（如无，即用别项茶叶亦可），煎服一次，身热即退。再用六君子汤加当归、白芍调理而安。陈阿胶一两（米粉拌炒成珠，无则以陈黄明胶代之，总不如阿胶之妙），全当归一两，西红花八钱，冬瓜子五钱。用天泉水煎服，其渣再煎服之。此方传自异人，每治老妇血崩屡试如神。后见少妇大崩不止，屡服大料补剂血流反多，饮食不下，昏晕几次，势甚危笃，照此方减去红花一半服之，仍用六君子汤加当归、白芍调理全愈。

12. 清代费伯雄《医方论》

（1）紫菀汤：紫菀（洗净，炒）、阿胶（蛤粉炒）、知母、贝母二钱，桔梗、人参、茯苓、甘草五分，五味子十二粒，此方治气极、久咳、失血极佳。若肺痈，便当去五味子，以肺气壅塞成痈，不宜收敛也。

（2）黄连阿胶丸：黄连一两，茯苓二两，阿胶（炒）一两，为末，水熬阿胶为丸。

（3）龙脑鸡苏丸：鸡苏叶一两六钱，生地黄六钱，麦冬四钱，蒲黄（炒）、木通、阿胶（炒）、银柴胡二钱，甘草一钱五分，黄芪一钱，人参一钱。先将木通、柴胡浸二日，熬汁；地黄浸汁，熬膏；再加蜜三两，炼过和丸。清郁热而泻湿火，此方最佳。惟近日之阿胶人伪不可用，柴胡、黄芪，再为酌减，斯尽善矣。

（4）猪苓汤：猪苓、泽泻、茯苓、滑石、阿胶各一两。五苓散治湿浊不化，故用术、桂，以通阳而化浊；猪苓汤治阳邪入里，故用滑石、阿胶，以降热而存津。至于统治少阴下利，六七日，咳而呕渴，心烦不得眠，乃借泻膀胱以清肾脏，是活用之法，而非正治也。

五、民国时期

1. 民国谢观《中国医学大辞典》

（1）阿胶四物汤：[功用] 和血，补血，治血虚咳嗽。[药品] 阿胶、川芎、当归、白芍药、地黄。[用法] 清水煎服。

（2）阿胶饮：[功用] 治遗尿。[药品] 阿胶（炒）三两，牡蛎（烧粉）、鹿茸（酥炙）、桑螵蛸（酒炙，无则缺之，或以桑耳代）各等份。[用法] 锉散，每服四钱，清水一盏，煎至七分，空腹时服。

2. 民国张宗祥《本草简要方》

（1）阿胶丸：阿胶（锉碎炒燥）、干姜（炮）、木香、黄连（炒）、当归（炒）、黄芩各一两，赤石脂（醋水飞）、龙骨（醋煅，水飞）各二两，厚朴一两五钱，研末，蜜丸梧子大，每服三十丸，日二夜一次。治冷热不调，伤犯三阴，痢下脓血，腹痛不已。

（2）阿胶丸又方：阿胶、赤石脂各一两五钱，续断、川芎、当归、甘草、丹参各一两，龙骨、鹿茸（酥炙）、海螵蛸、鳖甲（炙）各二两，研末，蜜丸梧子大。每空腹酒下二三十丸。治产后崩血不止，虚赢无力。

（3）阿胶梅连丸：阿胶（草灰炒透明白，研不细者再炒研）三两，乌梅肉（炒枯）一两五钱，黄连三两，黄柏（炒黑）、赤芍、当归（炒）、赤茯苓各一两五钱，干姜（炮）一两，研末，醋煮阿胶为丸梧子大，每服十至三十丸，食前米饮下。治阴虚下痢，入夜发热。

（4）阿胶蕲艾丸：阿胶、蕲艾、川芎、当归、白芍、熟地、甘草研末，水丸汤下。治妊娠跌仆闪挫，胎动不安。

（5）阿胶散：阿胶（麸炒成珠）一两五钱，牛蒡子（炒香）、炙草各二钱五分，马兜铃（焙）五钱，杏仁（麸炒）七个，糯米（炒）一两，生黄五钱，研末。每服一两，小儿二三钱，食后水煎服。治肺虚有火，嗽无津液，咳而哽气者。

（6）阿胶散又方：阿胶一两，熟地二两，白芍、艾叶、当归、甘草、黄芪各一两，㕮咀，每服五钱。加姜枣，水煎服。治妊娠因颠仆胎动不安。

（7）阿胶散又方：阿胶（碎炒黄）、人参、川芎各一两，白茯苓、麦冬、柴胡各七钱五分，炙草、当归（锉炒）、黄芩各五钱，研末，每服四钱。加姜枣，水煎服。治胎动不安，心烦腹痛。

（8）阿胶汤：阿胶（炙燥）、熟干地（焙）、艾叶（微炒）、川芎、当归（焙切）、杜仲（锉炙）、白术（各一两），哎咀，每服四钱，加大枣，水煎服。治怀孕数堕胎，小腹痛不可忍。

（9）阿胶汤又方：阿胶一两，蒲黄六合，生地三升，水五升，煎至三升，分服。治吐血。

（10）阿胶汤又方：阿胶（炒）三两，牡蛎（烧粉）、鹿茸（酥炙）、桑螵蛸（酒炙）各等份，锉散，每服四钱，水煎空腹饮。治遗尿。

六、现代

《中药大辞典》：阿胶

【基原】为马科驴属动物驴的去毛之皮经熬制而成的胶。

【用法用量】内服：烊化兑服，5～10g；炒阿胶可入汤剂或丸、散。

【选方】

1. 治衄血　阿胶一两（杵碎，炒令黄燥），贝母半两（煨令微黄）。上件药，捣筛为散。每服不计时候，以温水调下一钱。（《圣惠方》）

2. 治大人小儿吐血　阿胶（炒）、蛤粉各一两，辰砂少许。上为末，藕节捣汁，和蜜调下，食后服。（《赤水玄珠》辰砂散）

3. 治便血如小豆汁　阿胶（炙令燥）、赤芍药、当归（切，焙）各一两，甘草（炙，锉）半两。上四味，粗捣筛。每服五钱匕，水一盏半，入竹叶二七片，同煎至八分，去滓，食前温服。（《圣济总录》阿胶芍药汤）

4. 治妊娠尿血　阿胶二两（捣碎，炒令黄燥），熟干地黄二两。上件药，捣细罗为散。不计时候，以葱汤调下二钱。（《圣惠方》）

5. 治损动母胎，去血腹痛　阿胶二两（炙），艾叶二两。上二味，以水五升，煮取二升半，分三服。（《小品方》胶艾汤）

6. 治产后恶露不绝　阿胶（炙令燥）、牛角腮（烧灰）、龙骨（煅）各一两。上三味，捣罗为散。每服二钱匕，薄粥饮调服。（《圣济总录》阿胶散）

7. 治产后下痢　粳米一合，蜡（如鸡子）一枚，阿胶、当归各六分，黄连十分。上五味切，以水六升半先煮米，令蟹目沸，去米内药，煮取二升，入阿胶、蜡消烊。温分三二服。（《僧深集方》胶蜡汤）

8. 治肺虚咳嗽　阿胶（粉炒）一钱半，苏叶一钱，乌梅少许。每服四字，水

煎服。(《幼科发挥》小阿胶散)

《中华本草》：阿胶

【来源】为马科动物驴的去毛之皮经熬制而成的胶。

【采收加工】驴皮全年均可采收。一般在 10 月至翌年 5 月为阿胶生产季节。先将驴皮放到容器中，用水浸泡软化，除去驴毛，剁成小块，再用水浸泡使之白净，放入沸水中，皮卷缩时捞出，再放入熬胶锅内进行熬炼。熬好后倾入容器内，待胶凝固后取出，切成小块，晾干。

【应用与配伍】用于血虚面色萎黄，爪甲苍白，头昏，心悸。阿胶为血肉有情之品，善治血虚诸疾，单用黄酒炖服即效，或与人参、黄芪、当归、熟地黄等补气养血药同用。治妇女血虚所致的月经不调，血枯经闭及胎产诸疾，可于四物汤中加入本品。

用于诸出血证。阿胶味甘质黏，既可补虚，又能止血，可用于各种原因所致出血。用治阴虚有热之衄血、咳血、吐血、尿血，常与蒲黄、生地黄同用，以滋阴凉血止血。便血及痔血，属于热性者，配黄芩、槐花、地榆，以清热凉血止血；由于脾虚失统者，则可配炮姜、灶心土、赤石脂等温中摄血之品同用。热毒血痢，可配金银花、生地黄、当归、地榆或黄连、赤芍等清热凉血止痢之品，如《卫生宝鉴》四味阿胶丸；若冷热不调，或热伤营络，下痢脓血，腹痛难忍者，配黄连、干姜、当归，以和血止痢，如《备急千金要方》驻车丸。《小品方》及《金匮要略》之胶艾汤，即阿胶配艾叶炭及当归、生地黄、白芍等，用治妊娠或小产下血、崩漏及月经过多，也可在此方基础上加味以提高疗效，如胎动下血加桑寄生、苎麻根，崩漏不止加棕榈炭、茜草炭，月经过多加菟丝子、川断等。

用于虚烦失眠，阴虚风动，肺燥咳喘之证。阿胶有滋肾阴而润肺燥之功。热病伤阴而致心烦失眠，常配黄连、黄芩等，取其滋阴泻火以宁心神，方如《伤寒论》黄连阿胶汤。温病热邪久稽，阴伤液涸，虚风内动，筋脉拘急，手足抽搐，配生地黄、白芍、钩藤、鸡子黄等，以滋液息风，如《通俗伤寒论》阿胶鸡子黄汤。肺燥咳嗽，干咳少痰，气逆而喘，本品又可配桑叶、麦冬、枇杷叶，以清燥润肺；肺虚有热之咳嗽气喘，咽喉干燥，咯痰不爽，或痰中带血，可配牛蒡子、杏仁、马兜铃，以清肺化痰止咳，如《小儿药证直诀》补肺阿胶散。此外，本品尚用于热伤阴液，小便不利，可配猪苓、滑石同用；津伤便秘，配生地黄、蜂蜜，以滋阴润燥通便。

【用法用量】内服：烊化兑服，5～10g；炒阿胶可入汤剂或丸、散。

滋阴补血多生用，清肺化痰蛤粉炒，止血蒲黄炒。

【使用注意】脾胃虚弱、消化不良者慎服。

《现代中药学大辞典》：阿胶

阿胶又名傅致胶（《神农本草经》）、盆覆胶（陶隐居）、驴皮胶（《备急千金要方·食治》），为马科动物驴的皮去毛后熬制成的胶块。陶隐居曰："出东阿，故曰阿胶也。"入药始载于《神农本草经》，列为上品。《本草图经》曰："诸胶者大抵以驴皮得阿井水乃佳耳。"《本草纲目》云："凡造诸胶、自十月至二三月间，用牸牛、水牛、驴皮者为上，猪、马、骡、驼皮者次之，其旧皮、鞋、履等物者为下。"可见，古代阿胶来源有数种，以驴皮胶为佳品。现代则以驴皮胶为正品。

【性能与应用】味甘，性平。归肺、肝、肾经。功能补血养阴，润燥止血，安胎。用于：①血虚萎黄，眩晕，心悸。常与熟地黄、当归、党参、茯神等同用。②阴虚火旺，心烦失眠。配鸡子黄、白芍、黄连等补肾水而清心火。③热病阴伤，虚风内动，痉厥抽搐。配生地黄、鳖甲、龟甲、牡蛎或石决明、钩藤等以滋阴平肝息风。④肝肾亏损，筋骨酸痛，腰足痿弱。可配枸杞子、熟地黄、川续断、牛膝等补肝肾、强筋骨之品。⑤肺虚、燥热咳嗽，可配马兜铃、牛蒡子、杏仁等补虚润燥，清肺止咳；倘燥咳伤阴，咽干音哑者，则与麦冬、北沙参、川贝母、甜杏仁等同用。⑥各种出血症。对于阴虚火旺所致的失血及失血而血虚阴伤的患者更为适用。如咳血者，配麦冬、生地黄、百合；吐血者，配侧柏叶、白及、仙鹤草等；尿血配生地黄、茅根、蒲黄炭；便血、痔血，有热者配槐花、地榆、黄芩，若因脾不统血所致，可配白术、干地黄、伏龙肝；下痢脓血，痢久伤阴，则配黄连、当归、白芍等。妇女崩漏及妊娠下血，常配生地黄、当归、白芍、艾叶；胎动下血者，也可配苎麻根、桑寄生、川续断等以益肾止血安胎。又外用可治溃疡、瘘管。

【使用注意】脾胃虚弱，消化不良，大便易溏者慎服。

《全国中草药汇编》(第三版): 阿胶

【别名】驴皮胶。

【来源】为马科动物驴 *Equus asinus* L. 的干燥皮或鲜皮经煎煮、浓缩制成的固体胶。

【用法用量】3～9g。烊化兑服。

【常用处方】

(1) 衄血:

①阿胶一两(杵碎,炒令黄燥),贝母半两(煨令微黄)。上件药,捣筛为散。每服不计时候,以温水调下一钱。(《太平圣惠方》)

②生地黄三斤(切),阿胶二两(炙),蒲黄六合。上三味,以水五升,煮取三升,分三服。(《千金翼方》)

(2) 恚怒伤肝,唾血烦满,胁下痛;亦治呕血烦满少气,胸中痛。阿胶(炙令燥)二两,甘草(炙,锉)一两。上二味,捣罗为散。每服三钱匕,以水一盏,入生地黄汁二合,煎至七分,和滓温服,不拘时。(《圣济总录》阿胶散)

(3) 大人、小儿吐血:阿胶(炒)、蛤粉各一两,辰砂少许。上为末,藕节捣汁,和蜜调下,食后服。(《赤水玄珠》辰砂散)

(4) 舌上出血不止:阿胶(炒燥)、蒲黄、黄芪(细锉)各一分。上为细散。每服一钱匕,生地黄汁调下,并二服。(《普济方》阿胶散)

(5) 伤寒热病七日以上,发汗不解及吐下后,诸热不除,遂至发斑:阿胶(炒令燥)一两,大青二两,甘草(炙)一两。上三味,粗捣筛。每服五钱匕,水一盏半,豉百粒,煎至一盏。去滓温服。(《圣济总录》阿胶汤)

《中国药典》(2020 年版): 阿胶

本品为马科动物驴 *Equus asinus* L. 的干燥皮或鲜皮经煎煮、浓缩制成的固体胶。

【性状】本品呈长方形块、方形块或丁状。棕色至黑褐色,有光泽。质硬而脆,断面光亮,碎片对光照视呈棕色半透明状。气微,味微甘。

【鉴别】取本品粉末 0.1g,加 1% 碳酸氢铵溶液 50mL,超声处理 30 分钟,用微孔滤膜滤过,取续滤液 100μL,置微量进样瓶中,加胰蛋白酶溶液 10μL(取序列分析用胰蛋白酶，加 1% 碳酸氢铵溶液制成每 1mL 中含 1mg 的溶液，临用时配制），摇匀，37℃恒温酶解 12 小时，作为供试品溶液。另取阿胶对照药材 0.1g，同法制成对照药材溶液。照〔含量测定〕特征多肽项下色谱、质谱条件试验，选择质荷比（m/z）539.8（双电荷）→ 612.4 和 m/z539.8（双电荷）→ 923.8 作为检测离子对。取阿胶对照药材溶液，进样 5μL，按上述检测离子对测定的 MRM 色谱峰的信噪比均应大于 3∶1。

吸取供试品溶液 5μL，注入高效液相色谱 – 质谱联用仪，测定。以质荷比（m/z）539.8（双电荷）→ 612.4 和 m/z539.8（双电荷）→ 923.8 离子对提取的供试品离子流色谱中，应同时呈现与对照药材色谱保留时间一致的色谱峰。

【炮制】阿胶，捣成碎块。

【用法与用量】3 ～ 9g。烊化兑服。

【贮藏】密闭。

《临床用药须知》（2020 年版）：阿胶

本品为马科动物驴 *Equus asinus* L. 的干燥皮或鲜皮经煎煮、浓缩制成的固体胶。主产于山东。捣成碎块，以乌黑、断面光亮、质脆、味甘者为佳。

【方剂举隅】

1. 补肺阿胶汤（《小儿药证直诀》）

药物组成：阿胶、牛蒡子、甘草、马兜铃、杏仁、糯米。

功能与主治：养阴补肺，清热止血。适用于小儿肺阴虚兼有热证，症见咳嗽气喘，咽喉干燥，喉中有声，或痰中带血，舌红少苔，脉细数。

2. 胶艾汤（《金匮要略》）

药物组成：川芎、阿胶、甘草、艾叶、当归、芍药、干地黄。

功能与主治：养血止血，调经安胎。适用于妇人冲任虚损，血虚有寒证，症见崩漏下血，月经过多，淋漓不止，产后或流产损伤冲任，下血不绝；或妊娠胞阻，胎漏下血，腹中疼痛。

3. 清燥救肺汤（《医门法律》）

药物组成：桑叶、石膏、甘草、人参、胡麻仁、真阿胶、麦冬、杏仁、枇杷叶。

功能与主治：清燥润肺，养阴益气。适用于温燥伤肺，气阴两伤证，症见身热头痛，干咳无痰，气逆而喘，咽喉干燥，鼻燥，心烦口渴，胸满胁痛，舌干少苔，脉虚大而数。

4. 大定风珠（《温病条辨》）

药物组成：生白芍、阿胶、生龟甲、干地黄、麻仁、五味子、生牡蛎、麦冬、炙甘草、鸡子黄、鳖甲。

功能与主治：滋阴息风。适用于阴虚风动证，症见手足瘛疭，形消神倦，舌绛少苔，脉气虚弱，时时欲脱者。

5. 阿胶鸡子黄汤（《通俗伤寒论》）

药物组成：陈阿胶、生白芍、石决明、双钩藤、大生地、清炙草、生牡蛎、络石藤、茯神木、鸡子黄。

功能与主治：滋阴养血，柔肝息风。适用于邪热久羁，阴血不足，虚风内动，症见筋脉拘急，手足瘛疭，心烦不寐，或头目眩晕，舌绛少苔，脉细数。

【用法与用量】3 ～ 9g。烊化兑服。

阿胶在中医药发展历程中熠熠生辉，其承载着中国博大精深的中医药文化，是当之无愧的"国药"圣品。阿胶的药用记载始于东汉时期的《神农本草经》，历经唐宋元时期的发展，到明代对阿胶的认识和应用更加普及，再到清代医家们的深入研究，无不体现了阿胶在不同历史阶段的重要地位及其在医疗实践中的不朽贡献。

>>> **参考文献**

［1］靳光乾，钮中华，钟方晓，等.阿胶的历史研究［J］.中国中药杂志，2001，26（07）：57-60.

［2］中华人民共和国药典委员会.中华人民共和国药典（一部）［M］.北京：中国医药科技出版社，2020.

［3］杨朝晖.古代医经典籍论阿胶（上）［N］.科技日报，2013-07-25（004）.

［4］周公旦.周礼［M］.崔记维点校.沈阳：辽宁教育出版社，2000.

［5］马王堆汉墓帛书整理小组.五十二病方［M］.北京：文物出版社，1979.

［6］张金聚，张英，孟江，等.阿胶历史沿革考［J］.中国中药杂志，2020，45（10）：2464-2472.

［7］吴普.神农本草经［M］.孙星衍辑；石学文点校.沈阳：辽宁科学技术出版社，1997.

［8］吴亚兰，许霞.胶剂的历史发展［J］.中医药临床杂志，2018，30（5）：
870-872.

［9］张仲景.伤寒论［M］.顾武军点校.北京：中国医药科技出版社，1998.

［10］张仲景.金匮要略［M］.于志贤，张智基点校.北京：中医古籍出版社，
1997.

［11］华佗.华佗神方［M］.孙思邈编集；杨金生，赵美丽，段志贤点校.北京：
中医古籍出版社，2002.

［12］赵佳琛，王艺涵，金艳，等.经典名方中阿胶的本草考证［J］.中国实验方
剂学杂志，2022，28（10）：318-326.

［13］陶弘景.名医别录［M］.尚志钧辑校.北京：人民卫生出版社，1986.

［14］葛洪.肘后备急方校注［M］.古求知等校注.北京：中医古籍出版社，
2015.

［15］陈延之.小品方辑校［M］.高文柱辑校.天津：天津科学技术出版社，
1983.

［16］陶弘景.本草经集注［M］.尚志钧，尚元胜辑校.北京：人民卫生出版社，
1994.

［17］孙思邈.备急千金要方［M］.鲁兆麟主校.沈阳：辽宁科学技术出版社，
1997.

［18］苏敬.新修本草辑复本［M］.尚志钧辑校.合肥：安徽科学技术出版社，
1981.

［19］孙思邈.千金翼方［M］.彭建中，魏嵩有点校.沈阳：辽宁科学技术出版
社，1997.

［20］陈藏器.《本草拾遗》辑释［M］.尚志钧辑释.合肥：安徽科学技术出版社，
2002.

［21］王焘.外台秘要［M］.北京：人民卫生出版社，1955.

［22］苏颂.本草图经［M］.尚志钧辑校.合肥：安徽科学技术出版社，1994.

［23］李金洋，胡婷婷，俞莹，等.阿胶的本草考证［J］.辽宁中医药大学学报，
2024，26（5）：1-21.

［24］唐慎微.证类本草［M］.王家葵，蒋淼点评.北京：中国医药科技出版社，
2021.

［25］宋怀隐.太平圣惠方［M］.郑金生，汪惟刚，董志珍点校.北京：人民卫

生出版社，2016.

［26］宋太医局.太平惠民和剂局方［M］.北京：中国中医药出版社，2020.

［27］赵佶敕.圣济总录［M］.蔡铁如整理.海口：海南国际新闻出版中心，1995.

［28］张锐.鸡峰普济方［M］.冯诩，贾兼重校定；张效霞，蔡群，姜永浩校注.北京：中国中医药出版社，2023.

［29］陈自明.妇人大全良方［M］.古典医籍编辑部总主编.北京：中国中医药出版社，2020.

［30］李东垣.珍珠囊补遗药性赋［M］.王晋三重订.上海：上海科学技术出版社，1958.

［31］王好古.汤液本草［M］.吴少祯，张芳芳主编.北京：中国医药科技出版社，2020.

［32］朱橚.普济方［M］.北京：人民卫生出版社，1959.

［33］陈嘉谟.本草蒙筌［M］.吴少祯主编.北京：中国医药科技出版社，2021.

［34］李时珍.本草纲目第4册全本插图本权威珍藏版［M］.北京：中医古籍出版社，2015.

［35］卢之颐.本草乘雅半偈［M］.刘更生校注.北京：中国中医药出版社，2016.

［36］姚澜.本草分经［M］.范磊校注.北京：中国中医药出版社，2015.

［37］凌奂.本草害利［M］.北京：中医古籍出版社，1982.

［38］张秉成.本草便读［M］.太原：山西科学技术出版社，2015.

［39］杨时泰.《本草述钩元》释义［M］.太原：山西科学技术出版社，2009.

［40］徐大椿.神农本草经百种录［M］.北京：人民卫生出版社，1956.

［41］张志聪.本草崇原［M］.刘小平点校.北京：中国中医药出版社，1992.

［42］吴仪洛.本草从新［M］.李艳丽，徐长卿点校.郑州：河南科学技术出版社，2017.

［43］汪昂.本草备要［M］.吴少祯主编.北京：中国医药科技出版社，2021.

［44］张璐.本经逢原［M］.赵小青，裴晓峰校注.北京：中国中医药出版社，1996.

［45］赵学敏.本草纲目拾遗［M］.北京：中国中医药出版社，2007.

［46］费伯雄.医方论［M］.李铁君点校.北京：中医古籍出版社，1987.

［47］谢观.中国医学大辞典［M］.沈阳：辽宁科学技术出版社，1994.

［48］丁福保.中药浅说［M］.福州：福建科学技术出版社，2008.

［49］张宗祥.本草简要方［M］.上海：上海书店出版社，1985.

［50］蒲辅周.蒲辅周医案［M］.高辉远等整理；中医研究院主编.北京：人民卫生出版社，1972.

［51］江苏新医学院.中药大辞典［M］.上海：上海科学技术出版社，1986.

［52］国家中医药管理局《中华本草》编委会.中华本草［M］.上海：上海科学技术出版社，1999.

［53］宋立人.现代中药学大辞典［M］.北京：人民卫生出版社，2001.

［54］王国强.全国中草药汇编［M］.3版.北京：人民卫生出版社，2014.

［55］国家药典委员会.中华人民共和国药典临床用药须知中药饮片卷2020年版［M］.北京：中国医药科技出版社，2022.

［56］梅全喜.现代中药药理与临床应用手册［M］.3版.北京：中国中医药出版社，2016.

［57］王衮.博济方［M］.王振国，宋咏梅点校.上海：上海科学技术出版社，2003.

［58］沈括，苏轼.苏沈良方［M］.杨俊杰，王振国点校.上海：上海科学技术出版社，2003.

［59］佚名氏.小儿卫生总微论方［M］.吴少祯校注.北京：中国医药科技出版社，2021.

［60］危亦林.世医得效方［M］.王国辰校注.北京：中国中医药出版社，2009.

［61］胡濙.卫生易简方［M］.北京：人民卫生出版社，1984.

［62］董宿辑.奇效良方［M］.方贤续补，田代华等点校.天津：天津科学技术出版社，2003.

［63］王肯堂.证治准绳［M］.吴唯等校注.北京：中国中医药出版社，1997.

［64］武之望.济阴纲目［M］.北京：中国医药科技出版社，2014.

［65］罗美.古今名医方论［M］.张慧芳，伊广谦校注.北京：中国中医药出版社，1994.

［66］汪昂.医方集解［M］.周鸿飞，刘永辉点校.郑州：河南科学技术出版社，

2017.

［67］竹林寺僧.竹林寺女科秘传［M］.董少萍整理.北京：人民卫生出版社，
2006.

［68］鲍相璈.验方新编［M］.北京：人民军医出版社，2008.

第二章　阿胶的生药学研究

阿胶的药用历史悠久,可追溯至《神农本草经》的记载"出东阿,故曰阿胶"。阿胶与人参、鹿茸并称为"中药三宝",阿胶亦名驴皮胶、傅致胶、盆覆胶。作为我国特有的贵重药材,阿胶享有"补血圣药"的美誉。阿胶具有滋阴补血、安胎的功效,适用于治疗血虚、虚劳咳嗽、吐血、衄血、便血及妇女月经不调、崩中、胎漏等。本章主要对阿胶在古今本草中的记载予以梳理和概述,涉及品种、制备工艺、产地、鉴定、质量标准、临床应用等方面的内容。

第一节　阿胶的品种、制作工艺、产地、鉴定、质量标准

一、阿胶的品种

阿胶,作为中华传统医学宝库中的瑰宝,其历史源远流长。2020 年版《中国药典》对阿胶的规范定义,明确了其原料来源,为马科动物驴 *Equus asinus* L. 的干燥皮或鲜皮经煎煮、浓缩制成的固体胶。然而,阿胶的历史渊源远比《中国药典》所记载的要深远,其原料的使用也经历了多次变迁。

(一)古代阿胶品种概况

1. 唐代之前的阿胶原料主要是牛皮　在唐代之前,阿胶的主要原料为牛皮。《名医别录》记载:"微温,无毒。主丈夫少腹痛……生东平郡,煮牛皮作之。出东阿。"这一记载明确指出阿胶的来源为牛皮,产地则为东阿。《本草图经》记载:"今时方家用黄明胶多是牛皮,本经阿胶亦用牛皮。"这表明在唐代,阿胶的原材料为牛皮。

《齐民要术》记载:"沙牛皮、水牛皮、猪皮为上,驴、马、驼、騾皮为次。"这说明制备阿胶的最优质原料为牛皮和猪皮;驴、马、驼、騾皮等也可用作原料。可见唐之前制作阿胶的动物皮类较杂,牛皮胶的品质仍被认为较好,而后世普遍使用的驴胶尚未受到高度重视。

《本草经集注》记载:"出东阿,故曰阿胶……凡三种:清薄者画用;浓而清者名为盆覆胶,作药用之,皆火炙,丸散须极燥,入汤微炙尔;浊黑者可胶物,不入药用,用一片鹿角即成胶,不尔不成也。"这里指出,不同原料制成的阿胶品质有差异。其中,"清薄者"和"浊黑者"均为质量较低的胶,前者可用于绘画,后者可用于黏合物品;"浓而清"者名盆覆胶,即阿胶。同时,文中介绍了阿胶的炮制方法为"火炙",并在制胶过程中强调加入一片鹿角,否则无法制成阿胶。

综合以上古籍资料分析,唐代之前,阿胶的主要原料为牛皮,被视为上品。此外,猪皮、驴皮等也是当时常用的制胶原料。

2. 唐宋时期的阿胶原料是牛、驴皮并用 在唐代中期之前,阿胶主要采用牛皮作为制作原料,如《千金翼方》所述:"煮牛皮为之,出产于东阿。"唐代中后期,驴皮逐渐成为阿胶制作的重要原料。如唐代《本草拾遗》记载:"阿井水煎成胶,世间所用多非真品。各类胶质均具有疗风、止泻、补虚之功效,其中驴皮胶对风邪的治疗效果最佳。"这时期已有关于驴皮制作阿胶的记载。《日华子本草》未列阿胶项,但在"驴肉"条下阐述了驴皮的功效:"(驴)皮煎胶食用,可治疗一切风症,以及鼻洪、吐血、肠风、血痢和崩中带下等症。"同时期,《蜀本草》沿袭了《本草经集注》的相关内容,并在"驴屎"条下记载了驴粪及尿入药的功效,提及:"驴的种类繁多,以黑色驴皮为佳。"这反映出当时医者已发现驴皮胶与牛皮胶在临床功效上的差异。受到五行配色理论的影响,人们认为黑色驴皮主水,能够制热生风,治疗风症的效果最佳。因此,阿胶的来源逐渐从牛皮转向乌驴皮。

此外,《本草图经》记载:"阿胶,产自东平郡。煮牛皮制成……据古籍记载,阿胶之所以优于其他胶类,主要是因为驴皮得到了阿井水的滋养。"以阿县城北的井水煮制为真,制作过程如下:阿井水煎乌驴皮,按照常规方法煎胶。该井受到官府保护,真胶难得一见,市面上流通的多非真品。

综上所述,唐宋时期阿胶的制作原料包括牛皮和驴皮,其中以阿井水煮制的阿胶为佳品。至宋代阿井被官禁,平民百姓难以获得真品阿胶。

3. 明清时期的阿胶原料是驴皮 自明代起，驴皮逐渐成为阿胶主要原料。明代《本草蒙筌》记载："汲东阿井水（东阿县属山东兖州府，井在城北）。用纯黑驴皮。诸胶多系牛皮熬成，惟此用驴皮耳。鹿角一片后加，文火渐进熬就。设官监禁，最难得真。凡觅拯疴，不可不试。真者质脆（音翠）易断，明澈如冰；假者质软难敲，枯黯似墨。"指出市面上很多胶都是用牛皮熬制而成，只有阿胶需用驴皮，并且要加入鹿角以文火熬制，但加入鹿角所制成的驴皮胶珍贵且难得。《本草纲目》将用牛皮制作的黄明胶单独记作一味中药："黄明胶即今水胶，乃牛皮所作，其色黄明，非白胶也。但非阿井水所作耳……但其功用，亦与阿胶仿佛。苟阿胶难得，则真牛皮胶亦可权用。其性味皆平补，宜于虚热。"指出黄明胶是用牛皮制得，颜色呈黄明色，与白胶不同，并且不是用阿井水煮制而成，但是它的功效和阿胶相近，在阿胶难以获得的情况下可以用黄明胶代替。

清代《本草崇原》记载："设用牛皮及黄明胶并杂他药者，慎不可用。余尝逢亲往东阿煎胶者，细加询访，闻其地所货阿胶，不但用牛马诸畜杂皮，并取旧箱匣上坏皮及鞍辔靴屦，一切烂损旧皮皆充胶料。"指出用牛、马等牲畜的皮及其他皮制品都易冒充假胶。至此，清代所著的多部本草书籍中均未再提使用牛皮制作阿胶的说法，真正的阿胶需使用阿井水煮乌驴皮制得，且驴皮完全取代牛皮。

对于清代驴皮取代牛皮的原因，有学者进行了分析考证。王宁认为可能是早期使用牛皮制胶技术不成熟，难以控制制胶工艺，导致成品率太低，很容易过老或者过嫩，不能入药；而驴皮制胶的技术相对成熟，因此得到推广，再加上当时牛皮稀缺，以至于驴皮逐渐取代牛皮。张金聚等人认为驴皮取代牛皮的原因可能有二：一是与各时期的社会因素有关，唐代之前驴在中原地区是稀缺物种，直至明代才从西域传至中原，驴皮原料逐渐充足；二是人们逐渐认识到牛皮胶与驴皮胶功效的差异，早期医者认为牛皮胶与驴皮胶的临床功效差异不大，皆可使用，但随着经验的积累发现，牛皮胶更长于活血、止血、消肿，而驴皮胶更长于滋阴、补血、养肺。不论牛皮胶或驴皮胶，都长于补血。因此，阿胶后来被称为"补血圣药"。

经考证，唐代之前牛皮为胶类药材的主要来源，且驴作为引入物种，在秦汉之前数量稀少。唐末至宋代，驴的数量已发展起来，而牛皮应用受到限制，且在药效方面出现了驴皮胶治风最佳的认识，更促进了牛皮胶向驴皮胶的转变。宋明时期，部分本草记载牛皮胶在药效上仍可替代驴皮胶，但因牛皮"制胶不精"，药效偏次。且牛皮胶已另立名称为黄明胶，阿胶明确专指驴皮胶。明清时期对药效的理论研究进一步发展，诸医家多认为济水所注的阿井水与色黑的驴皮为阿胶正品必要的两个因素。后阿井被毁，对制作阿胶的水源要求放宽，现代以清水煮驴皮，浓缩即得正品阿胶。考证文献可知，历代医家对阿胶的制胶水源有明确的要求，认为其水质是影响阿胶品质的重要原因。因济水性质"清而重"，故赋予了阿胶"治淤浊及逆上之疾"的功效，可见制胶的水质与阿胶的品质及药效存在一定关系，然而"济水"在历史上经过多次淤塞断流，现已消失，阿井经过多次毁坏亦不复存在，为适应工业化生产，现代制胶水源已经放宽，但仍以山东聊城一带作为道地产区。现有学者研究认为，阿井水中钠、镁、钾、钙等无机离子及微量元素影响了阿胶质量。

（二）现代阿胶类品种研究

1. 阿胶的品种基原 《中国药典》（2020 年版）明确阿胶为马科动物驴 *Equus asinus* L. 的干燥皮或鲜皮经煎煮、浓缩制成的固体胶。阿胶的产地分布也具有地域特色，主要分布在山东、甘肃、陕西、河南等省份，其中山东省作为阿胶的主要产区之一，具有得天独厚的优势条件，盛产优质的阿胶原材料。这些地区的阿胶生产不仅拥有丰富的原料资源，还拥有成熟的生产工艺和完善的产业链。

2. 阿胶及其他胶类中药分类与功效分析 在阿胶品种基原十分明确的今天，仍然有不少以其他胶类品种代替阿胶使用的情况。胶类中药按其动物种类及药用部分的不同，大致可分为皮胶类，如阿胶（驴皮胶）、黄明胶（牛皮胶）等；角胶类，如鹿角胶；骨胶类，如虎骨胶、鹿骨胶、狗骨胶等；甲胶类，如龟甲胶、鳖甲胶等；鳞胶类，如淡水鱼或海鱼的鱼鳞制成的鱼鳞胶。为了更好地区分阿胶及不同胶类中药的功效与所含成分的不同，现对阿胶及其他胶类中药的具体分类、来源、性味归经、功效及适应证，临床常用胶类药材的化学成分做对比分析（表 2-1 和表 2-2）。

表 2-1　胶类中药的分类功效分析

分类	原料	药性	归经	功效	适应证
阿胶	驴皮	甘，平	肝、肺、肾	补血滋阴，润燥，止血	血虚萎黄，眩晕心悸，肌痿无力，心烦不眠，虚风内动，肺燥咳嗽，劳嗽咯血，肾虚遗精，吐血尿血，吐血，便血崩漏，胎漏，妊娠胎漏
黄明胶	牛皮	甘，平	肺、大肠	滋阴润燥，养血止血	体虚便秘，崩漏，胎漏，崩漏
猪皮胶	猪皮	甘，平	肝、肺、肾	补血止血，滋阴润肺	同阿胶，常作为阿胶的替代品
鹿胶	鹿皮	咸，温	肝、肾	补气，滋阴补血，止血	妇女白带，崩漏遗精；外用治恶疮
霞天胶	牛肉	甘，温	脾、肾	益气养血，健脾安中	气血亏虚，纳差食少，肢软乏力，头晕心悸等
狗骨胶	生狗骨	甘，温	肝、脾、肾	补肾健骨，养血止血	老年虚寒性关节疼痛，腰膝酸软，畏寒肢冷，夜尿频多，或有尿血等
鹿骨胶	马鹿或梅花鹿的骨	甘、咸，温	肝、肾	补虚损，强筋骨	久病体弱，精髓不足，风湿四肢疼痛及筋骨冷痹，肾虚腰痛，行步艰难等
虎骨胶	猫科动物虎的骨骼	辛、咸，热	肝、肾	补益气血，强健筋骨	中风瘫痪，筋骨受风拘挛，四肢麻木，不能屈伸及痿躄
龟甲胶	乌龟的腹甲和背甲	甘，咸，寒	肝、肾、心	滋阴，养血，止血	阴虚潮热，骨蒸盗汗，腰膝痿软，血虚萎黄，崩漏带下
鳖甲胶	中华鳖的甲壳	甘、咸	肾、肝	滋阴退热，软坚散结	阴虚潮热，虚劳咳血，久疟不愈，癥瘕痞块，痔核肿痛，血虚闭经
鹿角胶	马鹿或梅花鹿的头角	甘，咸，温	肝、肾	温补肝肾，益精养血	肝肾不足所致的腰膝酸冷，阳痿遗精，虚劳羸瘦，崩漏下血，便血尿血，阴疽肿痛
鹿茸胶	雄鹿头上尚未骨化的幼角	甘、咸，温	心、肝、肾	健骨壮阳，益髓补肾	男子精衰虚劳，乏力畏寒，腰膝酸痛，神疲筋弱，耳鸣胶晕及妇女崩漏和小儿发育不良等
鱼鳞胶	鱼鳞和鱼鳔	甘、咸，平	肝、肾	益肾养脉，滋养精脉，补益精血，止血养血	吐血，腰膝酸软，肾虚遗精，女子赤白带下，闭经和崩漏等

表 2-2 临床常用胶类药材的化学成分

种类	成分				
阿胶	蛋白质：98.84%	氨基酸 18 种，总含量 30.14%～87.07%	微量元素共 27 种，Fe、Cu、Zn、Mn 含量较高	硫酸皮肤素及类黄腐酸的生物酸	亚麻油甲酯、亚油酸甲酯、油酸甲酯、硬脂酸甲酯及棕榈酸甲酯
鹿角胶	动物蛋白：82.49%	氨基酸 18 种，总含量 34.4%	微量元素共 13 种，Na、K、Ca 含量较高	硫酸软骨素、雄激素及胆碱样物质	—
龟甲胶	蛋白质	氨基酸 18 种，总含量 70.68%	微量元素共 16 种，Ca、P、Na 含量较高	脂肪、钙质	—
黄明胶	蛋白质：76.90%	氨基酸 18 种，总含量 83.32%～88.99%	微量元素共 16 种，Ca、Mg、Na 含量较高	—	—
新阿胶	蛋白质：62.84%	氨基酸 18 种，总含量 73.92%～90.83%	微量元素共 17 种，Ca、Mg、Na 含量较高	—	—

二、阿胶的制备工艺

阿胶的制作技艺，根植于人民与疾病抗争的丰富实践经验之中。凭借东阿地区得天独厚的自然条件，阿胶得以成为备受推崇的道地药材，其制作技艺亦成为一项珍贵的非物质文化遗产，被东阿工匠们世代守护与传承。自古以来，东阿地区始终坚守着卓越的阿胶制作技艺，所产出的阿胶品质卓越，外观呈现黑褐色，半透明状，表面平滑且微有光泽，质地坚实，其断面呈现出角质特有的玻璃样光泽，被誉为阿胶中的上品，广受赞誉。清代学者郑肖岩在其著作中详细记录了东阿极品阿胶的制作工艺及性状特征："……再按定每年春季，选择纯黑无病健驴，饲以狮耳山之草，饮以狼溪河水，至冬宰杀取皮，浸狼溪河内四五日，刮毛涤垢，再漂泡数日，取阿井水用金锅银铲桑木柴火熬三昼夜，去滓、滤清，加参、芪、归、芎、桔、甘草等药汁熬至成胶，其色光洁，味甘咸、气清香，此即真阿胶也。"到今天为止，阿胶制作技艺历经数次变革，自最初的桑木柴火熬制、煤炭火熬制、常压蒸汽熬制，至现代的蒸汽球密封提取新工艺，历经数千载。在这一过程中，不断融入新技术与新设备，使阿胶生产实现了飞跃式发展。

1. 本草文献记述　历代本草典籍对阿胶的制法记载多为煎、熬、煮，至其汁水浓缩为黏稠胶状。《名医别录》记载阿胶"煮牛皮作之"。《齐民要术》详细记载了制胶的过程及品质要素："煮胶法：煮胶要用二月、三月、九月、十月，余月则不成……凡水皆得煮；然咸苦之水，胶乃更胜。长作木匕，匕头施铁刃，时时彻底搅之，勿令着底……微有黏势，胶便熟矣。为过伤火，令胶焦。取净干盆……泻着蓬草上，滤去滓秽……搅如初法。熟复挹取……凌旦合盆于席上，脱取凝胶……然后十字圻破之，又中断为段，较薄割为饼……先于庭中竖槌，施三重箔樀，令免狗鼠，于最下箔上，布置胶饼……四五日泹泹时，绳穿胶饼，悬而日曝极干，乃内屋内，悬纸笼之。"后代本草典籍在阿胶条下所载的煮胶法均与此相似，如《本草图经》曰："造之，阿井水煎乌驴皮，如常煎胶法。"《本草品汇精要》载："其法以阿县城北井水煮乌驴皮成之……【时】无时【收】阴干。"《本草蒙筌》载："汲东阿井水，用纯黑驴皮。鹿角一片后加，文火渐进熬就。"

《本草纲目》对阿胶的制作方式记载较为详细："俱取生皮，水浸四五日，洗刮极净……煎胶水以咸苦者为妙。"提出煎胶水以咸苦者为妙，可能因为咸苦水含有无机离子较多，可促进杂质的沉淀，提高成胶质量。《本草崇原》载："煮法必取乌驴皮刮净去毛，急流水中浸七日……狼溪发源于洪范泉，其性阳，阿井水之性阴,取其阴阳相配之意,火用桑薪煎炼四日夜而后成。"《本草害利》亦记载:"自十月至二三月,收取乌驴皮……提去浮面渣秽,待极清熬成膏。"《增订伪药条辨》曰:"再按定每年春季,选择纯黑无病健驴,饲以狮耳山之草,饮以狼溪河之水,至冬宰杀取皮……其色光洁,味甘咸,气清香,此即真阿胶也。"

《本草图经》载:"阿胶,今郓州皆能作之。以阿县城北井水作煮为真。造之,阿井水煎乌驴皮,如常煎胶法。"《中国药学大词典》对阿胶的传统制备方法进行了阐述,曰:"按古法,先取狼溪河水,以浸黑驴皮,后取阿井水以煎胶。考狼溪河发源于洪范泉,其性阳,阿井水发源于济水,其性阴,取其阴阳相配之意。煎炼四日夜而后成胶。"又云:"阿胶出自山东东阿县,以纯黑驴皮、阿井水煎之,故名曰阿胶。每年春季,选择纯黑无病之健驴,饲以狮耳山之草,饮之狼溪河之水,至冬宰杀取皮,浸狼溪河内四五日,刮毛涤垢,再浸泡数日,取阿井水用桑材火熬三昼夜,去滓滤清,再用银锅金铲,加参、归、桔、桂、甘草等药汁,熬制成胶。"

阿井水是济南原济河的一股潜流,水经地下岩石和沙砾层流过,不但起到清洁作用,同时也带入钙、钾、镁、钠等矿物质,故色绿质重,用此水与驴皮熬制阿胶,虽经炎夏酷热也不变形变质。现代认为微量元素还有协同作用。《齐民要术》熬胶法中指出:"凡水皆得煮,然咸苦之水胶乃更胜。"认为可能是咸苦水所含矿物质利于提杂。对"阿井水"进行水质分析,检测它的比重比较高(为1.0036),并且水中含有的无机元素 K、Na、Ca、Mg 及其他微量元素比其他地区高出十几倍,甚至二十倍;而对人体有害的无机元素,如 Pb、As、Ba 等都未检出。这说明"阿井水"矿物质含量很高,从水中所含的无机元素来看,绝大多数是对人体有益和人体所需的,用此水与驴皮配合熬制成胶,能增强疗效。同时,由于水质重,从胶体化学得知,电解质可以引起胶体溶液的聚沉作用;水中含矿物质多,在熬煮过程中便于去除杂质和浮物。

2. 阿胶的传统制备工艺 古代中药的生产工艺,用传统术语讲,叫"修治"。古代的阿胶修治程序复杂,制作上等,好胶须经过七天七夜,七七四十九个环节,九九八十一道工序,最关键程序也有十几道之多,依次为原料挑选、泡皮、刮毛、焯皮、化皮、澄清过滤、提沫、挂珠、挂旗、发泡、吊猴、胶凝、切胶、翻胶、晾胶、擦胶、包装等。制作过程对细节要求极高,极品阿胶必须金锅银铲,桑木做柴火,控制好细节才能出合格的好胶,十几道关键工艺只要其中一个环节出了问题,则满盘皆废。

时至今日，阿胶的具体生产技艺与制胶技巧仍被视为阿胶类企业的核心机密。当然，保密仅限于某些具体细节，而整体的生产工艺和流程已不再是机密范畴。以下是关于传统阿胶制作流程及工艺的简要介绍。

（1）原料挑选　原料挑选是整个制作过程的首要环节，是确保阿胶品质的基础。

原料挑选是所有工序的第一步，也是最重要的一步，如果原料挑选有误，即使后面的工艺步骤丝毫不差，也难以炼制出好的阿胶。在没有科学仪器的古代，原料的挑选本身就是一门技艺，非有数十年经验的老胶工不能胜任。因此，历代阿胶手工技艺掌握者和有经验的老胶工，将其列为阿胶制作技艺的第一步，必须由有经验、德高望重的老胶工对这一步亲自进行把关。制作阿胶的原材料主要是驴皮和水源，因此，历代阿胶制作者都会对驴皮和水源进行审慎的选择和鉴别，用"观""摸""嗅"等方法和丰富的实践经验对驴皮和水源进行分辨，并在长期的实践中逐步甄别出优质驴皮和水源，形成了一套行之有效的感性鉴别和挑选标准。

（2）泡皮　在制备过程中，先将经过严格筛选的黑驴皮置于水中进行浸泡，直至皮质达到充分的软化状态后方取出。在此过程中，需严格遵循两个核心原则。其一，原料的浸泡时间必须充足，以确保阿胶药效能够得以充分释放；若浸泡时间过短，将不利于阿胶药效的完全发挥。其二，在水的选择上，以东阿之水为首选，若条件有限，其他地方的河水可作为次选。

（3）刮毛　将泡透的驴皮置于木凳上，先将里面的腐肉或脂肪除去，再将表面的毛刮掉。刮毛后，还应再次将驴皮冲洗干净，切成小块，放在清水中继续漂泡 2～5 天，每天换水 1～2 次。

（4）焯皮　将洗净的驴皮投入化皮罐内，加水加热焯皮，煮约一刻钟后，驴皮便会卷起，取出待用。经过泡皮、刮毛、焯皮后的驴皮，接下来要在锅中不停煎熬。

（5）化皮　将焯皮后的驴皮放入专用的化皮罐内，缓缓加热取汁，火力不可过大，在加热过程中不断补充水分，随熬随搅拌，提取的胶汁倒入专用的陶瓷罐中备用。上述过程叫"化皮"，一次化皮约需要 40 小时。如此反复，经过数次化皮后，直至胶汁充分熬尽。

（6）澄清过滤　化皮后所得的稀胶液或多或少地含有原料细粒、畜毛、脂肪等不溶性杂质，如不除去这些杂质，不但增加杂质的含量，而且影响阿胶的黏度、色泽和透明度，所以，应对胶液进行澄清过滤才能保证胶的质量。化皮后的胶汁经过静置澄清后，还必须进行两次过滤，先用 80 目的细铜丝筛子进行初次过滤，在经过初次过滤的胶液中加适量冰糖；然后用 100 目的细铜丝筛子再次过滤，同时在细筛下加添五层重叠的纱布过滤，并在胶液中加入少量白矾粉搅拌，利用白矾物理特性将杂质静置沉淀，沉淀后倒入煎胶锅内。

（7）提沫　又称打沫，指阿胶在煎胶锅煎熬时除去杂质的过程。经过澄清过滤后的胶液在煎胶锅中不停煎煮，胶工们分工协作，或添柴，或铲锅，或续水，胶汁在锅中沸腾翻滚，渐至黏稠，当胶液达到适当浓度时，便兑入适量凉水。稀释后用猛火煮沸，再用文火缓缓加热，胶液内的杂质便会浮上水面。当杂质由锅边聚集到中央时，用打沫瓢或打沫刀将其取出，此操作称为"打沫一个"。一般 1 小时左右打沫一个，为了保证效果，打沫的过程需要多次重复。刘维志认为"……一遍遍加水，一遍遍打沫，杂质逐渐提出"，同时，打沫最好用东阿地下水，"……比重较小的水提杂，杂质是很难提出的"。在打沫过程中，需要胶工们掌握精巧的打沫技巧，才能提净胶汁中的杂质。

（8）挂珠　提沫后继续煎熬，在煎熬过程中适时加入冰糖或砂糖、黄酒（以绍兴黄酒为佳）等。黄酒要温热加入，冰糖溶化过滤后加入，一般 1000 斤驴皮加黄酒 7.5 斤及砂糖 15 斤。这是因为若驴皮没洗净或胶液没有提炼净，胶液中会残存一种叫"吲哚"的化学物质，"吲哚"具有强烈的粪臭味，气味扩散力强而持久，如果残存于成品阿胶中，会导致成品阿胶有浓烈的臭味。在古代，没有化学药品能去除"吲哚"，但在长期的实践中，熬胶工逐步掌握了黄酒能去腥臭、加糖能去味的技巧，其在阿胶熬制过程中加入黄酒和糖对阿胶液除腥臭和去味。加入黄酒和糖的时间及加入量，在技术上都有严格的要求。胶液浓缩至一定程度后用胶铲挑起，胶液呈连珠状慢速流下，这标志着胶液已经开始"挂珠"，胶液"挂珠"后加入豆油，一般 1000 斤驴皮加 15 斤豆油，以减低胶的黏性。加入豆油后要进行"砸油"，使油和胶液充分混合，避免成品胶块出现油眼。

（9）挂旗　又称挂铲。挂珠后胶液浓缩至一定程度时，用胶铲铲起，胶铲如旗杆，胶液黏附于铲上缓缓坠落呈旗状，故称挂旗。

（10）发泡　胶液浓缩至一定浓度，要开始加入一些珍贵药材增加药效。如明代陈嘉谟在《本草蒙筌》中记载："汲东阿井水，用纯黑驴皮。鹿角一片后加。文火渐进熬就。"文学作品《西厢记》也记载，宋时熬胶时，就配有人参、鹿角、茯苓、山药、当归、川芎、生地黄、白芍、枸杞、贝母十味药材。这些辅料都是老炼胶工在熬胶过程中发现的增加药效的药材，熬胶时配伍他药，会使得成品阿胶药效更加明显。辅料添加完毕后，用文火继续加热一段时间，胶液表面将鼓起馒头状较大气泡，这也标志着发泡工序的完成。

（11）吊猴 这是一个形象生动的比喻，是指发泡后胶液浓缩至一定程度时，炼胶工用胶铲挑起观察，此时经过连续的熬煮，胶液的浓度会变得比较高，胶液悬吊于胶铲上形如猴子状，不会再坠入锅中。胶液吊猴也标志着煎熬的结束，胶液炼成。

（12）胶凝 胶液炼成后，趁热倒入凝胶盘（衬有白铁皮的木盘）中，凝胶盘上预先涂搽豆油以免粘连，胶液自然冷凝，使凝固成大胶块，此过程称为胶凝。胶凝标志着长达三个昼夜的煮胶结束，但成品胶还需要经过后续众多加工工序。

（13）开片 将胶坨先切成大胶条，再切成一定规格的小胶片，这一过程称为开片。手工操作要求刀口平，一刀切过，以防出现刀痕；要求小胶块整齐划一，每一小块阿胶块长10cm，宽4～4.5cm，厚1.6cm或0.8cm，基本上为一两。可见生产优质阿胶标准之严苛，不仅对药效，还对阿胶外观也有严格要求。

（14）翻胶 开片后的胶块需摆在晾胶床上阴晾，放置在阴凉处，不能曝晒。温度一般在0～10℃，使其冷却凝结。每隔2～3天翻动一次，使两面水分均匀散发，以免两面凹凸不平。翻胶持续时间约为半个月。

（15）闷胶晾胶 将翻胶后的胶块整齐地装入木箱内密闭闷之，此过程称为闷胶，又叫伏胶、瓦胶等。其目的是使胶片内部的水分向外扩散，以缩小胶片内外的水分差，并可起到整形作用。闷胶过程中，一周之后，胶块内部水分向外扩散会使胶块表面变软，此时应从木箱中取出来摊晾，至胶块表面变硬后，再放入木箱继续闷胶，如此反复，直至水分挥发完毕，胶块表面不再变软。经过三到四次闷胶晾胶过程，持续时间在两个月左右，成品阿胶内水分便会降低到15%以下，达到胶块平整、干燥的效果。

（16）擦胶 闷胶结束后，用粗布蘸取专门调制的擦胶水擦拭胶块表面，擦去晾制过程中胶块表面的污垢、油皮污染物等，以洁净胶块，使胶块表面光亮有光泽，并有清晰的、直而明显的粗布纹理，保持传统阿胶成品古老质朴的外观特色。在擦胶过程中，尤其需要注意两点，一是擦胶布要用干净的粗布，这是阿胶传统生产工艺的特殊要求。擦胶时要求胶块六面擦出直且清晰的粗布纹理，若不用粗布擦胶，则擦不出布纹，会影响阿胶的品相，使阿胶失去传统的特色。二是擦胶水的温度要适宜。温度过低则使擦胶布达不到应有的热度，使胶块擦不出应有的粗布纹理，擦出的胶块不够光亮；温度过高则会对擦胶工的皮肤产生刺激，使得人的手无法接触到水，擦胶无法进行。目前，阿胶生产企业擦胶多沿用传统的手工操作，以保持粗布擦胶、布纹清晰的阿胶品相。当然，随着科技的进步，对卫生的要求也逐步严格起来，擦胶布的选择除兼顾传统特色外，还必须符合GMP 的要求。擦胶布应不脱落纤维，不对胶块产生污染。

（17）验胶印字　上述步骤完成后，阿胶工会将擦好的胶块按工序标准进行进一步的质量检验，不合格者剔除，合格的成品阿胶，阿胶工会用印字工具蘸取银珠液，在检验合格的胶块上面印上规定的字样。银珠液一般有两种制备途径，一种是用中医传统药物朱砂，经过"水飞法"制备而成；另一种是将药用银珠粉根据一定的比例配置成银珠液。采用银珠印字，是阿胶传统制造工艺的一部分。古人经过漫长的实践，证实银珠液的毒副作用很小，不会对人体健康产生影响，用现代科技手段对银珠液进行鉴定，也发现其中重金属含量不超标，不会对人体产生毒副作用，可以安全使用。

（18）包装　印字后的阿胶可以进行包装工作了，这是最后一道工序。将成品阿胶根据不同需要，分别包小块、装盒、贴签、包大皮、装箱、封箱，即可上市流通。

3. 阿胶的现代加工工艺　阿胶的制备技艺最早可追溯至两千五百多年前，其在历史长河中的发展主要体现在细节上的优化与提升。尽管如此，阿胶传统的制作方法整体上保存了下来，其工艺与流程遵循古法，至今仍可见其古时的影子。以《中国药典》（2020 年版）所记载的阿胶制法为例，其规定如下：将驴皮浸泡去毛，切块洗净，分次水煎，滤过，合并滤液，浓缩（可分别加入适量的黄酒、冰糖及豆油）至稠膏状，冷凝，切块，晾干，即得。这一制备流程与千年之前的基本一致。当然，伴随着科技进步，阿胶的制作工艺在生产条件和设备方面也实现了显著的现代化转变，从传统的手工炼制逐步发展为机械化、自动化生产。以山东东阿阿胶股份有限公司阿胶生产技术为例，现代阿胶熬制工艺主要有以下几道程序。

（1）投料　将浸泡好、洗干净的驴皮块从投料口一次投入蒸球，并上紧盖密封。

（2）掇皮　开启冷水阀加水 250kg，关闭水阀的同时打开气阀，启动电动机使蒸球旋转，密切观察气压表。约过 18 分钟，气压表程定在 $0.5kg/m^2$，停球，停汽，使出汁阀口向下。开启出汁阀，在蒸气压力压迫下将水排出。污水排毕，关闭出汁阀完成一次掇皮；再重复掇皮一次以确保质量，完成此工序。

（3）化皮　开启冷水阀，加水190kg。关闭冷水阀，开启蒸汽阀，同时启动蒸球旋转，使球内气压保持在1～1.2kg/cm²。连续加压3小时，停球，使排汁。阀口向下，接上耐压耐热橡胶管活节，开大蒸汽阀，使表压升至2kg/m²，开启出汁阀门，球内胶汁被排出，通过胶汁过滤罐流至蒸发锅内。胶汁压尽后，关闭气阀、扫汁阀，打开胶汁过滤罐放空阀，待过滤罐气压表压力降至零时，取下橡胶管活节，完成一次取汁。连续取汁四次，即完成化皮工序。

（4）排渣　取汁完毕后，打开排汁阀，将球内蒸汽放空，使表压降为零。启动蒸球旋转至适当部位，将端盖卸下；再启动蒸球连续旋转，毛渣即自行排出，至排完，停止蒸球旋转，整个工序结束。

4. 工艺流程优化　虽然阿胶制作的总体流程保持相似，但是随着社会的进步和生产力水平的提升，新的技术、工艺和设备不断融入传统的阿胶生产过程中，这使得原本两千年以来以手工工艺为主导的生产模式得以转变，逐步向工业化、机械化、自动化生产方式让步。在原料选取、提取技术、生产环境及成品加工等方面，现代制胶工艺取得了显著的进步。例如，采用煤炭作为燃料，应用常压蒸汽技术进行制胶，采用蒸球进行加压滚动化皮熬胶，以及对阿胶的切割、晾晒、包装等工序实施恒温恒湿、无菌操作、微波干燥、静态密封投料等新工艺。这些新技术已被山东东阿阿胶股份有限公司、山东福胶集团等企业广泛采用，并在炼制程序和工艺技术上实现了现代化和自动化。具体而言，这种变革主要体现在以下几个方面。

（1）原料选取技术的改进　在原料选取这一关键环节中，当代阿胶生产厂家已摒弃了传统依靠人工通过"观察""触摸""嗅觉"等方法来挑选驴皮的做法。取而代之的是，它们依托现代科学技术和管理体系，实施了更为严格的原材料筛选标准。以山东东阿阿胶股份有限公司为例，该公司放弃了以经验感知为主导的原料选取技术及方法，2002年，其与中国海洋大学开展合作，共同研发了"驴皮DNA鉴别技术"。此技术通过提取驴皮中的微量核酸，识别出优质黑驴皮中的特异性肽段，并利用基因特异性图谱与马、牛等动物的特异性肽段进行比对，以确证驴皮的真伪，其准确率达到了100%。该检测技术已达到世界领先水平，并成功地应用于公司对原料驴皮的真伪鉴别，确保了阿胶原料的质量，从而进一步保障了阿胶的品质。

此外，该公司还建立了一套完整的科学管理体系和商业管理模式。在驴皮验收环节，公司严格把控"四关"，即卸车关、检验检疫关、入库关、投料关。同时，公司严格执行"五不要"原则来验收驴皮：不要有皮肤病的驴皮；不要当年的驴驹子皮；不要没有明显鉴别特征的皮；不要有霉斑的皮；不要经过化学物品处理过的驴皮。每一张驴皮都经过验收，层层筛选，责任到人。通过建立毛驴档案、严格收购把关等措施，确保了原料的优质供应。同时，公司设有专门的质检人员对原料驴皮进行抽样化验，以进一步保证原料质量。

（2）胶液提取技术的改进　1958 年，济南市宏济堂阿胶厂首次尝试以煤炭直火提取胶液替代传统的桑木直火提取胶液，取得了显著成效，此举标志着阿胶生产工艺史上的一大改革。传统的直火提取法虽然操作简便，但存在提取物粗糙、杂质含量高、储存难度大等缺点。1975 年，我国阿胶生产领域的技术人员对提取工艺进行了改进，开始采用常压蒸汽制胶工艺，从而结束了阿胶生产依赖直火熬制的历史，大幅缩短了化皮时间和浓缩时间。1977 年，阿胶生产工作人员在充分掌握常压蒸汽制胶技术的基础上，开始探索加压化皮新工艺，并取得了成功。这一新工艺采用密封加压装置，有效降低了凝胶浓度，而凝胶浓度与阿胶蛋白质水解程度成反比，因此阿胶质量得到了显著提升。同时，加压技术大幅提高了阿胶提取物的纯度和性能，实现了阿胶生产工艺的又一次飞跃。如今，阿胶生产工艺已广泛应用蒸汽加压熬胶新技术。

新型熬胶工艺设备的主体部分为可旋转悬挂的空心蒸球，容积达 4m³，直径 2m，采用 8 栅普通钢板焊接而成，配备齿轮变速系统，转速为 6 转 / 分。相较于传统的常压化皮工艺，蒸球加压熬胶新工艺在多个方面展现出显著优势：①提高了工作效率，工效提高了 30 倍以上，耗煤率降低了 41% 以上。②节约了原料，新工艺所需干毛皮从 2.2kg 减少到 1.9kg。③降低了劳动强度，改善了劳动条件。工人只需监控气压表、流量计，操作水、气阀门，启动电钮，大大减轻了劳动强度，车间环境也得到了较大改善。④新工艺提高了成品质量，经对比测定，新工艺生产的阿胶质量相较于旧工艺有较大幅度的提升。

然而，蒸球加压提取技术在实践应用中也存在一定问题。技术人员发现，在提取胶液过程中，为去除"吲哚"这种化学物质的异味，必须不断进行换气，这使得密封球内压力波动较大，操作者难以准确掌握胶原蛋白质的水解程度，同时挥发性碱性物质得不到充分挥发。因此，在 21 世纪，阿胶生产领域对蒸球加压提取工艺进行了改进，采用中药多功能提取罐，有效提取了驴皮中阿

胶的有效成分。改进后产品质量得到了明显提升,挥发性碱性物质含量降低了
26.06mg/100g。目前,阿胶生产企业已陆续开始采用这种先进工艺流水线,使胶
液得到快速有效的提取。

(3)生产环境和效率的改进 自20世纪80年代中期起,我国阿胶行业对阿
胶切割、晾晒、包装等工序的恒温、恒湿、半无菌操作工艺进行了深入研究,并
取得显著成果。这一创新使得阿胶生产工艺更加科学,阿胶的品质也得到了显
著提升。历史上,受自然条件的制约,传统阿胶生产仅限于冬季,呈现出半年
忙碌半年空闲的季节性特征。20世纪80年代起,阿胶生产技术人员引进空调技
术,实现了恒温、恒湿晾晒新工艺,打破了阿胶生产的季节限制,实现了常年生
产,从而使劳动生产率和设备利用率达到了前所未有的高度,晾晒周期大幅缩
短。1990年开始,微波技术被应用于阿胶生产,带来了微波干燥新工艺,进一
步缩短了晾晒周期,提高了阿胶的胶块平整度和生产效率。山东东阿阿胶股份有
限公司采用超微粉碎技术生产阿胶软胶囊。山东福胶集团以阿胶为原料,运用新
工艺、新技术研发出了包括冲剂、口服液、胶囊剂在内的50多个新产品。此外,
行业内采用新工艺进行深加工的保健药品或制剂更是层出不穷。

(4)管理制度的改进 在过去,阿胶制作业多采取家族式的管理模式。近年
来,随着阿胶行业的迅速发展,相关企业开始高度重视现代企业体系的构建。东
阿阿胶股份有限公司便是其中的佼佼者,该公司已先后通过了GMP、IS09000质
量体系及ISO14001国际环境体系认证。这不仅意味着其药品市场的抽检质量全
部达标,还保证了废水、废渣、废料的无污染排放。

东阿阿胶股份有限公司在原有的阿胶制作技艺上,充分利用现代医学技术,
广泛引入新技术与新工艺,确保每一道工序都拥有专属的操作规范与技术标准。
此外,所有工序都由专业人员进行严格把关,并多次进行质量检查,以确保产品
品质。

通过建立与完善先进的管理模式和质量控制体系,东阿阿胶股份有限公司
使用现代阿胶制作技艺生产的阿胶,无论在产量还是质量上,都实现了显著的
提升。

三、阿胶的产地

魏晋时期《名医别录》记载:"生东平郡,煮牛皮作之。出东阿。"阿胶也
因此得名。南朝梁时期,《本草经集注》记载:"出东阿,故曰阿胶也。今东都下

亦能作之。""东阿"的地理位置在历史上经历了多次变迁。现代有学者进行考证后，基本认同阿胶的发源地在今山东省阳谷县阿城镇岳庄村，古东阿县城称为"柯"，位于今阳谷县阿城镇，柯之东即今平阴县东阿镇。春秋时期，柯称为"阿"或"阿邑"，秦统一六国后，改"阿邑"为"东阿"，始置东阿县，治所在今阳谷县阿城，西汉又置临邑县，在今东阿县铜城镇。北齐废临邑县，唐代东阿县属郓州，元代属东平路。明洪武八年（1375年）徙治东阿镇（今平阴县西南东阿），属兖州府。清代东阿县属泰安府东平州。1914年属东临道，1925年属泰安道，1928年直属省，1947年东阿县治迁驻铜城，1949年属平原省聊城专区，1952年划归山东省，1997年属聊城市。可见，此发源地虽经历多次迁移，但大体都在山东省聊城市阳谷县、济南市平阴县的东阿镇、聊城市东阿县几处。

古阿井在今岳家庄西北方向，阿井附近即为东阿古城遗址。《阳谷县志》记载三国时期曹植曾奉命重修阿井，并建立了六角亭。《水经注》亦有记载："魏封曹植为王国。大城北门内西侧，皋上有大井，其巨若轮，深六七丈，岁尝煮胶，以贡天府。《本草》所谓阿胶也。故世俗有阿井之名。"可见此时阿井已为官禁，专作贡品。唐代《千金翼方》《通典》等文献中均有阿胶作为贡品的记载。《新修本草》载："出东阿，故名阿胶。"《千金翼方》记载："齐州：阿胶、荣婆药、防风。"同时期《元和郡县图志》记载："东阿贡阿胶。"唐代之后阿井一直被官方禁用，仅使作贡品阿胶，故阿胶真品稀少。《本草图经》载："出东阿，故名阿胶。今郓州皆能作之，以阿县城北井水作煮为真……其井官禁，真胶极难得……所以胜诸胶者，大抵以驴皮得阿井水乃佳耳。"郓州即郓城县，隶属山东省菏泽市。又有史料记载唐代重修阿井，建四角亭，亭内立碑，故后世《本草图经》等本草文献所附阿井图中，均可见井上建有四角亭。同时期对阿胶道地性的记载基本相同，如《梦溪笔谈》载："东阿亦济水所经，取井水煮胶，谓之'阿胶'。"《宝庆本草折衷》载："出东平郡东阿井。在郓州。"《妇人大全良方》中则提出新的观点："拣明亮者为上。阿胶不必须东平，自为之甚佳。东平皆京师伪胶，杂以马皮，并故鞍鞯鞋底之类，其恶为甚。"

元明清时期文献所记载的阿胶产地与前代相同，多以东阿为道地，以阿井水煮乌驴皮制成。如《本草元命苞》载："出东阿。煮牛皮为之。乌驴皮煎者最妙。"《本草集要》载："用东阿井水煮牛皮或驴皮为之。"《本草品汇精要》载："出东平郡之东阿，故名阿胶也，其法以阿县城北井水煮乌驴皮成之。"《本草蒙筌》载："汲东阿井水，用纯黑驴皮。"《本草纲目》载："以东阿县北井水作煮者为真，其井官禁，真胶极难得，货者多伪，其胶以乌驴皮得阿井水煎成乃佳尔。"
《神农本草经疏》载："阿井在山东兖州府东阿县，乃济水之伏者所注。"《本草
乘雅半偈》载："东阿井，在山东兖州府阳谷县东北六十里，即古之东阿县也。"
《本草备要》《本草从新》均记载"用黑驴皮、阿井水煎成"。《本草蒙筌》《神农
本草经疏》《本草崇原》等文献中均记载阿井地处山东兖州府，即今山东省兖州
市。后阿井被毁，制作阿胶需寻找新的水源。《本草纲目拾遗》记载"浙驴皮
胶"："近日浙人所造黑驴皮胶，其法一如造阿胶式，用临平宝庄水煎熬而成，亦
黑色、带绿、顶有猪鬃纹，与东阿所造无二，入药亦颇有效。盖阿胶真者难得，
有浙胶，则较胜于用杂胶也。"《倚云轩医案医话医论》记载了一种"泉胶"，为
惠山泉水所煎者，亦可作为阿胶的替代品。

　　民国《药物出产辨》记载当时仅京都2处"阿泉井"旁取水熬制者为真，
而市场所售均为烟台所出牛、马等杂皮熬成者："原产山东省东阿县……但近
日阿泉井已毁，只有京都同仁堂、敬修堂两号……俱在烟台庄口用牛皮、马
皮、鞋皮、屐皮、骡皮，间或有之，就在烟台取水熬之……惟香港永同福沽
正货。"《增订伪药条辨》载："或第用江浙所煮黑驴皮胶，虽无阿井之水，而用
宝庄之泉，其补血滋阴，平木息风，功同阿胶……考阿井在东阿县城西。"同
样记载了真阿井水难求，赝品众多，可寻求江浙宝庄泉水所煮的黑驴皮胶，功
用相同。现代《中国道地药材》载："现代仍以山东阿胶最为驰名……阿井的确
切位置在东阿县岳家庄西北约三公里。"现代阿胶主产地仍为山东省聊城市阳
谷县的阿城镇、济南市平阴县的东阿镇、聊城市东阿县几处，与古代道地产区
一致。

　　综上可知，阿胶自古以山东"东阿"为道地产区，以阿井水熬制黑驴皮而
得。阿井在唐代之后被官禁，因阿井水难得，故伪品众多。民国时期阿井被毁
坏，唯有京都同仁堂、敬修堂销售者为正品，或用江浙所煮黑驴皮胶，用宝庄之
泉水煮成，功同阿胶。现代阿胶仍以东阿为道地，历史上阿井经过数次毁坏和迁
移，位置大致在聊城市一带，建议取当地水源制胶，并严格把控水质。历代文献
所载阿胶的品质评价基本一致，阿胶药材的品质与道地性有紧密联系，自古以
"东阿""阿井"为地理标志，以阿井水煮黑驴皮而成者为佳品，以质硬脆、透明
有光亮者为真。

四、阿胶的鉴别

（一）古代鉴别方法

由于不同历史时期阿胶的原料和制备工艺不尽相同，历代医家对阿胶真伪优劣的认识亦有差异。

陶弘景曰："凡三种，清薄者画用；厚而清者名盆覆胶，作药用之；浊黑者不入药用。"《博济方》中始见"真阿胶"之名。《本草图经》云："阿胶以阿县城北井水煮者为真，真胶极难得，贷者多伪。"《本草纲目》载："阿胶当以黄透如琥珀色或光黑如馨漆者为真，真者不作皮臭，夏日亦不湿软。"《本草崇原》记述："东阿煎胶不但用牛马诸畜杂皮，并取旧箱匣上坏皮及鞍辔靴屧，一切破损旧皮皆充胶料。人间向黑时入马料豆，以增其色；人嫌秽气，则加樟脑等香，以乱其气。"《增订伪药条辨》指出伪品阿胶："用寻常之水煮牛皮成胶，并杂他药伪造，色呈明亮，气臭质浊，不堪入药。"《增订伪药条辨》对阿胶的性状描述为："真阿胶烊化后，气清香，有麻油气，汁色黄白色，稠而不黏腻，味甘微咸。其原块在十年以内者，苍翠色，质尚坚；至五六十年以上者，色转黄而质松脆更佳。"《中华本草》记载阿胶性状："本品呈整齐的长方形或方形块……表面棕褐色或黑褐色，有光泽。质硬而脆，断面光亮，碎片对光照视呈棕色半透明。"

（二）现代鉴别方法

1. 性状鉴别 性状鉴别是通过眼观、手摸、鼻闻、口尝、水试、火试等方法，以中药性状，包括形状、大小、颜色、表面特征、质地、断面、气味等特征为依据，对中药进行鉴别。阿胶药材呈长方形、方形块或丁状，一般呈整齐的长方形，长约 8.5cm，宽约 3.7cm，厚约 0.7cm 或 1.5cm，黑褐色，平滑，有光泽。质硬而脆，断面光亮，碎片对光照视呈棕色半透明状。手持阿胶用力拍打桌面，碎片断面呈棕色半透明无异物者为真，若拍打软而不碎者，则疑为伪品。气微，味微甘，胶块打成粉呈棕黄色或棕褐色。以色匀、质脆、半透明、断面光亮、无腥气者为佳。

阿胶火试特征：取样品少许，放在坩埚内灼烧，初者迸裂，随后膨胀，融化后冒白烟，有浓烈的麻油香气，灰化后残渣呈淡棕色，质疏松，呈片状或棉絮状、团状，不与坩埚黏结。味淡，口尝无异物感。水试：正品阿胶水溶液呈红茶色，透明，清而不浊。煮沸溶解，溶液呈浅棕红色，并有少量的类白色物质析出，液面有少量油滴。10% 的水溶液在 5 ～ 10℃以下放置亦不凝固。阿胶与易混淆品和伪品的鉴别见表 2-3。

表 2-3　阿胶与易混淆品和伪品的鉴别

品类	组成	性状	灼烧	溶解性	溶液静置
阿胶	驴皮	长方形或方形块，黑褐色，有光泽，质硬而脆，断面光亮，对光呈棕色半透明状	称取 2g 置坩埚中灼烧，初则崩裂，后膨胀融化，冒白烟，有浓烈的胶香气；灰化后残渣呈灰白色，加稀盐酸有少量气泡	取本品 5g，加热水 30mL，加热搅拌 6 分钟至全溶解。溶液呈红茶色，透明，并有白色物质析出，液面有油滴	不凝固
黄明胶	牛皮	形状与阿胶相似，但有黏性，质硬不易破碎，断面乌黑色，具有玻璃光泽	按上法取样灼烧，有浓烈的浊臭气，灰化后残渣呈砖红色，加稀盐酸无气泡	按上法取样加水，并煮沸，搅拌下 16 分钟全溶解。溶液呈暗灰棕色混浊，无析出物，液面无油滴	凝聚成糊状
新阿胶	猪皮	表面棕褐色，有光泽，较暗，碎片对光照视不呈半透明，质硬而脆，断面不光亮	按上法取样灼烧，有强烈的烧蛋白质臭气，灰化后残渣呈灰白色，加稀盐酸有气泡	按上法取样加水，并煮沸，溶液呈棕褐色，混浊不透明，液面有一层脂肪油，有强烈的肉皮汤味	凝聚成果冻状
杂皮胶	掺少量驴皮	形状与阿胶相似，表面黑褐色无光泽，对光照视半透明，质硬不脆，易发软黏	按上法取样灼烧，有豆油气而微带腥味。灰化后残渣因用皮料不同而异	按上法取样加水，并煮沸，在搅拌下 10 分钟全溶解。溶液呈暗棕红色混浊，无析出物，液面有少量油滴	溶液变稠

阿胶以陈年的好，新阿胶有火气。据《中华大药典》记载："真阿胶烊化后，气清香，有麻油香气，汁色黄白色，稠而不黏腻，味甘微咸。其原块在五六十年以内者苍翠色，质尚坚；五六十年以上者，色转黄而质松脆，更佳，肺痨服之，殊有奇功。"

2. 理化鉴别　理化鉴别是指根据中药某些物理或化学性质，利用某种物理或化学检测分析方法，鉴定中药的真伪和优劣程度。驴皮成分的鉴别工作早期主要应用生物学分离技术进行鉴定，后期慢慢形成以高精密仪器分析鉴定驴皮成分，主要包括光谱法、色谱法和质谱法。其中，光谱法主要用于快速检测；液相色谱串联质谱分析成为目前我国测定阿胶制品中驴皮成分的标准方法；以聚合酶链式反应（polymerase chain reaction，PCR）技术为代表的多重 PCR、荧光实时定量 PCR、DNA 条形码等技术可通过特定靶标分子的定位实现物种溯源，为驴皮成分检测提供新的方向。目前阿胶的理化鉴别方法主要包括以下几种。

（1）光谱法　主要包括红外光谱法、紫外光谱法、X 射线分析法、等离子体发射光谱法等。

①红外光谱法：红外光谱法以无损、快速检测等优点在阿胶快速检测领域有着广泛应用。目前以傅里叶变换红外光谱法（FT-IR）、二维相关红外光谱技术（2D-IR）及近红外光谱技术结合 Fisher 较为常见。许长华等借助 FT-IR 和 2D-IR 对东阿阿胶、黄明胶及伪品阿胶进行鉴别，三种胶的谱图较为相似，尤其是黄明胶与阿胶极其相似（图 2-1）。

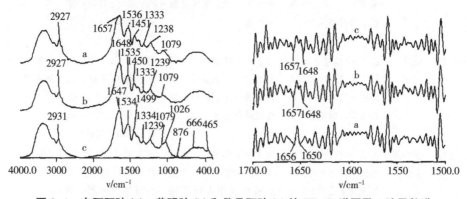

图 2-1　东阿阿胶 (a)、黄明胶 (b) 和伪品阿胶 (c) 的 FT-IR 谱图及二阶导数谱

②紫外光谱法：紫外吸收光谱具有操作简便、分析速度快等特点，根据紫外光谱图可以简便、快速地鉴别胶类药材。张思巨等用紫外光谱法对阿胶、龟甲胶、自制龟甲胶、鹿角胶及自制鹿角胶进行检测，3 种胶的紫外光谱图差别明显（图 2-2）。

③ X 射线分析法：通过测定阿胶中所含元素的种类与含量，评价阿胶的质量。目前以 X 射线荧光分析（XRF）和 X 射线衍射分析（PXRD）方法较为常用，综合这两种技术，可监控阿胶的元素指标和化合态，并根据标准品鉴别样品阿胶的真伪。关颖等联合 XRF 和 PXRD 方法对 5 种阿胶样品中的矿物质元素进

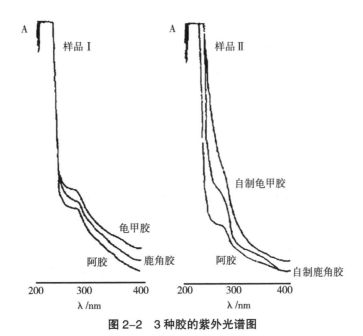

图 2-2 3 种胶的紫外光谱图

行了检测，河南产阿胶及不明产地阿胶的 Cr 和 K 元素含量远高于对照品，从而可以鉴别真伪（表 2-4、图 2-3）。

表 2-4 阿胶的 X 射线荧光分析数据表（$10^{-4}\%$）

元素	对照品	东阿阿胶	东阿阿胶	河北产阿胶	河南产阿胶	不明产地阿胶
S	1.40*	1.32*	1.33*	1.38*	2.21*	1.97*
Cl	0.303*	0.832*	0.654*	0.303*	4.77*	4.90*
Ca	0.781*	0.650*	0.713*	0.774*	4.98*	4.09*
Fe	830	890	980	760	0.151*	860
Na	530	740	610	450	0.443*	0.405*
Si	850	710	0.109*	830	0.161*	0.165*
P	410	680	620	520	110	–
K	230	330	790	350	0.162*	0.102*
Mg	490	290	330	480	200	540
Zn	460	170	450	650	630	230
Al	62	99	190	120	420	230
Ni	92	–	170	150	80	98
Cu	120	–	750	–	720	–

元素	对照品	东阿阿胶	东阿阿胶	河北产阿胶	河南产阿胶	不明产地阿胶
Mn	–	–	95	40	–	43
Cr	–	–	–	36	0.420*	0.121*
V	–	–	–	–	–	51
Ti	–	–	–	–	220	–
总含量 /%	2.884	3.188	3.306	2.893	13.54	11.96

注："–"：未检出；"*"：%。

（2）色谱法 色谱法在阿胶及其制品质量检测中应用较为普遍，主要是对阿胶制品中含有的氨基酸成分进行分析鉴定，从而判别阿胶的真伪优劣。常见的有圆二色谱分析法（CD）、凝胶排阻色谱法等。翟乙娟等通过CD测定阿胶、鹿角胶和龟甲胶的蛋白质二级结构，建立标准CD图谱及数据，可以有效区分3种胶剂（图2-4）。

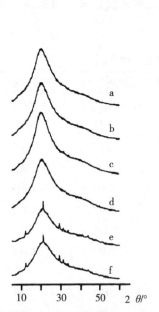

a.对照品；b、c.东阿阿胶；d.河北产阿胶；e.河南产阿胶；f.不明产地阿胶

图2-3　阿胶粉末X射线衍射图谱

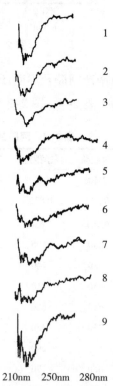

1.纯阿胶；2.东阿阿胶；3.阿胶伪品；4.纯鹿角胶；5.周口鹿角胶；6.鹿角胶伪品；7.纯龟甲胶；8.北龟甲胶；9.龟甲胶伪品

图2-4　不同药胶类圆二色谱图（扫描振幅 s=1）

（3）色谱 – 质谱联用技术　随着相关物种特异性肽的发现及联用技术的日趋成熟，胶类制品的真伪鉴别也逐步趋向于使用仪器联用技术。目前，色谱 – 质谱联用技术用于鉴别阿胶产品发展十分迅速并得到了广泛应用，主要以 UPLC–MS、UPLC–MS/MS 为主。苏雪媚等利用 UPLC–MS 结合代谢组学的方法，共检出 417 组离子对信息，不同胶类的化合物组成及相对含量有所不同，差异具有统计学意义（图 2–5）。鲁辉等利用阿胶驴源性成分的特征多肽离子对识别技术，通过 UPLC–MS/MS 建立了检测阿胶的专属鉴别方法，结果显示阴性样品及其他胶类对阿胶的测定无干扰，10 批中成药中均检出阿胶的特征多肽离子对（图 2–6）。籍国霞等用微波消解串联电感耦合等离子体质谱法测定阿胶中 14 种元素，其中，锶（Sr）元素由皮革处理过程中引入，该元素的确定有助于反查炼胶用皮的来源（表 2–5）。

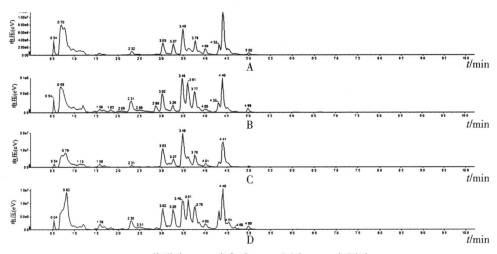

A. 黄明胶；B. 鹿角胶；C. 阿胶；D. 龟甲胶

图 2–5　黄明胶、鹿角胶、阿胶、龟甲胶总离子流图

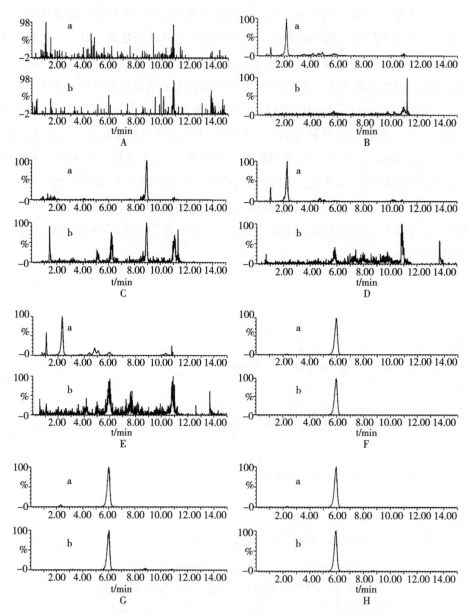

A.阿胶补血口服液阴性样品；B.阿胶养血颗粒阴性样品；C.龟甲胶对照药材；D.鹿角胶对照药材；E.黄明胶对照药材；F.阿胶对照药材；G.阿胶补血口服液；H.阿胶养血颗粒

图2-6　不同胶类药材及中成药中阿胶特征肽段的提取离子流色谱图

表2-5 微波消解串联电感耦合等离子体质谱法阿胶无机元素检测结果

厂家编号	K	Mn	Ba	Zn	Sr	Mg	Ca	Fe	Cr	As	Cd	Pb	Cu	Hg
1	8.78	2.56	5.45	6.74	14.63	444.50	200.63	36.62	0.28	0.13	0.04	0.21	1.66	0.04
2	5.16	4.19	4.63	14.27	15.80	325.07	377.44	144.79	0.35	0.12	0.07	0.53	2.06	0.10
3	7.02	5.29	8.53	17.61	18.17	348.50	423.75	247.96	0.44	0.40	0.10	0.66	0.91	0.01
4	5.50	4.14	5.52	14.21	16.95	328.60	391.72	140.00	0.31	0.11	0.06	0.51	5.53	0.03
5	6.89	4.44	4.22	10.60	16.38	501.05	290.48	53.37	0.29	0.09	0.04	0.28	1.25	0.01
6	6.26	6.22	9.91	13.27	25.40	609.56	321.71	165.58	0.43	0.19	0.04	0.67	0.78	0.09
7	7.37	2.58	4.03	20.29	20.30	586.78	309.44	63.01	0.35	0.11	0.06	0.42	1.01	0.02
8	8.46	2.71	4.46	10.37	21.60	673.62	317.39	73.08	0.25	0.13	0.01	0.02	0.15	0.15
9	19.28	2.47	2.52	5.32	12.76	431.75	257.59	46.39	0.24	0.04	0.02	0.28	0.37	ND

注:"ND"代表未检测。

《中国药典》（2020 年版）也对阿胶等胶类药材采用了 HPLC–MS 特征肽的鉴别方法。因不同动物同类型胶原蛋白的氨基酸序列存在差异，利用胰蛋白酶进行酶解处理和 HPLC–MS 对特征肽段进行检测，方法专属性强，灵敏度和准确性更高，具有较大的发展前景和改进空间。

（4）指纹图谱 指纹图谱分为中药指纹图谱、DNA 指纹图谱和肽指纹图谱，方法包括高效液相色谱法（RPHPLC）、气相色谱法（GC）等。如王晓坤等利用反相高效液相色谱法（RPHPLC）建立了阿胶水溶性成分 HPLC 指纹图谱，该图谱以 28 个主要共有峰为评价指标，同时标定了 5 个色谱峰。李兰杰等建立了驴骨、驴皮与阿胶中总脂肪酸成分的 GC 指纹图谱，结果表明，驴皮、阿胶总脂肪酸的 GC 指纹图谱具有较高相似性，驴骨的气相色谱指纹图谱则表现出一定的差异性（图 2-7）。

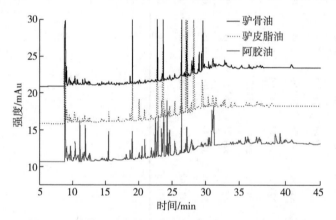

图 2-7 驴骨、驴皮与阿胶中脂肪酸气相色谱指纹图谱

（5）低场核磁（LF–NMR）技术 LF–NMR 技术以其操作过程简便、无需进行复杂的预处理、能节约试剂及样本的优点，在食品中得以普及应用，在阿胶掺伪鉴定上也有着较大应用价值。崔莉等采用 LF–NMR 仪对不同阿胶、劣质阿胶进行快速检验，不同胶类的弛豫特性不同。邓书鸿等建立了阿胶的 ^{1}H–NMR 指纹图谱分析方法，结果表明不同来源样品有一定的类别差异。那丽丹等从阿胶 ^{1}H–NMR 谱中指认出 17 种氨基酸，通过对不同厂家生产的阿胶进行比较分析，找出了相应的差异性成分，主要包括异亮氨酸、羟脯氨酸、精氨酸、亮氨酸、苯丙氨酸、缬氨酸、赖氨酸和乙酰丙酸等。

（6）电泳法 阿胶中含有核心蛋白聚糖、双糖链蛋白聚糖等富含亮氨酸的活性蛋白，其中带电荷的成分（胶原蛋白及其水解产物）能够在电场的作用下泳动，因此可采用电泳法进行胶类药材的鉴别，以小分子蛋白电泳（Tricine-SDS-PAGE）

法常用。如古今等采用不连续聚丙烯酰胺凝胶电泳法鉴别阿胶、龟甲胶和鹿角胶，结果显示 3 种胶的电泳图谱各不相同，具有各自的特征鉴别带，且泳动带和泳动率也不同（图 2-8）。付英杰等采用 Tricine–SDS–PAGE 法检测阿胶、龟甲胶和鹿角胶的酶解产物，结果显示阿胶的酶解产物电泳图谱与另外 2 种胶类有明显差异，表明不同胶类水解产物分子量分布差异可用于阿胶的鉴别（图 2-9）。李楠等利用 Tricine–SDS–PAGE 法对 3 种胶进行研究，结果显示驴皮的蛋白质在 10 ～ 250kDa 区域内条带数较多，3 条较为清晰的条带可与其他胶明显区别（图 2-10）。

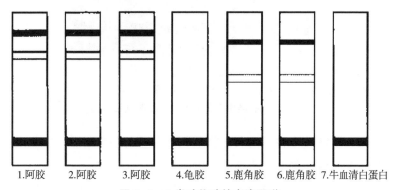

1.阿胶 2.阿胶 3.阿胶 4.龟胶 5.鹿角胶 6.鹿角胶 7.牛血清白蛋白

图 2-8　3 类动物胶的电泳图谱

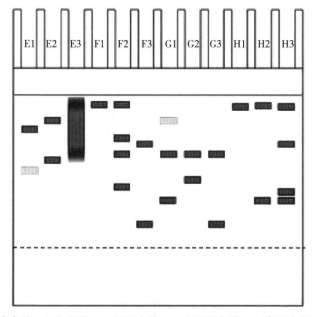

1.阿胶；2.鹿角胶；3.龟甲胶；E. 胃蛋白酶；F. 木瓜蛋白酶；G. 糜蛋白酶；H. 胰蛋白酶

图 2-9　不同胶剂酶解电泳条带示意图

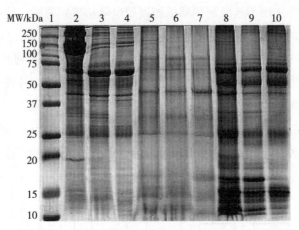

1.Ladder；2.驴皮、水化液；3.驴皮、裂解液；4.驴皮、水；5.龟甲、水化液；6.龟甲、裂解液；7.龟甲、水；8.鹿角、水化液；9.鹿角、裂解液；10.鹿角、水

图 2-10　胶类中药原材料 SDS-PAGE 图谱

　　总的来说，电泳技术在对阿胶原料基原鉴别上尚缺乏论证，目前在阿胶检测方面往往是作为其他检测方法的辅助手段。

　　（7）DNA 分子鉴定法　根据是否需要测定 DNA 序列信息，目前中药 DNA 分子鉴定方法分为不需要测序的 PCR 法、核酸等温扩增法和基于测序的 DNA 条形码技术。

　　①PCR 法：目前，在阿胶制品中 DNA 提取及物种源性分析方面主要依靠分子生物学手段。谌阳等建立了鉴别马、驴、马骡、驴骡皮张及阿胶中马和驴源性成分的多重 PCR 方法，只在目标物种中扩增出目的条带，而非目标物种中没有任何扩增产物，灵敏度能达到 0.2ng（图 2-11、图 2-12）。张慧等采用半巢式 - 多重聚合酶链式反应法鉴别阿胶中的马、猪和牛源性成分掺假，可观察到不同动物 DNA 分子量之间的明显差异（图 2-13）。

　　②核酸等温扩增法：核酸等温扩增技术主要包括环介导核酸等温扩增（LAMP）、依赖于解旋酶的等温扩增（HDA）、依赖于核酸序列的扩增（NASBA）、单引物等温扩增（SPIA）、链替代扩增技术（SDA）、滚环扩增技术（RCA）、自主序列复制系统（3SR）、切刻内切酶核酸恒温扩增技术（NEMA）、重组酶聚合酶扩增（RPA）及快速等温检测放大技术（RIDA），其中以 LAMP 最为常用。高玉梅等建立了一种可视化 LAMP 方法用于检测阿胶及其保健食品中马源性成分，该方法对阿胶及其保健食品中马源性成分的灵敏度为 0.0001ng/μL（图 2-14）。

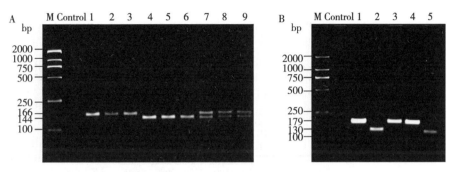

A. 马皮、驴皮和骡皮鉴别结果：M.DNA Marker；Control. 空白对照；1 ~ 3. 马皮；4 ~ 6. 驴皮；
7 ~ 9. 骡皮。B. 马骡皮和驴骡皮鉴别结果：M.DNA Marker；Control. 空白对照；1. 马阳性对照；
2. 驴阳性对照；3、4. 马骡皮；5. 驴骡皮

图 2-11　马皮、驴皮、马骡皮和驴骡皮鉴别结果

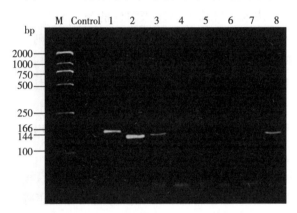

M.DNA Marker；Control. 空白对照；1. 马阳性对照；2. 驴阳性对照；3. 驴皮阿胶样品；4、5. 委
托加工骡皮和驴皮混合的阿胶样品；6 ~ 8. 委托加工未标明原料皮张成分的阿胶样品

图 2-12　阿胶中马、驴源性成分鉴定结果

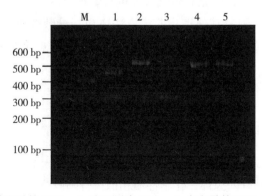

1. 驴和牛 DNA；2. 驴和马的 DNA；3. 纯正阿胶 DNA；4. 牛和马的 DNA；5. 猪和牛的 DNA

图 2-13　半巢式 – 多重 PCR 电泳图

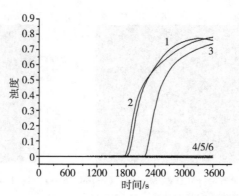

1. 驴 DNA；2. 马 DNA；3. 猪 DNA；4. 牛 DNA；5. 羊 DNA；6. 水
图 2-14　三重 LAMP 特异性检测结果

③ DNA 条形码技术：目前动物皮张源性的条形码技术通常使用 680bp 的线粒体 COI 序列作为靶标，结合 PCR 技术，可有效解决阿胶 DNA 数量少的检测难题，从而对阿胶及其制品快速进行物种识别。如严华等利用 DNA 条码技术进行阿胶原料的基原鉴别，22 份驴、马、牛皮样品的基因序列与 GenBank 序列 Blast 比对结果一致性均大于 99%，系统树结果显示样品具有较好的单系性，可以显著区分，牛科和马科动物样品的 K2P 种间平均遗传距离均远大于种内平均遗传距离。

当前 DNA 条形码技术仍有不足，如线粒体基因向核内转移导致无法有效检测、单基因片段不能实现所有物种鉴定、相关数据库不完善等，但对比传统物种鉴定法，它采用数字化形式，利用有机体的残片，减少经验依赖，并能够快速进行阿胶信息的采集比对并加以应用，现已在多数动植物中药材中得以成功应用，而更多相关数据库的创建扩充对阿胶检测也有着重要意义。

（8）其他方法　阿胶其他理化鉴定方法还包括导数热重量法（DTG）、差示热分析法（DTA）、差示扫描量热法（DSC）、运动黏度对比法等。

五、阿胶现代质量控制及标准

（一）阿胶的质量控制

阿胶主要成分为蛋白质及生产过程中降解产生的多肽和氨基酸，由于驴皮同其他杂皮熬制的胶类具有同源性，化学性质相似，且阿胶主要药效物质基础不明确、缺乏专属性靶标成分、药理学研究缺乏权威、强有力的实验数据支持等不足，导致阿胶的质量控制方面仍有一定的局限性。目前阿胶质量控制方法主要有以下几种。

1. 光谱法　丁蓓蒂等采用微波消解法对阿胶样品进行消解，用石墨炉原子吸收分光光度法测定复方阿胶浆中 Pb 和 Cr 的含量，建立了可有效辨别阿胶真伪的鉴定方法，该方法操作简单、反应灵敏、测定结果准确、稳定性好。李俊卿等采用 X 射线荧光分析法测定阿胶中铬含量，结果显示 Cr 的最低检出限为 10mg/kg，且该方法具有操作简便、检测迅速、反应灵敏等优点。由于皮革的制作需经含铬溶液的处理和加工，因此以皮革为原料制成的伪品阿胶中 Cr 含量明显高于正品阿胶，该方法可以有效鉴别阿胶真伪。

2. 色谱法　刘雯等采用 HPLC 法建立了不经水解直接测定阿胶中 L- 脯氨酸、L- 羟脯氨酸、丙氨酸、甘氨酸 4 种游离氨基酸含量的方法，结合主成分分析、偏最小二乘法判别分析，可有效区分不同厂家的阿胶。YANG 等建立离子色谱法，通过在线预处理 – 富集元素的方法测定阿胶中 Cr^{6+} 的含量，该方法有助于溯源炼胶用皮。陈萍红等应用反相高效液相色谱法测定阿胶中 13 种氨基酸的含量，通过对阿胶水解条件和色谱分析条件的优化，36 分钟内可完成对阿胶中 13 种氨基酸的分离测定，结果表明各氨基酸的峰面积与浓度的线性关系良好，可用于阿胶的质量控制。王翠芬等利用柱前衍生化 – 高效液相色谱法测定阿胶中 L- 脯氨酸、L- 羟脯氨酸、甘氨酸、谷氨酸、精氨酸、丙氨酸的含量，操作简单高效、结果准确。程显隆等将阿胶水解得到的氨基酸进行 HPLC 分析，建立了 4 种主要氨基酸（L- 羟脯氨酸、甘氨酸、丙氨酸和脯氨酸）含量的测定方法。Xie 等采用高亚胶束液相色谱梯度洗脱法，并对梯度洗脱条件进行优化，利用氨基酸含量的差异进行阿胶的区分。姜姣姣等应用高效液相色谱 – 蒸发光散射检测法同时测定阿胶和阿胶汁中 4 种主要未衍生化氨基酸（L- 脯氨酸、L- 羟脯氨酸、L- 杆氨酸、L- 丙氨酸）含量，可以从源头对阿胶进行质量控制。

3. 色谱 – 质谱法　沙小梅等通过高效液相色谱串联质谱技术研究阿胶的特征性多肽在经酶催化的 ^{18}O 上的标记和明胶混合物中阿胶、牛皮明胶的定量情况，该技术可用于阿胶、明胶的含量检测。

张鹏云等采用顶空固相微萃取 – 气相色谱 – 质谱法结合自动解卷积技术测定了阿胶中 41 种挥发性物质的相对含量。王峰等采用超高效液相色谱串联三重四极杆质谱法测定 8 批益血生胶囊中的阿胶、龟甲胶和鹿角胶含量。郭尚伟等使用 HPLC–MS/MS 法测定了阿胶中 17 种氨基酸的含量。孙大赢采用微波消解和电感耦合等离子体质谱法检测阿胶中铅、镉、砷、汞、铜和铬 6 种元素的含量，此方法准确、灵敏，可快速检测阿胶中的有害元素。籍国霞等使用微波消解 – 电感耦合等离子体质谱法测定不同厂家的 9 个阿胶样本中 K、Ca、Mg 3 种常量元素，Fe、Zn、Mn、Ba、Sr 5 种微量元素及 Cr、As、Cd、Pb、Cu、Hg 6 种重金属元素的含量。

4. 指纹图谱 李兰杰等用气相色谱法建立驴皮、羊皮、牛皮的指纹图谱，并对 3 种皮中肉豆蔻酸、棕榈油酸的相对含量和绝对含量进行测定。李婉斯等利用 HPLC 测定分析了 10 批阿胶药材中 17 种氨基酸类成分的含量，并进行相似度分析和聚类分析（HCA）。结果表明阿胶的氨基酸指纹图谱专属性强，L- 羟脯氨酸含量在胶原蛋白中比例固定，也不容易被酸破坏，可作为胶类中药中氨基酸含量测定的重点考察方法；二者技术结合可应用于不同来源阿胶的质量鉴别，为阿胶的质量评价提供了新的思路和模式。

5. PCR 法 Liu 等基于单拷贝内参核引物的实时荧光定量 PCR 方法，定量分析阿胶的含量。DNA 提取的质量对阿胶的分子生物学鉴别影响较大，王一村等利用微滴式数字 PCR 方法测定阿胶 DNA 含量与 DNA 绝对拷贝数，能够特异性识别混合动物制品中的驴皮并对阿胶进行定量检测。赵云东等采用荧光定量 PCR 方法鉴定阿胶真伪并对阿胶样品中驴源性成分进行定量分析。该方法可在混合动物产品中特异地鉴定出驴皮并量化驴皮明胶的含量，但价格昂贵，检测成本相对偏高。

6. 其他方法 葛重宇等采用全自动氨基酸分析仪分别测定 18 家企业共 18 批次阿胶中 7 种氨基酸的含量。葛正华采用分级过滤分离法用滤纸、半透膜对胶剂中大分子蛋白质、还原糖、氨基酸和无机盐及不溶性物质进行分离，并进行含量测定，得到不同样品各组分含量有较大差异的结论，为胶剂质量标准提供思路。

随着阿胶中药市场扩大、价格上涨，阿胶造假现象日益加重，如何开发专属性更强、更加合理的方法来评价阿胶质量，全面实现阿胶的真伪鉴定和优劣评价迫在眉睫。因此加快深入开展药效物质基础研究，开展质量控制方法研究，建立多维度全面的质量控制体系，加强对阿胶的整体质量控制，从根本上保障人民饮食用药安全将是一个新的挑战。

（二）阿胶的质量标准

阿胶质量标准从 1977 年版《中国药典》就开始有收载，将其收录在中草药及其制剂部分；1985 年版《中国药典》将阿胶收录在药材部分，质量标准只有性状、鉴别、水分、灰分和重金属及砷盐的检查项目；1990 年版《中国药典》

新增检查项测定挥发性碱性物质；2000 年版《中国药典》将阿胶收录在成方及单味制剂，新增检查项测定挥发性碱性物质；2005 年版《中国药典》将阿胶调整到药材及饮片部分，增加了薄层鉴别、水不溶物、总氮含量测定项；2010 年版《中国药典》修订了薄层色谱鉴别和水不溶物的测定，增加重金属及有害元素检测，以及阿胶中 L-羟脯氨酸、甘氨酸、丙氨酸和脯氨酸的含量测定；2015 年版《中国药典》将阿胶质量检验项目增加高效液相色谱质谱联用法鉴别驴皮源成分，对阿胶进行定性鉴别；2020 年版《中国药典》中新增高效液相色谱质谱联用法定量测定驴皮源特征多肽的含量（表 2-4）。

表 2-4　历版《中国药典》收录或更新阿胶记载内容

《中国药典》版本	收录类别	收录或更新
1977 年版	中草药及其制剂	收录
1985 年版	药材部分	新增阿胶归经内容；修订阿胶功能主治
2000 年版	成方及单味制剂	新增测定挥发性碱性物质
2005 年版	药材及饮片部分	新增薄层鉴别、水不溶物、总氮含量测定
2010 年版	药材及饮片部分	修订薄层色谱鉴别和水不溶物的测定，增加重金属及有害元素检测，以及阿胶中 L-羟脯氨酸、甘氨酸、丙氨酸和脯氨酸的含量测定
2015 年版	药材及饮片部分	增加高效液相色谱质谱联用法鉴别驴源成分
2020 年版	药材及饮片部分	新增高效液相色谱质谱联用法定量测定驴皮源特征多肽的含量

从表 2-4 可看出，随着国家对药品质量标准把控越来越严格，各版《中国药典》对阿胶药材标准记载也在不断完善。目前，除各版《中国药典》对阿胶质量标准有记载，不少地方标准也有收载，但主要是炮制规范一类。因此，阿胶的质量标准还是以《中国药典》（2020 年版）收载的为准，具体如下。

阿胶

本品为马科动物驴 *Equus asinus* L. 的干燥皮或鲜皮经煎煮、浓缩制成的固体胶。

【制法】将驴皮浸泡去毛，切块洗净，分次水煎，滤过，合并滤液，浓缩（可分别加入适量的黄酒、冰糖及豆油）至稠膏状，冷凝，切块，晾干，即得。

【性状】本品呈长方形块、方形块或丁状。棕色至黑褐色，有光泽。质硬而脆，断面光亮，碎片对光照视呈棕色半透明状。气微，味微甘。

【鉴别】取本品粉末 0.1g，加 1% 碳酸氢铵溶液 50mL，超声处理 30 分钟，用微孔滤膜滤过，取续滤液 100μL，置微量进样瓶中，加胰蛋白酶溶液 10μL（取序列分析用胰蛋白酶，加 1% 碳酸氢铵溶液制成每 1mL 中含 1mg 的溶液，临用时配制），摇匀，37℃恒温酶解 12 小时，作为供试品溶液。另取阿胶对照药材 0.1g，同法制成对照药材溶液。照〔含量测定〕特征多肽项下色谱、质谱条件试验，选择质荷比（m/z）539.8（双电荷）→612.4 和 m/z 539.8（双电荷）→923.8 作为检测离子对。取阿胶对照药材溶液，进样 5μL，按上述检测离子对测定的 MRM 色谱峰的信噪比均应大于 3∶1。

吸取供试品溶液 5μL，注入高效液相色谱 – 质谱联用仪，测定。以质荷比（m/z）539.8（双电荷）→612.4 和 m/z 539.8（双电荷）→923.8 离子对提取的供试品离子流色谱中，应同时呈现与对照药材色谱保留时间一致的色谱峰。

【检查】水分：取本品 1g，精密称定，加水 2mL，加热溶解后，置水浴上蒸干，使厚度不超过 2mm，照水分测定法（通则 0832 第二法）测定，不得过 15.0%。

重金属及有害元素：照铅、镉、砷、汞、铜测定法（通则 2321 原子吸收分光光度法或电感耦合等离子体质谱法）测定，铅不得过 5mg/kg；镉不得过 0.3mg/kg；砷不得过 2mg/kg；汞不得过 0.2mg/kg；铜不得过 20mg/kg。

水不溶物：取本品 1.0g，精密称定，加水 5mL，加热使溶解，转移至已恒重 10mL 具塞离心管中，用温水 5mL 分 3 次洗涤，洗液并入离心管中，摇匀。置 40℃水浴保温 15 分钟，离心（转速为每分钟 2000 转）10 分钟，去除管壁浮油，倾去上清液，沿管壁加入温水至刻度，离心，如法清洗 3 次，倾去上清液，离心管在 105℃加热 2 小时，取出，置干燥器中冷却 30 分钟，精密称定，计算，即得。

本品水不溶物不得过 2.0%。

其他应符合胶剂项下有关的各项规定（通则 0184）。

【含量测定】

（1）氨基酸 照高效液相色谱法（通则 0512）测定。

色谱条件与系统适用性试验：以十八烷基硅烷键合硅胶为填充剂；以乙腈 –0.1mol/L 醋酸钠溶液（用醋酸调节 pH 值至 6.5）（7∶93）为流动相 A，以乙腈 – 水（4∶1）为流动相 B，按下表中的规定进行梯度洗脱；检测波长为 254nm；柱温为 43℃。理论板数按 L– 羟脯氨酸峰计算应不低于 4000。

时间（分钟）	流动相A（%）	流动相B（%）
0～11	100→93	0→7
11～13.9	93→88	7→12
13.9～14	88→85	12→15
14～29	85→66	15→34
29～30	66→0	34→100

对照品溶液的制备：取L-羟脯氨酸对照品、甘氨酸对照品、丙氨酸对照品、L-脯氨酸对照品适量，精密称定，加0.1mol/L盐酸溶液制成每1mL分别含L-羟脯氨酸80μg、甘氨酸0.16mg、丙氨酸70μg、L-脯氨酸0.12mg的混合溶液，即得。

供试品溶液的制备：取本品粗粉约0.25g，精密称定，置25mL量瓶中，加0.1mol/L盐酸溶液20mL，超声处理（功率500W，频率40kHz）30分钟，放冷，加0.1mol/L盐酸溶液至刻度，摇匀。精密量取2mL，置5mL安瓿中，加盐酸2mL，150℃水解1小时，放冷，移至蒸发皿中，用水10mL分次洗涤，洗液并入蒸发皿中，蒸干，残渣加0.1mol/L盐酸溶液溶解，转移至25mL量瓶中，加0.1mol/L盐酸溶液至刻度，摇匀，即得。

精密量取上述对照品溶液和供试品溶液各5mL，分别置25mL量瓶中，各加0.1mol/L异硫氰酸苯酯（PITC）的乙腈溶液2.5mL，1mol/L三乙胺的乙腈溶液2.5mL，摇匀，室温放置1小时后，加50%乙腈至刻度，摇匀。取10mL，加正己烷10mL，振摇，放置10分钟，取下层溶液，滤过，取续滤液，即得。

测定法：分别精密吸取衍生化后的对照品溶液与供试品溶液各5μL，注入液相色谱仪，测定，即得。

本品按干燥品计算，含L-羟脯氨酸不得少于8.0%，甘氨酸不得少于18.0%，丙氨酸不得少于7.0%，L-脯氨酸不得少于10.0%。

（2）特征多肽　照高效液相色谱-质谱法（通则0512和通则0431）测定。

色谱、质谱条件与系统适用性试验：以十八烷基硅烷键合硅胶为填充剂（色谱柱内径2.1mm）；以乙腈为流动相A，以0.1%甲酸溶液为流动相B，按下表中的规定进行梯度洗脱，流速为每分钟0.3mL。

时间（分钟）	流动相A（%）	流动相B（%）
0～25	5→20	95→80
25～40	20→50	80→50

采用三重四极杆质谱检测器，电喷雾离子化（ESI）正离子模式下多反应监测（MRM），监测离子对见下表：

测定成分	定量离子对 *m/z*	定性离子对 *m/z*
驴源多肽 A_1	469.25（双电荷） →712.30	469.25（双电荷） →783.40
驴源多肽 A_2	618.35（双电荷） →779.40	618.35（双电荷） →850.40

理论板数按驴源多肽 A_1 峰计算应不低于4000。

对照品溶液的制备：取驴源多肽 A_1 对照品、驴源多肽 A_2 对照品适量，精密称定，加1%碳酸氢铵溶液分别制成每1mL含2.5μg的混合溶液，即得。

供试品溶液的制备：取本品粉末0.1g，精密称定，置50mL量瓶中，加1%碳酸氢铵溶液40mL，超声处理（功率250W，频率40kHz）30分钟，加1%碳酸氢铵溶液稀释至刻度，摇匀。精密量取1～5mL于量瓶中，加胰蛋白酶溶液（取序列分析级胰蛋白酶，加1%碳酸氢铵溶液制成每1mL中含1mg的溶液，临用前新制）1mL，加1%碳酸氢铵溶液稀释至刻度，摇匀，37℃恒温酶解12小时，滤过，取续滤液，即得。

测定法：精密量取对照品溶液1mL、2mL、5mL、10mL、20mL和25mL，分别置50mL量瓶中，加1%碳酸氢铵溶液稀释至刻度，制成标准曲线溶液。分别精密吸取不同浓度的标准曲线溶液与供试品溶液各5μL，注入高效液相色谱-质谱联用仪，以对照品峰面积为纵坐标、对照品浓度为横坐标制备标准曲线。从标准曲线读出供试品溶液中相当于驴源多肽 A_1 和驴源多肽 A_2 的量，计算即得。

本品按干燥品计算，含特征多肽以驴源多肽 A_1（$C_{41}H_{68}N_{12}O_{13}$）和驴源多肽 A_2（$C_{51}H_{82}N_{18}O_{18}$）的总量计应不得少于0.15%。

饮片

【炮制】阿胶捣成碎块。

【性状】本品呈不规则块状，大小不一。其余同药材。

【检查】（水分、水不溶物）同药材。

【鉴别】【含量测定】（氨基酸）同药材。

【性味与归经】甘，平。归肺、肝、肾经。

【功能与主治】补血滋阴，润燥，止血。用于血虚萎黄，眩晕心悸，肌痿无力，心烦不眠，虚风内动，肺燥咳嗽，劳嗽咯血，吐血尿血，便血崩漏，妊娠胎漏。

【用法与用量】3～9g。烊化兑服。

【贮藏】密闭。

第二节　阿胶的性味归经、功效主治、应用方法及注意事项

一、阿胶的性味归经

阿胶性味归经首次被提及是在东汉时期《神农本草经》中，谓其"味甘，平"。南北朝时期陶弘景所著《本草经集注》中称阿胶"味甘，平、微温，无毒"，增加了阿胶毒性的描述。此后唐代的《新修本草》《千金翼方》及宋代的《证类本草》对阿胶的记载均与《本草经集注》中相同，但均未提及阿胶的归经。到元代，王好古所撰《汤液本草》云："气微温，味甘平。无毒。味薄气厚，升也，阳也。入手太阴经、足少阴经、厥阴经。"首次明确记载阿胶归经。明代陈嘉谟所撰《本草蒙筌》载："味甘、辛，气平，微温无毒。入太阴肺经及肝肾二脏。薄气浓，升也，阳也。"提出阿胶具有辛味。《本草汇言》云："味甘、微苦，气平，无毒。气味俱薄，浮而升，阳中阴也。入手少阴、足少阴、厥阴经。"至此，阿胶性味多一苦味，且首次提到阿胶入手少阴心经。《雷公炮制药性解》曰："味甘咸，性微温无毒，入肺肝肾三经。"阿胶性味增添咸味。清代，《本草述钩元》记载："甘淡温平，气味俱薄。可升可降，阳中阴也。入手太阴少阴、足少阴厥阴经。"《本草求真》曰："专入肝，兼入肺肾心。"《本草经解》曰："气平，味甘，无毒。入手太阴肺经及足太阴脾经。"《本草崇原》《本草备要》《本经逢原》等本草典籍对阿胶性味归经描述基本相同，即"味甘平，微温无毒，入肺肝肾经"。由上可见，古代医家认为阿胶性平或微温，味甘、淡为主，咸、辛、苦为辅，主入肺、肝、肾经，兼入心脾，可升可降，无毒。

近现代的中药著作对阿胶性味归经的记载也大体相同。如《中华本草》《中药大辞典》《全国中草药汇编》《中国药典》均记为："甘，平。归肺、肝、肾经。"综上所述，阿胶性平味甘，归肺、肝、肾经，无毒。

二、阿胶的功效主治

阿胶的功效以补益为主。《神农本草经》中阿胶属上品，其功效主治："主心腹内崩，劳极洒洒如疟状，腰腹痛，四肢酸痛，女子下血安胎。久服轻身、益气。"《名医别录》则记载："主丈夫少腹痛，虚劳羸瘦，阴气不足，脚酸不能久立，养肝气。"

隋唐五代时期，阿胶功效主治记载较前有明显不同。孙思邈所撰《备急千金要方》云："阿胶治大风。"《药性论》云："主坚筋骨，益气止痢。"《食疗本草》记载："治一切风毒骨节痛，呻吟不止者，消和酒服。"《日华子本草》云："治一切风，并鼻洪，吐血，肠风，血痢及崩中带下。"《本草元命苞》记载："咳脓血非此不补，续气止嗽，补血安胎止女子崩中下血，疗瘫疾。"可以看出此时对阿胶的记载除养肝气、补血止血外，还增加了补益肺气、治风、强骨疗瘫，其功效主治更为完善。

明代，各医家对阿胶的功效主治有了更全面的认识。李时珍《本草纲目》记载："阿胶大要只是补血与液，故能清肺益阴而治诸证。……疗吐血衄血，血淋尿血，肠风下痢。女人血痛血枯，经水不调，无子，崩中带下，胎前产后诸疾。男女一切风病，骨节疼痛，水气浮肿，虚劳咳嗽喘急，肺痿唾脓血，及痈疽肿毒。和血滋阴，除风润燥，化痰清肺，利小便，调大肠。"对阿胶之前的功效主治做了全面总结。此外，李中梓《本草征要》云："止血分，兼能去瘀。疏风也，又且补虚。西归金脏，化痰止咳除痈痿。东走肝垣，强筋养血理风淫。安胎始终并用，治痢新久皆宜。阿井乃济水之眼，故入肝治血证、风证如神。"增加阿胶活血祛瘀的功效。

清代，各医家对阿胶功效主治的记载侧重有所不同。《本草分经》云："清肺养肝，补阴滋肾，止血去瘀，除风化痰，润燥定喘，利大小肠。治一切血病风病，大抵补血与液，为肺、大肠要药，伤暑伏热成痢者必用之。"强调阿胶为补肺利肠要药。《本草崇原》则着重说明阿胶乃滋补心肺之药，所记"阿胶性趋下，主清心主之热而下交于阴"与《医林纂要》"补心和血，散热滋阴"相似。

到近现代，各药学著作对阿胶功效主治的描述趋向一致。如《中华本草》记载："补血，止血，滋阴，润燥。主治血虚证，虚劳咯血、吐血，尿血，便血，血癥，妊娠下血，崩漏，阴虚心烦失眠，肺尘燥咳，虚风内动之痉厥抽搐。"《中药大辞典》记载："补血止血，滋阴润肺。主治血虚眩晕，吐血，衄血，便血，血痢，妊娠下血，崩漏，虚烦失眠，肺虚燥咳。"历版《中国药典》记载的功效主治均依从《全国中草药汇编》，如《中国药典》（2020 年版）记有："补血滋阴，润燥，止血。用于血虚萎黄，眩晕心悸，肌痿无力，心烦不眠，虚风内动，肺燥咳嗽，劳嗽咯血，吐血尿血，便血崩漏，妊娠胎漏。"与《全国中草药汇编》所载内容一致。

三、阿胶的配伍应用

阿胶配伍应用古今都较为普遍，最早记载阿胶与其他药物配伍使用是东汉末年华佗所著的《华佗神方》，同时期医学经典著作《伤寒论》《金匮要略》两书中收载阿胶配伍应用的方剂就有 12 首。到唐宋元时期，被誉为中国最早的临床百科全书《备急千金要方》收载关于阿胶配伍使用的方剂达 100 首之多。近现代对阿胶配伍应用研究更加深入，因此以下主要列举阿胶从古至今常见配伍药对。

1. 阿胶配伍地黄 地黄有生地黄与熟地黄之分，生地黄味甘性寒，清热凉血，养阴生津；熟地黄味甘微温，补血滋阴，益精填髓。阿胶配生地黄可养血止血，滋阴清热，合用共奏补血止血、濡养血脉之功，可用于便血崩漏、妊娠胎漏及血虚等证。如《金匮要略》中黄土汤：阿胶、生地黄配伍，滋阴养血、止血，与灶心土、附子、白术等合用，用以治疗脾气虚寒，不能统血所致的大便下血，面色萎黄，四肢不温，舌淡苔白，脉沉细无力者，吐血、衄血、妇人血崩等属虚寒者亦用之；薯蓣丸：阿胶、干地黄药对与白术、白芍等药合用，治疗虚劳诸不足，风气百疾。《备急千金要方》生地黄汤：阿胶配伍生地黄，治疗阴虚血热吐衄。《温病条辨》中大定风珠及三甲复脉汤：阿胶、干地黄药对与龟甲、白芍、鳖甲、麦冬、牡蛎等合用，滋阴养血，潜阳息风，治疗阴血亏虚所致风动之症。《傅青主女科》两地汤：阿胶配伍地黄滋阴养血，合用玄参、麦冬、白芍、地骨皮，育阴以潜阳，补阴以配阳，壮水以制阳，水盛而火自平，阴生而经自调。《得配本草》中地黄、阿胶佐以麦冬，润经血；阿胶、生地黄汁配蒲黄，治口耳大衄；生地黄、阿胶配桑叶，治嗽血。

阿胶与熟地黄配伍滋阴补血力更甚，可用于冲任血虚，不能制约经血之下血诸症。如《金匮要略》芎归胶艾汤：阿胶与熟地黄配伍，用治孕期腹痛，胎动不安。《太平惠民和剂局方》十四友丸：阿胶熟地黄药对与黄芪、远志、柏子仁等合用，用于气血不足心悸怔忡等症。《汤液本草》《活人书》中所载四物汤加减例，"妊娠下血者加阿胶"，与《杂病源流犀烛》之阿胶四物汤所述一致，均为阿胶与熟地黄配伍。

到现代，全国名老中医蒲辅周用阿胶配伍熟地黄、龙眼肉、龟甲等治疗心肝失养所致神经官能性眩晕。国医大师邓铁涛用阿胶配伍生地黄、麦冬等治疗气阴两虚、痰瘀内阻所致心悸伴胸闷，以及阴阳两虚型冠心病；配伍熟地黄、黄芪、泽泻治疗肺肾阴虚型硬皮病。

由此可见，阿胶配伍地黄自古以来就是常见药对，以增强滋阴补血、养血止血之功。

2. 阿胶配伍当归 当归味甘、辛，性微温，补血活血，调经止痛，润肠通便。与阿胶配伍，二者均为补血之品，被历代医家广泛使用。阿胶性滋腻，长于止血；当归性温，长于活血调经止痛，活血而不耗散，补血而不滋腻。两药配伍互补互制，当归活血可抑阿胶滋腻之性，当归炒炭可增强阿胶止血功效，用于血虚、血瘀寒凝所致崩漏、痛经、腹痛等症。如《金匮要略》当归建中汤：若去血过多，崩伤内衄不止，加地黄六两，阿胶二两，合八味，汤成。《备急千金要方》《太平圣惠方》中阿胶散：阿胶与当归配伍，滋阴补血，和血安胎。《圣济总录》当归阿胶散：当归、阿胶、龙骨、地榆等药捣散，空腹米饮调下，治漏胎下血不止。《世医得效方》安胎加减饮：阿胶、当归药对合用续断、柏叶等药，调和阴阳、安胎温养，用于孕妇昼眠不起、恶心等症。《景岳全书》固胎煎：当归配伍阿胶，合用陈皮、砂仁等，治疗肝脾火旺且多次堕胎者。《陈素庵妇科补解》记有："妊娠一月者，胎元未固，易于催拆，使用补胎汤（阿胶、当归药对合用党参、茯苓、白术、陈皮等）以益肝气而安胎。"《证治准绳》阿胶丸：阿胶当归配伍，合用炮姜、木香、姜厚朴等，治冷热不调、痢下脓血不止、腹痛不可忍。《傅青主女科》安老汤：阿胶配伍当归与黄芪、白术、甘草等药合用，健脾益气，行血摄血，用于"妇人有年五十外或六七十岁忽然行经者，或下紫血块，或如红血淋"。

到现代，国医大师段富津以阿胶配伍当归、黄芪、茯苓等治疗中气不足、脾气亏虚型胃癌术后；全国名老中医蒲辅周自拟老年血崩汤，用阿胶配伍当归、冬瓜仁等治疗瘀滞所致阴道出血。

3. 阿胶配伍川芎 川芎味辛性温，活血行气，祛风止痛，与阿胶配伍，阿胶可缓川芎辛燥之性，共奏温补冲任、养血祛瘀、扶正祛邪之功，用于冲任虚寒兼有瘀血所致诸症。如《金匮要略》温经汤：温经散寒、养血祛瘀，"妇人年五十所，病下利数十日不止，暮即发热，少腹里急，腹满，手掌烦热，唇口干燥，此病属带下……当以温经汤主之，亦主妇人少腹寒，久不受胎；兼取崩中去血，或月水来过多，及至期不来"。《外台秘要》葱白汤：阿胶、川芎配伍葱白、续断等药，治疗妊娠胎动不安、腹痛。《经效产宝》当归汤：阿胶、当归配伍炙甘草、人参、葱白等药，用于胎动冲心，烦闷欲死。《宋氏女科秘书》加减固胎饮子：阿胶、川芎、白术、黄芩等合用，行健脾益气、补血安胎之效。《妇人规》安胎散：阿胶、川芎配伍，合用白芍、黄芪、地榆等，行固摄止血安胎之效。《妇科玉尺》加减四物汤：阿胶加四物汤，合用白术、条芩、香附、砂仁、糯米，治疗血热型胎动不安。《女科切要》安胎饮：阿胶、川芎药对合用茯苓、甘草等，用治妊娠三四月份的胎动不安。

4. 阿胶配伍芍药　芍药分白芍跟赤芍，白芍味苦、酸，性微寒，养血调经，敛阴止汗，柔肝止痛，平抑肝阳；赤芍味苦，性微寒，清热凉血，散瘀止痛。阿胶配伍赤芍，滋阴清热，凉血止血，用于阴虚血热所致血淋等症；与白芍合用，柔肝敛阴力盛，滋阴补血效力更强，用于血虚所致月经不调、崩漏等症。如《圣济总录》阿胶芍药汤：阿胶配伍赤芍，治疗便血如豆汁；《太平圣惠方》中阿胶、赤芍配伍川芎、艾叶等，治疗从高坠下，犯伤五脏，甚者吐血，兼金疮伤肉者；《陈素庵妇科补解》补胎汤：阿胶配伍白芍，合茯苓、陈皮、香附等，益肝气而安胎，用于妊娠一月者，胎元未固，易于催拆；《证治准绳》阿胶汤：阿胶配伍芍药，合生姜、甘草、黄芩等，主治妊娠五月，胎动不安。

阿胶配伍芍药到现代仍被继续沿用，如周绍华用阿胶配伍白芍、醋鳖甲等治疗肝肾阴虚、阴虚火旺所致帕金森病。国医大师段富津以阿胶配伍白芍、生地黄等治疗阴虚血少所致月经先期；配伍白芍、黄连、酸枣仁等治疗阴虚火旺、心肾不交所致不寐。

5. 阿胶配伍人参　人参味甘、微苦，性微温，大补元气，复脉固脱，补脾益肺，生津养血，安神益智。阿胶配伍人参具有养阴润燥、补肺金不足、止咳喘的功效，还可益气止血，用于虚劳肺痿所致咳喘、眩晕、心悸等症。如《伤寒论》《千金翼方》《外台秘要》中所载炙甘草汤：阿胶、人参、麦冬药组合干地黄、炙甘草等，治疗虚劳所致脉结代、心动悸，即"肺痿涎唾多，心中温温液液者"。《博济方》阿胶散：阿胶、人参合用杏仁、款冬花等，治久患咳嗽及劳嗽。《太平圣惠方》补肺阿胶散：阿胶、人参、麦冬药组合杏仁、五味子等，治疗肺脏气虚，胸中短气，咳嗽声微，四肢少力；另有阿胶散：阿胶、人参、麦冬药组合蛤蚧、熟地黄等，治疗肺痿损败，气喘，咳嗽有血。《医门法律》清燥救肺汤：阿胶、人参、麦冬药组配伍桑叶、杏仁、枇杷叶、石膏等，共奏补肺养阴、润燥止咳之功。《医林类证集要》人参阿胶丸：人参、阿胶配伍白芍、黄连等，治先便后血。《仁斋直指方》人参阿胶散：人参、阿胶合五味子、白及等，治肺破嗽血。《女科百问》保安散：阿胶、人参配伍当归、甘草，治疗妊娠胎动不安。《圣济总录》阿胶饮：阿胶配伍人参，治久咳。《本草纲目》记载："小儿惊风后瞳仁不正者，以阿胶倍人参煎服最良。阿胶育神，人参益气也。"

周绍华用阿胶配伍人参、麦冬、五味子等治疗气阴两虚型多系统萎缩，包括橄榄脑桥小脑萎缩、帕金森叠加综合征、特发性直立性低血压等；配伍生晒参、鹿茸等治疗肝肾亏虚、筋脉失养所致痿证；配伍制附子、人参、桂枝等治疗肾阳虚损型多发性硬化。

6. 阿胶配伍艾叶 艾叶味辛、苦，性温，温经止血，散寒止痛。阿胶合艾叶可温经止血，养血安胎，用于冲任不固、虚寒所致崩漏下血、胎动不安、月经不调等症，代表方剂胶艾汤，但不同古籍所载胶艾汤组成有所差别。如《金匮要略》《太平惠民和剂局方》《广嗣纪要》《女科百问》所载胶艾汤及《妇科玉尺》阿胶薪艾丸均由阿胶、艾叶合四物汤组成，可补冲任之血，散冲任之寒，化冲任之瘀，补而不滞，行而不散，冲任血气得补，制约经血淋沥不断，共奏暖宫调经、和血止血之功，以治冲任不调、阴血亏虚、妊娠跌打内挫所致下漏、胞阻或胎动不安等症。《小品方》胶艾汤：阿胶配伍艾叶，主治损动胎（胎），去血腹痛。《陈素庵妇科补解》艾叶汤：阿胶配伍艾叶合党参、茯苓、白术、甘草等药，益精安胎，用于妊娠二月者，胚胎刚开始稳固并快速发育，因而此时相火寄于胆，相火动则血热妄行而胎不安；胶艾安胎饮：阿胶配伍艾叶合黄芪、杜仲、川续断、香附等药，用于胎动不安之证。《医宗金鉴》记载了用佛手散加阿胶、薪艾等药治疗腹痛且伴有阴道流血的胎漏、胎动不安。《备急千金要方》艾叶汤：艾叶、阿胶合川芎、甘草等，用于妊娠二月、证兼寒热夹杂、腰背酸痛者。《本草述钩元》载："古方调经，多用艾，与疗崩漏及妊娠下血，皆合阿胶投之。"《经方例释》曰："仲景止血药例，多以胶艾并用。"

后世以阿胶、艾叶合用作为止血安胎要药，可能沿用仲景止血药例为理论依据。如国医大师夏桂成认为青少年崩漏主因是肾气初盛，天癸既至而未充，冲任虽通盛但未坚，其出血特点为阵发性。治崩三原则为"塞流、澄源、复旧"，因此青少年崩漏治当滋阴清热，化瘀止血，重在止血，但不宜急用收涩药，应加入化瘀排经药。夏老选用二至地黄汤合加味失笑散加减，方中阿胶、艾叶炭滋阴养血止血，止血而不留瘀。

7. 阿胶配伍黄连　黄连味苦性寒，清热燥湿，泻火解毒。与阿胶配伍，黄连苦燥可解阿胶滋腻，避免生湿，增强滋阴降火、清热止利的功效，用于心火亢盛、虚劳下利等症。黄连与阿胶组合在汉唐时期已普遍用于血痢，无论寒热皆可酌情运用。如《伤寒论》黄连阿胶汤：胶连并用，合诸药以清热除烦，滋阴安神，用于少阴病，心中烦，不得卧之证。揆仲景用药之例，似亦当有下利脓血等症，后世便用此方治疗便血、尿血之证。《张氏医通》阿胶梅连丸：阿胶、黄连配伍黄柏、赤茯苓、乌梅肉等药，主治阴虚下痢五色、至夜发热。《医宗必读》"治毒下利脓血，少阴烦躁不得卧"。《金匮要略》白头翁加甘草阿胶汤：以阿胶合黄连等清热养阴止利，用治"产后下利虚极"之证。《辅行诀脏腑用药法要》载："小朱鸟汤，治天行热病，心气不足，内生烦热，坐卧不安，时下利纯血如鸡鸭肝者方。"小朱鸟汤药物和黄连阿胶汤一致，用于天行热病，症见心中烦热、坐卧不安、下利脓血之症。《经效产宝》黄连汤：阿胶配伍黄连，止血安胎，主治妊娠腹痛，下痢不止。《备急千金要方》中胶蜡汤、白头翁汤、阿胶丸、驻车丸、附子汤、七味散、猪肝丸、干地黄汤、黄连汤、马蔺子丸、厚朴汤、蓝青丸、苦参橘皮丸、黄柏止泄汤等方均含有黄连、阿胶药组，用于"下利""下痢"。《得配本草》记载："川连、阿胶配蜂蜜，治下痢腹痛。烊化入水十余次，色变为白，亦名白蜡。调阳气，安胎漏。暴痢者禁用。"

在现代，阿胶与黄连配伍应用的主要方剂为黄连阿胶汤，如全小林以黄连阿胶汤为主方治疗阴虚火旺、脑神失养型失眠；蔡连香用黄连阿胶汤为基本方治疗妊娠失眠症。

8. 阿胶配伍滑石　滑石味甘、淡，性寒，利尿通淋，清热解暑。与阿胶配伍，阿胶滋腻，滋阴润燥，防止滑石伤阴耗液，增强利水通淋之效，用于阴虚有热，水气不利所致小便不利、下利、血淋等症。如《伤寒论》猪苓汤：即阿胶、滑石相协，以清热利水通淋，合二苓、泽泻等利水渗湿药，用于"脉浮发热，渴欲饮水，小便不利者"及"少阴病，下利六七日，咳而呕渴，心烦不得眠者"。《汤液本草》记载："仲景猪苓汤，用阿胶，滑以利水道。"《经方例释》曰："滑石下利大小肠，阿胶下达，为治小便不利之专方。滑石阿胶并用者，利下焦也。"

《太平惠民和剂局方》阿胶枳壳丸：阿胶、滑石、枳壳配伍，用于产后虚羸、大便秘涩。

在现代，阿胶配伍滑石使用的代表方为猪苓汤，如国医大师张志远常用猪苓汤治疗泌尿系感染；全国名中医黄煌用猪苓汤治疗宫颈癌术后（水热蓄结下焦证）及泌尿系感染。

9. 阿胶配伍桑寄生 桑寄生味苦、甘，性平，祛风湿，补肝肾，强筋骨，安胎元。与阿胶配伍而固冲任，安胎元，用于崩漏、妊娠下血、胎动不安、月经不调等症。如《圣济总录》阿胶汤：阿胶、桑寄生配伍当归，用于妊娠胎动不安伴有腰腹疼痛者。此外，对于妊娠胎动不安伴有腰腹疼痛者还可以用续断汤，阿胶、桑寄生配伍续断等药。《经效产宝》桑寄生散：阿胶、桑寄生配伍葱白、豆豉等，用于胎动不安。《妇人大全良方》寄生汤：由桑寄生、阿胶配伍秦艽、糯米而成，用于妊娠五个月之后的胎动不安。《医学衷中参西录》寿胎丸：阿胶、桑寄生配伍菟丝子、续断，用于肾虚滑胎，妊娠下血，胎动不安，胎萎不长者。《得配本草》"桑上寄生配阿胶，治胎动腹痛"。

到现代，阿胶配伍桑寄生仍在临床被广泛使用。如胡玉荃认为先兆流产病机基础一般为肾虚，常兼夹血热、气血不足、跌仆瘀血等。因此，治疗先兆流产需固肾、养血、清热，胡玉荃提出保胎经验方——安胎饮，方中阿胶与桑寄生配伍，行养血固肾安胎之效。名老中医马宝璋经验方复方优生宁Ⅲ号，以阿胶、桑寄生配伍旱莲草、菟丝子等药，全方补肾固元，达到安胎养胎之效。王光辉认为胎漏、胎动不安均因肾虚导致，因此将寿胎丸合四君子汤化裁加减成安胎丸，其中就有阿胶与桑寄生配伍，临床治疗效果显著。

10. 阿胶配伍蒲黄 蒲黄味甘性平，止血化瘀，通淋，与阿胶配伍，增强止血功效，用于出血类病症。如《华佗神方》《备急千金要方》中均记有阿胶、蒲黄配伍鹿茸、乌贼骨、当归，治疗漏下不止；《普济方》胶黄散（出《全婴方》）及《太平圣惠方》治鼻大衄诸方中所载阿胶散方均为阿胶、蒲黄配伍，用生地黄汁煎服，用于小儿大衄，口鼻耳出血不止；明清时期阿胶炮制的辅料逐渐增多，开始用蒲黄炒阿胶，增强阿胶止血的功效。

11. 阿胶配伍大黄、甘遂 大黄味苦性寒，泻下攻积，清热泻火，凉血解毒，逐瘀通经，利湿退黄；甘遂味苦、性寒，有毒，泻水逐饮，消肿散结。阿胶性易下行，且有滑利之功，与大黄、甘遂配伍，佐大黄、甘遂破血逐水，治疗水血俱结血室所致腹水、小便难解等症。如《金匮要略》大黄甘遂汤：由大黄、甘遂、阿胶三味药组成，主治妇人少腹满，如敦状，小便微难而不渴，生（经）后者，此为水与血俱结在血室也。《得配本草》："甘遂配大黄、阿胶，治血结。"

　　除以上常见配伍以外，还有阿胶配桔梗，治肺痿；阿胶配紫参、乌梅，治吐血；阿胶佐五味子，定喘；阿胶佐茜草、侧柏，疗妇人败血；阿胶配合欢皮，治肺痿吐血；阿胶配鹿茸、海螵蛸，治崩中带下。

四、阿胶的应用方法及注意事项

　　阿胶在古代作为补益要药，元代之前各本草典籍如《神农本草经》《本草经集注》《证类本草》《本草品汇精要》对阿胶使用注意的记载主要为配伍禁忌，即"得火良，恶大黄"，未对阿胶的应用方法做详细阐述。

　　明代《本草纲目》中阿胶的应用方法记载就比较完善了，记有："今方法或炒成珠，或以面炒，或以酥炙，或以蛤粉炒，或以草灰炒，或酒化成膏，或水化膏，当各从本方。畏大黄。"《本草蒙筌》记载："入剂不煎，研末调化。使山药，畏大黄。"即现今的烊化，但注意事项仍只有配伍禁忌的记载。缪希雍《本草经疏》记载："如入调经丸药中，宜入醋，重汤炖化和药。其气味虽和平，然性黏腻，胃弱作呕吐者，勿服。脾虚食不消者，亦忌之。"倪朱谟《本草汇言》记载："胃弱呕吐，有寒痰留饮者；脾饮食不消运者，又当忌之。"《药鉴》记载："若初发邪胜者，不可骤用，恐强闭其邪，致生他证也。"表明各医家开始注重阿胶使用的证候禁忌。

　　清代《本草易读》云："蛤粉炒用。山药为使，畏大黄。泄者忌用。"《本草撮要》云："蛤粉炒化痰，蒲黄炒止血，酒化、水化、童便和用。得火良，山药为使，畏大黄。胃弱作呕吐、脾虚食不消及风寒而嗽者均忌。"增添童便化服的应用方法。而《本草崇原》云："烧酒为服胶者所最忌，尤当力戒。"与前面各医家记载的阿胶酒化有所相悖。《得配本草》记载："肺气下陷，食积呕吐，脾胃虚弱，三者禁用。"

　　近现代，《中国医学大辞典》记载："炒焦为末，酒服；炒黄为末，食前粥饮送下；血痢酒煎服；下血炙为末，酒煎化。胎动（炙研，香豉葱水煮，入胶化服）。或火教用，或酒化成膏，或水化成青，或童便和用。山药为使，畏大黄。气味虽平和，然性黏腻难消化，脾胃弱者忌之。"对阿胶的应用方法及功效主治进行了总结。《中华本草》及《中药大辞典》用药禁忌为"脾胃虚弱、消化不良者慎服"，服用方法则为"烊化兑服，炒阿胶可入汤剂或丸散"。《全国中草药汇编》及历版《中国药典》对阿胶的应用方法描述均为烊化兑服，未记载用药禁忌。

现在阿胶被广泛应用于药膳食疗保健，许多人自己购买阿胶服用。阿胶的服用方式多种多样，常见的有阿胶粉冲服、煲汤、熬粥时放入、烊化及隔水炖化等。一般用量应为成年人每天每次 3～9g，服用时间没有特殊要求。阿胶可以作为食材加入汤粥之中，早晨、晚上空腹服用利于肠胃吸收；如果肠胃感觉不舒服，也可半饥半饱时服用。

感冒、腹泻、消化不良及女性月经期间不要吃阿胶。纯阿胶本身并不引起上火，在制作及食用过程中添加的辅助药物会引起上火。炖服阿胶时为增进药效，多用黄酒浸制，助长了火气；阿胶中氨基酸含量较高，吸收阿胶的营养成分要消耗维生素，这也是上火的原因之一。夏季或者易上火的人不要将阿胶与黄酒、桂圆等热性物质一起吃，宜与平性物质如山药、番茄、糯米，或微凉的藕粉、莲子等一起吃。小孩因肠胃功能较弱，建议到六岁以上再吃。身体虚弱，免疫力低的小孩可以适量吃一点，服用量宜在 3g 以下，最好采用将阿胶放入汤粥之中的吃法，这样利于养胃气。老人如肠胃功能不佳者，也建议将阿胶粉放入汤粥之中服用，这样有利于养胃。

》》 参考文献

[1] 吴普.神农本草经［M］.石学文点校.沈阳：辽宁科学技术出版社，1997.

[2] 陶弘景.名医别录［M］.尚志钧辑校.北京：人民卫生出版社，1986.

[3] 苏颂.本草图经［M］.尚志钧辑校.合肥：安徽科学技术出版社，1994.

[4] 贾思勰.齐民要术［M］.北京：团结出版社，1996.

[5] 陶弘景.本草经集注［M］.尚志钧，尚元胜辑校.北京：人民卫生出版社，1994.

[6] 孙思邈.千金翼方［M］.彭建中，魏嵩有点校.沈阳：辽宁科学技术出版社，1997.

[7] 陈藏器.本草拾遗辑释［M］.尚志钧辑释.合肥：安徽科学技术出版社，2002.

[8] 陈嘉谟.本草蒙筌［M］.张印生，韩学杰，赵慧玲校.北京：人民卫生出版社，2009.

[9] 李时珍.本草纲目［M］.朱斐译注.南昌：二十一世纪出版社，2017.

［10］张志聪 . 本草崇原［M］. 刘小平点校 . 北京：中国中医药出版社，1992.

［11］王宁 . 阿胶的本草考证［J］. 中草药，1987，18（4）：31-33.

［12］凌奂 . 本草害利［M］. 北京：中医古籍出版社，1982.

［13］郑肖岩 . 增订伪药条辨［M］. 上海：上海科学技术出版社，1959.

［14］前世界书局 . 中国药学大辞典［M］. 北京：人民卫生出版社，1956.

［15］鲁春晓 . 东阿阿胶制作技艺产业化研究［D］. 济南：山东大学，2011.

［16］赵曦，潘登善 . 阿胶的研究与应用［M］. 郑州 . 河南科学技术出版社，1994.

［17］刘维鋕 . 阿胶与水质［J］. 中成药研究，1980（6）：23-25.

［18］张振平，周广森，张剑锋 . 阿胶发展史之二：唐宋时代的阿胶及其原料用皮的变化［J］. 山东中医学院学报，1993（2）：62-64.

［19］靳光乾，钮中华，钟方晓，等 . 阿胶的历史研究［J］. 中国中药杂志，2001，26（7）：57-60.

［20］李强 . 阿胶源产地考［J］. 中成药，1994，16（7）：49.

［21］赵佳琛，王艺涵，金艳，等 . 经典名方中阿胶的本草考证［J］. 中国实验方剂学杂志，2022，28（10）：318-326.

［22］郦道元 . 水经注［M］. 陈桥驿校正 . 北京：中华书局，2007.

［23］沈括 . 梦溪笔谈［M］. 张富祥译注 . 北京：中华书局，2009.

［24］陈自明 . 妇人大全良方［M］. 田代华等点校 . 天津：天津科学技术出版社，2003.

［25］尚从善 . 本草元命苞中国本草全书［M］. 北京：华夏出版社，1999.

［26］缪希雍 . 神农本草经疏［M］. 夏魁周，赵瑗校注 . 北京：中国中医药出版社，1997.

［27］胡世林 . 中国道地药材［M］. 哈尔滨：黑龙江科学技术出版社，1989.

［28］国家中医药管理局《中华本草》编委会 . 中华本草［M］. 上海：上海科学技术出版社，1999.

［29］许长华，周群，孙素琴，等 . 二维相关红外光谱法与阿胶的真伪鉴别［J］. 分析化学，2005，33（2）：221-224.

［30］张思巨，汤亚池，张义，等 . 阿胶、鹿角胶和龟甲胶的理化性质比较研究［J］. 中国药学杂志，1998，33（7）：397-400.

［31］关颖，郭西华，杨腊虎，等 . 真伪阿胶的 X 射线荧光分析及 X 射线衍射鉴

别研究［J］.药物分析杂志，2009，29（10）：1658-1661.

［32］翟乙娟，任孝德，都恒青，等.阿胶、鹿角胶、龟甲胶圆二色谱鉴别［J］.中药材，1998，21（2）：66-68.

［33］苏雪媚，赖林城，尹淑华，等.基于 UPLC-MS 技术和代谢组学对胶类中药的比较分析［J］.中国药师，2021，24（6）：1025-1029.

［34］鲁辉，吴杨，闵春艳，等.基于 UPLC-MS/MS 的特征多肽识别技术鉴别中成药中的阿胶［J］.海峡药学，2021，33（5）：35-38.

［35］籍国霞，嵇传良，郭尚伟，等.微波消解 - 电感耦合等离子体质谱法测定阿胶中 14 种元素含量［J］.明胶科学与技术，2015，35（4）：182-187.

［36］王晓坤，程秀民，于海英，等.阿胶水溶性成分 HPLC 指纹图谱研究［J］.上海中医药杂志，2008，42（2）：66-69.

［37］李兰杰，魏子翔，张静静，等.驴骨、驴皮与阿胶中脂肪酸组成的比较［J］.现代食品科技，2020，36（4）：82-87.

［38］崔莉，姜娇娇，王涛，等.低场核磁技术结合化学计量学法快速检测掺假阿胶产品［J］.时珍国医国药，2019，30（7）：1628-1633.

［39］邓书鸿，郭传恩，姜红，等.核磁共振指纹图谱用于阿胶的鉴别［J］.山东大学学报（理学版），2021，56（7）：103-110.

［40］那丽丹，陈建丽，秦雪梅，等.基于 ¹H-NMR 代谢组学的阿胶化学成分差异性分析方法初探［J］.中草药，2015，46（17）：2573-2579.

［41］古今，刘萍，胡景华.三种动物胶的 SDS 不连续聚丙烯酰胺电泳法鉴别［J］.北京中医，2003，22（1）：33-34.

［42］付英杰，王肖，贾玉民，等.阿胶不同酶解物 HPLC 指纹图谱建立［J］.中成药，2022，44（8）：2731-2735.

［43］李楠，郑洁，陈立群，等.3 种胶类中药在加工过程中的动态变化［J］.中成药，2018，40（8）：1865-1868.

［44］谌阳，王文君，付明，等.基于核质遗传原理建立多重 PCR 检测方法鉴定阿胶中马、驴源性成分及皮张种源［J］.遗传，2020，42（10）：1028-1035.

［45］张慧，孙海新，许娜，等.阿胶的半巢式 - 多重 PCR 鉴别方法研究［J］.食品研究与开发，2016，37（17）：103-106.

［46］高玉梅，柳毅，李洪，等.可视化 LAMP 检测阿胶及其保健食品中马源性

成分［J］.食品工业，2021，42（8）：282-285.

［47］严华，陈俊，石林春，等.基于COI序列的阿胶原材料及其混伪品的DNA
条形码鉴定研究［J］.药物分析杂志，2018，38（10）：1761-1766.

［48］杨帅，鲁婷婷，周祖英，等.阿胶化学成分和药理作用及质量控制研究进
展［J］.中国新药杂志，2023，32（8）：806-816.

［49］吴崇乐，颜冬兰，黄胜，等.阿胶及其制剂质量控制方法研究进展［J］.海
峡药学，2022，34（4）：1-4.

［50］张金龙，杜攀，张玉玮，等.阿胶产品的质量控制方法研究进展［J］.食品
安全导刊，2022，（4）：54-57.

［51］林晓伊，李亘，王冯宇，等.阿胶及其制品质量检测方法研究进展［J］.食
品与机械，2021，37（7）：207-212.

［52］陈蕊，袁千，王凌.动物胶类药材质量评价方法研究进展［J］.中国现代应
用药学，2018，35（11）：1749-1753.

［53］郭中坤，王可洲，籍国霞，等.阿胶的成分、鉴别方法及药理作用研究进
展［J］.辽宁中医药大学学报，2015，17（4）：71-74.

［54］王好古.汤液本草［M］.陆拯，郭教礼，薛今俊校点.北京：中国中医药
出版社，2013.

［55］倪朱谟.本草汇言［M］.郑金生，甄雪艳，杨梅香校注.北京：中医古籍
出版社，2005.

［56］李士材.雷公炮制药性解［M］.上海：科技卫生出版社，1958.

［57］杨时泰.本草述钩元［M］.上海：科技卫生出版社，1958.

［58］黄宫绣.本草求真［M］.北京：人民卫生出版社，1987.

［59］叶天士.本草经解［M］.上海：上海卫生出版社，1957.

［60］南京中医药大学.中药大辞典［M］.上海：上海科学技术出版社，2006.

［61］王国强.全国中草药汇编第四卷［M］.北京：人民卫生出版社，2014.

［62］孙思邈.备急千金要方［M］.沈阳：辽宁科学技术出版社，1997.

［63］孟诜撰.食疗本草［M］.张鼎增补；吴受琚，俞晋校注.北京：中国商业
出版社，1992.

［64］李中梓.本草征要［M］.北京：中国中医药出版社，1999.

［65］姚澜.本草分经［M］.陈熠编选.上海：上海科学技术出版社，1989.

［66］张仲景.伤寒论［M］.顾武军点校.北京：中国医药科技出版社，1998.

［67］张仲景.金匮要略［M］.沈继泽编译.北京：中国医药科技出版社，1998.

［68］吴瑭.温病条辨［M］.徐树楠等编著.石家庄：河北科学技术出版社，1999.

［69］傅山.傅青主女科［M］.欧阳兵，张成博点校.天津：天津科学技术出版社，1999.

［70］严西亭，施澹宁，洪缉菴.得配本草［M］.上海：科学卫生出版社，1958.

［71］太平惠民和剂局.太平惠民和剂局方［M］.彭建中，魏富有点校.沈阳：辽宁科学技术出版社，2020.

［72］王省，陈洁，刘红权.蒲辅周治疗眩晕症案例赏析［J］.江苏中医药，2017，49（1）：43.

［73］谭志洪.国医大师诊治心律失常文献整理与研究［D］.广州：广州中医药大学，2016.

［74］罗宝玲，温广伟，齐庆，等.浅谈邓铁涛教授软皮汤［J］.光明医学，2014，29（10）：2203-2204.

［75］宋怀隐.太平圣惠方［M］.郑金生，汪惟刚，董志珍点校.北京：人民卫生出版社，2016.

［76］赵佶敕.圣济总录纂要［M］.程林删定.合肥：安徽科学技术出版社，1992.

［77］危亦林.世医得效方［M］.王育学点校.北京：人民卫生出版社，1990.

［78］张介宾.景岳全书（下）［M］.上海：上海科学技术出版社，1958.

［79］陈素庵，陈文昭.陈素庵妇科补解［M］.上海中医学会妇科学会文献组整理.上海：上海科学技术出版社，1983.

［80］王肯堂.证治准绳［M］.吴唯等校注.北京：中国中医药出版社，1997.

［81］徐慧馨，刘丹丹，贾海龙，等.段富津教授运用补中益气汤辨治胃癌术后病案举例［J］.中医药信息，2014，31（1）：59-60.

［82］王洪蓓，张林，傅延龄.蒲辅周方药配伍用量规律初探［J］.世界中医药，2014，9（1）：18-21.

［83］王焘.外台秘要［M］.北京：人民卫生出版社，1955.

［84］昝殷.经效产宝［M］.北京：人民卫生出版社，1955.

［85］宋林皋.宋氏女科秘书［M］.上海：上海中医书局，1954.

［86］张景岳.妇人规［M］.罗元恺点注.广州：广东科技出版社，1984.

［87］沈金鳌.妇科玉尺［M］.郭瑞华点校.天津：天津科学技术出版社，2000.

［88］吴本立.女科切要［M］.佘德友点校.北京：中医古籍出版社，1999.

［89］孙林娟，宁侠，周绍华.周绍华治疗帕金森病经验［J］.中医杂志，2015，56（3）：193-194，197.

［90］王金凤，孙丽英，段富津.段富津教授治疗经断前后诸证验案［J］.中医药学报，2012，4（6）：57-58.

［91］胡晓阳，李冀.段富津教授治疗不寐验案四则［J］.中医药学报，2010，38（3）：55-57.

［92］王衮.博济方［M］.王振国，宋咏梅点校.上海：上海科学技术出版社，2003.

［93］喻昌.医门法律［M］.赵俊峰点校.北京：中医古籍出版社，2002.

［94］王玺.医林类证集要（上）［M］.焦振廉等校注.北京：中国中医药出版社，2016.

［95］齐仲甫.女科百问［M］.宋咏梅，宋昌红点校.天津：天津科学技术出版社，1999.

［96］宁侠，毛丽军.周绍华.以益气温阳法治疗神经系统疾病经验［J］.北京中医药，2012，31（2）：96-99.

［97］万毅，曾文颖，张会莲.周绍华教授温补法治疗多发性硬化经验［J］.中华中医药杂志，2011，26（11）：2599-2601.

［98］杨士瀛.仁斋直指方论［M］.盛维忠，王致谱，傅芳，等校注.福州：福建科学技术出版社，1989.

［99］陈延之.小品方辑录笺注［M］.汤万春辑注.合肥：安徽科学技术出版社，1990.

［100］吴谦.医宗金鉴［M］.石学文等点校.沈阳：辽宁科学技术出版社，1997.

［101］金晶，周惠芳.夏桂成.心肾同调治疗崩漏理论探析［J］.中医杂志，2018，59（16）：1363-1366.

［102］莫枚士.经方例释［M］.张印生校注.北京：中国中医药出版社，1996.

［103］张志远.国医大师张志远习方心悟［M］.北京：中国医药科技出版社，2017.

［104］石海波，梅莉芳，周红光.黄煌运用猪苓汤调治宫颈癌放化疗后经验［J］.上海中医药杂志，2017，51（7）：31-33.

[105] 张璐.张氏医通 [M].李静芳, 建一校注.北京: 中国中医药出版社, 1995.

[106] 李中梓.医宗必读 [M].王卫等点校.北京: 中国中医药出版社, 1999.

[107] 王雪苔.《辅行诀脏腑用药法要》校注考证 [M].北京: 人民军医出版社, 2009.

[108] 彭智平, 赵锡艳, 逄冰, 等.仝小林教授辨治失眠经验 [J].吉林中医药, 2013, 33 (03): 223-225.

[109] 胥丽霞, 朱馥丽, 黄欲晓.蔡连香主任医师治疗妊娠失眠症临证经验 [J].现代中医临床, 2020, 27 (02): 20-23.

[110] 张锡纯.医学衷中参西录 (方剂篇) [M].吴施国, 熊洪艳, 杨胜林校注; 张胜等整理.郑州: 河南科学技术出版社, 2017.

[111] 郑雅萍, 康宁.胡玉荃教授治疗肾虚血热型先兆流产临证经验 [J].光明中医, 2024, 39 (1): 61-63.

[112] 冯晓玲, 李娜, 马文光, 等.优生宁川号方治疗 120 例先兆流产临床疗效分析 [J].中医药信息, 2010, 27 (6): 36-39.

[113] 张海蓉.王光辉治疗胎漏、胎动不安经验 [J].中国中医药信息杂志, 2015, 22 (06): 113-114.

[114] 杜文燮.药鉴 [M].张向群校注.北京: 中国中医药出版社, 1993.

[115] 汪切庵.本草易读 [M].吕广振, 陶振岗等点校.北京: 人民卫生出版社, 1987.

[116] 陈其瑞.本草撮要 [M].上海: 上海科学技术出版社, 1985.

[117] 谢观.中国医学大辞典 [M].沈阳: 辽宁科学技术出版社, 1994.

第三章　阿胶的炮制与制剂

阿胶是我国特有的名贵中药，有补血圣药之称。阿胶药用历史悠久，历代本草典籍及医案多有记载，其药用记载最早可追溯至《神农本草经》。自 1963 年以来开始收载于历版《中国药典》，具有补血滋阴、润燥、止血的功效。历代医家都十分重视阿胶的炮制与制剂，现将其古今炮制与制剂介绍如下。

第一节　阿胶的炮制

阿胶的古今炮制方法有不少，现代也围绕其炮制方法进行了改革研究，现总结如下。

一、阿胶炮制的历史沿革

1. 汉代至南北朝　"阿胶"一词最早出现于汉代《神农本草经》，载："阿胶，味甘，平。主心腹内崩，劳极洒洒如疟状，腰腹痛，四肢酸疼，女子下血，安胎。久服，轻身益气。一名傅致胶。""阿胶得火良。"《金匮要略方论》中有阿胶"炙"的记载，《华佗神方》和《华氏中藏经》中有了"炒"的记载，可见汉代就有阿胶炮制的记载。

至南北朝，关于阿胶及阿胶的炮制方法有了更为细致的介绍，《本草经集注》载："阿胶，一名傅致胶。生东平郡，煮牛皮作之。出东阿。恶大黄，得火良。出东阿，故曰阿胶。今都下能作之，用皮亦有老少，胶则有清浊……浓而清者，名为盆覆胶，作药用之，用之皆火炙，丸散须极燥，入汤微炙尔。"不仅记述了炙的炮制方法，还提出了入汤剂和丸散时炮制的区别。此外，亦明确指出阿胶的制作材料为牛皮。《雷公炮炙论》载："凡使，先于猪脂内浸一宿；至明出，于柳木火上炙，待泡了，细碾用。"首次提出了"猪脂浸炙"。

2. 唐宋时期　唐宋时期是阿胶炮制发展较快的阶段，新创了蛤粉炒、糯米炒、蚌粉炒、麸炒、面炒等加固体辅料炒的方法，尤其是唐代《银海精微》首次提到的"蛤粉炒"得到广泛应用和发展，并且该方法一直沿用至今。如《全生指迷方》载"蛤粉拌，炒"，《普济本事方》载"碎之，蛤粉炒成珠子"，《小儿卫生总微论方》载"蛤粉炒如珠子大""锉，蛤粉炒，去粉"。糯米炒见于《圣济总录》"锉入糯米二合，同炒去米"。《产育保庆集》和《太平惠民和剂局方》载"麸炒"。蚌粉炒始见于《传信适用方》，载"蚌粉炒成珠"；《卫生家宝产科备要》和《类编朱氏集验医方》中也提到此方法，但是蚌粉炒记载较少，应用也不是很广泛。

此外，唐宋时期还出现了其他方法。《备急千金要方》载"烊化"；《千金翼方》载"熬""碎""溃"；《外台秘要》载"水熔"；《食医心鉴》载"炙捣末"；《苏沈良方》载"锉碎，微炒""炒干"；《类证活人书》载"切碎，炒令黄"；《圣济总录》载"炙蜜""炙焙""生用""炙炮"；《类编朱氏集验医方》载"水浸蒸"。这个时期，驴皮、牛皮通用。

3.元明清时期　元明清时期，在沿用前期蛤粉炒、糯米炒、麸炒、面炒等方法的基础上，炮制品种逐渐增加。元代出现了净草灰炒，《卫生宝鉴》载："净草灰炒透研。如研不细者，再炒研细尽。"明代《医学纲目》载"砂炒"。清代出现了蒲黄炒、土炒、牡蛎粉炒。《本草述钩元》首次提出了蒲黄炒，并且首次指出了不同炮制品的炮制作用，载："调经丸药中用，宜入醋重汤炖化，和药。胃弱作呕者，弗烊化服，打碎同蛤粉、蒲黄、牡蛎粉炒，随宜。"《本草备要》载"蛤粉炒去痰，蒲黄炒止血宜"，指明了蛤粉炒和蒲黄炒的炮制目的。《药品辨义》载"面与蛤粉同炒"。《叶天士秘方大全》载"土炒"。

明清时期，阿胶液体辅料炮制方法得到了很大的发展，出现了酒化、酒炒水化、米醋熬、酒炖化、葱姜汁制、童便和用等。《秘传证治要诀及类方》载"炒成珠为末，米醋熬成膏"。《本草纲目》载"今方法或炒成珠，或以面炒，或以酥炙，或以蛤粉炒，或以草灰炒，或酒化成膏，或水化膏，当各从方"。《握灵本草》载："凡用或面炒或蛤粉炒从本方。或酒化或水化。"清代又新创了盐水炒、童便和用等方法。《本草备要》载"童便和用"。《类证治裁》载"盐水炒"。《医宗说约》载"酒浸溶蜜内"。《得配本草》载："和血，酒蒸。止血，蒲黄炒。止咳，蛤粉炒。清火，童便化。"《外科大成》载"用葱姜取汁各一碗，浸胶过宿文火煎胶化入"。

此外，《汤液本草》和《卫生宝鉴》中载"炮用"；《普济方》和《奇效良方》

等载"煨"法；《类证治裁》载"煨化"。在清代，阿胶的制作材料开始明确为驴皮。《本草乘雅半偈》载："取乌驴皮，刮净去毛，急流水中浸七日，入瓷锅中内，渐增阿井水，煮三日夜则皮化，滤清，再煮稠黏，贮盆中乃成乎。"

从汉代开始使用辅料和采用不同的方法炮制阿胶，近年来各地的炮制规范中收载的大多为蛤粉炒法，也有蒲黄炒法。古代所采用的各类阿胶炮制方法，均能起到矫臭矫味，使其质地酥脆而便于粉碎，降低其腻滞之性的作用。在阿胶的加辅料制法中，蛤粉炒、牡蛎粉炒等能增强滋阴降火、化痰的作用；草灰炒、蒲黄炒等能增强止血作用；水浸蒸、猪脂浸炙能增强滋阴润燥的作用；土炒健脾而增强药物的疗效；麸炒、糯米炒、面炒等能增强健脾和胃之功，降低腻滞之性。古代方法现今大多已不再使用，主要原因是蛤粉炒、蒲黄炒炮制的阿胶珠能满足临床使用，而古代很多炮制方法操作不简便，也难于控制其炮制质量。

二、阿胶的炮制方法

阿胶的古今炮制方法较多，有猪脂浸炙、炙珠、蛤粉炒、炒黄、米炒、麸炒、水浸蒸、草灰炒、面炒、蒲黄炒、牡蛎粉炒、酒蒸、童便和化等。但大多数炮制方法只是古代有记载而已，现今已不使用了，现将阿胶的炮制方法总结归纳为古代和现代两部分分述之。

（一）古代阿胶的炮制方法

1. 净制　"乃成下，去滓，乃纳之，怡亦然"（《金匮玉函经》）。"洗"（《卫生家宝产科备要》）。

2. 切制　"切作小片子"（《食疗本草》）。"捣碎"（《太平圣惠方》）。"锉碎"（《苏沈良方》）。"切碎"（《类证活人书》）。

3. 炮制

蛤粉炒："蛤粉炒"（《银海精微》）。"蛤粉拌，炒"（《全生指迷方》）。"碎之，蛤粉炒成珠子"（《普济本事方》）。"阿胶，蛤粉炒成珠"（《扁鹊心书》）。"锉，蛤粉炒，去粉"（《小儿卫生总微论方》）。"碎，微炒"（《苏沈良方》）。

土炒："土炒"（《叶天士秘方大全》）。

糯米炒："锉入糯米二合同炒去米"（《圣济总录》）。

麸炒："麸炒"（《产育保庆集》《太平惠民和剂局方》）。

蚌粉炒："蚌粉炒成珠"（《传信适用方》）。

蒲黄炒："阿胶，蒲黄炒止血"（《本草备要》）。

草灰炒："净草灰炒透研。如研不细者。再炒研细尽。"（《卫生宝鉴》）。

砂炒："砂炒"（《医学纲目》）。

盐水炒："盐水炒"（《类证治裁》）。

面炒："面与蛤粉同炒"（《药品辨义》）。

猪脂浸炙："凡使，先于猪脂内浸一宿；至明出，于柳木火上炙，待泡了，细碾用"（《雷公炮炙论》）。

炙："作药用之，皆火炙，丸散须极燥，入汤微炙尔"（《本草经集注》）。"凡丸散用胶，先炙，使通体沸起燥，乃可捣，有不沸处，更炙之；断下汤直尔用之，勿炙"（《备急千金要方》）。"炙珠"（《外台秘要》）。

煨："煨化"（《类证治裁》）。"煨"（《普济方》《奇效良方》）。

烊化："烊化"（《备急千金要方》）。

水熔："水熔"（《外台秘要》）。

水浸蒸："水浸蒸"（《类编朱氏集验医方》）。

米醋熬："炒成珠为末，米醋熬成膏"（《秘传证治要诀及类方》）。

酒化："或酒化成膏"（《本草纲目》）。"凡用或面炒或蛤粉炒或酒化或水化"（《握灵本草》）。"酒浸溶蜜内"（《医宗说约》）。"酒蒸"（《得配本草》）。

童便和化："童便和用"（《本草备要》）。"童便化"（《得配本草》）。

葱姜取汁化："用葱姜取汁各一碗，浸胶过宿文火煎胶化"（《外科大成》）。

（二）现代阿胶的炮制方法

阿胶的现代炮制方法较简明，国家和地方颁布的炮制规范主要记载了"阿胶"和"阿胶珠"两种炮制品规格，沿用了生品捣成碎块、蛤粉炒、蒲黄炒，另外，还出现了滑石粉炒。关于炮制工艺，大都采用烫法或炒法，"烫至成珠，内无溏心"或"拌炒至膨胀、鼓起或成珠，内无溏心"。

现代主要的阿胶炮制方法如下。

1. 蛤粉炒阿胶 取阿胶块，置微火上烘软切成1cm左右的小方块。将蛤粉置锅内武火加热至蛤粉滑利、灵活状态（即浪动）时，投入阿胶丁，此时火候要减至文火，并勤加翻动，至阿胶全部鼓起，呈圆球形，质松泡，断面蜂窝状，外表灰褐色，内无溏心时取出，筛去蛤粉放凉即得。蛤粉炒阿胶须掌握好火候及时间，温度过高、时间太长或受热不均匀，容易造成"吐胶"粘连，表面焦而内有心，或焦煳与烫死；温度过低，则阿胶不会发泡成珠，炒成僵粒。投入阿胶的数量一次不能过多，一般以蛤粉能覆盖过其面为宜。蛤粉具有清肺化痰、软坚散结的作用，阿胶经蛤粉炒制可增强其养阴润肺、止咳止血、化痰散结之功效，对燥咳、痰中带血之症尤有效验。

2. 蒲黄炒阿胶　先将蒲黄置锅内，文火加热至稍微变色，投入阿胶丁，不断翻动，至鼓起成圆球形，外表呈棕褐色，内无溏心时取出，筛去蒲黄。值得注意的是，蒲黄炒较蛤粉炒温度略低，时间稍长。蒲黄性甘平，有收涩止血、行血祛瘀之功效。蒲黄炒阿胶能增强祛瘀止血之效，临床用于虚劳之咯血，吐血。

3. 滑石粉炒阿胶　取阿胶块，喷水润软，切成小方块，晾干，另取适量滑石粉微火炒热，放入阿胶小块，烫至鼓起成圆珠状，呈黄白色，取出，筛去滑石粉，晾凉。滑石粉性寒，味甘，有利水渗湿、清热解暑的作用，用滑石粉炒成阿胶珠，除有养阴、止血、润燥功效外，还兼有清暑利湿作用，并具有扶正祛邪的双重功效，临床上适用于阴虚兼暑湿或内湿的证候。

现行标准的炮制品规格概况见表 3-1。

表 3-1　现行标准的炮制品规格概况

炮制品规格	现行标准	性状
阿胶、阿胶珠（蛤粉）	《中国药典》2020 年版	阿胶珠呈类球形。表面棕黄色或灰白色，附有白色粉末。体轻，质酥，易碎。断面中空或多孔状，淡黄色至棕色。气微，味微甜
阿胶、阿胶珠（蛤粉、蒲黄）	《全国中药炮制规范》1988 年版	阿胶珠类圆球形，表面灰白色或深土黄色，质脆中空。略成海绵状，不相互粘连，无枯焦，易碎
阿胶、阿胶珠（蛤粉）	《山东省中药炮制规范》2002 年版	阿胶珠呈类圆珠形，表面黄白色或淡黄色，光滑，附有蛤粉细粉。质脆，易碎。断面中空略成海绵状，淡黄色。气微，味微甜
阿胶、阿胶珠（蛤粉）	《广东省中药炮制规范》1984 年版	阿胶珠炒后呈圆球形，发泡，外表灰白色或灰褐色，内无溏心
阿胶、阿胶珠（蛤粉）	《天津市中药饮片炮制规范》2012 年版	阿胶珠呈类圆球形，表面附着蛤粉，呈灰白色或深土黄色，质脆，中空，略呈海绵状，易碎

炮制品规格	现行标准	性状
阿胶、阿胶珠（蛤粉）、蒲黄炒阿胶珠	《上海市中药饮片炮制规范》2018年版	阿胶珠呈类球形，直径2～2.5cm，表面棕黄色或灰白色，附有白色粉末。体轻，质酥，易碎。断面中空或多孔状，淡黄色至棕色。气微，味微甜 蒲黄炒阿胶珠呈类球形，直径2～2.5cm。外表面棕黄色，具小瘤状突起。破碎面呈多孔状。质坚脆，易碎。气微
阿胶、阿胶珠（蛤粉或滑石粉）	《江西省中药饮片炮制规范》2008年版	阿胶珠呈圆球状，直径约1cm，表面黄白色。质脆易碎，碎断面蜂窝状，乌黑色，有角质样光泽。气香，味微甘
阿胶、阿胶珠（蛤粉）、胶珠（蒲黄烫）	《河南省中药饮片炮制规范》2005年版	阿胶珠呈圆球形，质松泡。外表面灰白色或灰褐色，内无溏心 胶珠（蒲黄烫）外表面呈棕褐色，其余同蛤粉烫阿胶
阿胶、阿胶珠（蛤粉）	《四川省中药饮片炮制规范》2002年版	阿胶珠呈圆珠形，表面黄褐色或暗灰黄色，微有腥气，质酥体轻，中心空泡
阿胶、阿胶珠（蛤粉）	《重庆市中药饮片炮制规范及标准》2006年版	阿胶珠为圆珠形，表面黄褐色或暗灰黄色，微有腥气，质酥体轻，中心空泡
阿胶、阿胶珠（蛤粉）、蒲黄炒阿胶	《贵州省中药饮片炮制规范》2005年版	阿胶珠呈圆球形，表面灰白色。质脆泡酥，中空，略呈海绵状。不粘连，不枯焦 蒲黄炒阿胶形同阿胶珠，表面深土黄色
阿胶、阿胶珠（蛤粉）、蒲黄炒阿胶	《江苏省中药饮片炮制规范》2002年版	阿胶珠呈圆球形。表面灰白色，质脆泡酥，中空，略呈海绵状。不粘连，无枯焦 蒲黄炒阿胶形同阿胶珠，深土黄色
蒲黄阿胶珠	《浙江省中药炮制规范》2015年版	蒲黄阿胶珠为类球形，有的具棱角，直径2～4cm。外表面棕黄色，附有深黄色粉末。体轻，质酥易碎，中空，内表面棕黄色至棕褐色，断面多孔状。气微，淡
蛤粉烫阿胶珠、蒲黄炒阿胶珠	《安徽省中药饮片炮制规范》2019年版	蛤粉烫阿胶珠呈类圆球形，表面灰白色或灰褐色。质脆，中空略呈蜂窝状。气微香，味微甘 蒲黄炒阿胶珠形同蛤粉烫阿胶珠，外表面棕褐色

续表

炮制品规格	现行标准	性状
阿胶、阿胶珠（蛤粉）	《福建省中药炮制规范》1988 年版	阿胶珠呈圆珠状，质脆，断面蜂窝状。蛤粉烫外表面灰白色或灰褐色，蒲黄烫外表面棕褐色
阿胶、阿胶珠（蛤粉）	《广西壮族自治区中药饮片炮制规范》2007 年版	阿胶珠呈类圆珠状，表面灰白色或灰褐色。质脆，中空呈蜂窝状。气微香，味微甘
阿胶、阿胶珠（蛤粉）、蒲黄炒阿胶	《湖北省中药饮片炮制规范》2009 年版	阿胶珠呈圆球形，质松泡，内无溏心，外表面灰白色或灰褐色 蒲黄炒阿胶呈圆球形，表面土黄色或棕褐色，内无溏心，质松泡，无焦枯，易碎
阿胶、阿胶珠（蛤粉）	《北京市中药饮片炮制规范》2008 年版	阿胶珠为类球形。表面黄棕色，附有少量灰白色粉末，中空，膨松略呈海绵状，质酥，易碎。气香，味微甘
阿胶丁、蛤粉炒阿胶、蒲黄炒阿胶	《新疆维吾尔自治区中药维吾尔药饮片炮制规范》2010 年版	阿胶丁为不规则碎块或小方块。表面黑褐色，有光泽。质硬而脆，断面光亮，碎片对光照视呈棕色半透明状。气微，味微甘 蛤粉炒阿胶呈圆球形。质松泡，外表灰白色或灰褐色，内部呈蜂窝状，不粘连，不枯焦。气微香，味微甘 蒲黄炒阿胶形如蛤粉炒阿胶，外表棕褐色
阿胶粉（蛤粉）、阿胶珠（蒲黄制）	《云南省中药饮片标准》2005 年版	阿胶粉为浅黄色至灰黄色粉末，手捻之有黏性。气微腥，味辛、微甘 阿胶粉（蒲黄制）为浅黄色至灰黄色粉末，手捻之有黏性。气微腥，味辛、微甘
阿胶、阿胶珠（蛤粉或滑石粉）	《湖南省中药饮片炮制规范》2010 年版	阿胶珠呈类圆球形，表面灰白色或深土黄色。质脆，中空略呈海绵状，不互相粘连，无枯焦，易碎

三、阿胶炮制方法的改进及研究

（一）阿胶炮制方法的改进

阿胶性腻味腥，不易粉碎应用，故要求炮制，炮制是保证其质优效佳的重要手段之一。因此，历代文献记载都非常重视阿胶的炮制方法。随着先进科技设备的介入，阿胶的炮制工艺及制备方法都得到了革新，许多医药工作者也做了相应的研究。现代炮制阿胶的方法除了《中国药典》及地方标准主要的蛤粉炒及蒲黄炒等，另外还有烘制法、蒲黄烘制、微波法、真空法等制成阿胶珠。

1. 烘制法 李题宝等不用炒法而用蛤粉烘制后粉碎阿胶，认为传统炒的炮制方法火候难掌握，易出现外炭化内溏心的现象，认为由炒法改进为烘法后更简便、快速，效果好。

具体方法：取洁净、干燥的铁盘，均匀撒上一层蛤粉，将未经切或砸的阿胶块平铺其上，块与块间距在 2.5cm 左右，然后置于已预热至 110℃ 左右的烘箱内，升温至 140～150℃，烘 1 小时，取出晾凉，放入布袋内，稍加捣碎，即可用粉碎机粉碎。此法烘制的阿胶块，外不焦煳，内无溏心，均匀鼓起，不用将成品的阿胶块砸碎或切成小块，不用在铁锅内加辅料翻炒，劳动强度大为降低，且无粉尘飞扬之弊，不污染环境，不损失阿胶，混入阿胶珠内的辅料也大为减少，并且可以很容易地计算出混入量。

2. 蒲黄烘制阿胶珠 蒲黄生用性凉，行血而兼消，炒后味涩，调血补血且止血，蒲黄制阿胶会增强其补血止血作用。江浙地区盛产蒲黄，蒲黄炒阿胶自古盛行，但缺乏相应标准对蒲黄炒阿胶的质量进行控制，阿胶经蒲黄炒制后产生哪些变化也没有相关资料参考。周坚、张华锋等人考察发现，阿胶经蒲黄炒制后性状发生了很大变化，由坚韧黏腻变得酥脆易碎，便于药用；显微鉴别中增加了蒲黄花粉粒的特征，虽然炒制后仅阿胶珠表层黏附一层薄薄的蒲黄花粉粒，但对于用药而言，是增加了一味能够止血、化瘀、通淋的中药。张振凌等改进了蒲黄炒阿胶珠的方法，改用蒲黄烘制阿胶珠，改变了蒲黄炒阿胶操作复杂、难度大、不便控制，火大易炒焦有损药性，火小温度低易炒成"僵子"等缺点。

具体方法：①蒲黄的预制：取生蒲黄，平铺烤盘中，厚约 1cm，选择温度至 190℃，烘至颜色由黄变褐（时间约 10 分钟），取出备用。②阿胶珠烘制：取阿胶平铺于盘中，将烘箱温度升至 90℃ 后放入烤盘，10 分钟后取出切丁。再将

0.5cm×2cm×2cm 的丁块摆放于盘中（下铺垫烘过的蒲黄炭约 1cm 厚），均匀覆盖一层蒲黄约 1cm。将烘箱温度升至 160℃，时间 20 分钟，阿胶丁即成色泽鲜黄，质地酥脆，轻捏即碎，内无溏心，形状浑圆，大小均匀的胶珠。此工艺用正交试验法比较，认为蒲黄烘阿胶珠烊化速率高，优于生品和炒制品，总氮、蛋白质含量及烊化速度均高于炒阿胶珠和阿胶丁。

3. 微波法炮制阿胶珠　传统炮制工艺操作难度较大，火候及温度较难掌握，温度过高成品焦化，温度过低则溏心，不能鼓起，且费工费时，劳动强度大。崔金玉等研究发现，微波加热受热均匀，饮片洁净度高，省工、省时，工艺简便易掌握，能准确地控制加热火候、时间，避免环境污染。

具体方法：取 3 份阿胶丁，大小为 0.4cm×0.4cm×0.6cm，每份 15g，放入铺有少量蛤粉的微波炉上层器皿中，在下层器皿加入 15mL 水，将两层器皿叠加一起放入烧烤型微波炉中，高火（100% 微波）加热 4 分钟，即可。

微波是一种高频率的电磁波，其频率范围在 300 ～ 300000MHz（相应的波长为 100 ～ 0.1cm）。不同强度的微波其频率不同，频率越高所产生的热量越多，阿胶珠内水分除去越多，所以微波强度为高火时阿胶珠的总氮量最高。同理，相同微波强度，时间越长，所产生的热量越多，水分除去越多，总氮量越高，但时间过长会出现焦煳现象，导致总氮量降低，微波时间为 4 分钟时总氮量最高。水分子属极性分子，介电常数较大，其介质损耗因数大，对微波具有很强的吸附能力，所产生的热能也多。所以，加水量越多，热能产生越多，微波炉内温度越高，越有利于除去阿胶珠内的水分，总氮量也就越高；但是如果加水量过多，在相同微波强度和时间的情况下，并不能使所有的水分子同时振荡，加水量为 15mL 时阿胶珠的总氮量最高。

4. 真空法炮制阿胶珠　朱建军在实际工作中发现蛤粉炒及蒲黄炒这两种方法不易掌握炮制程度，炮制时间过短易出现溏心，温度过高易发生焦煳与烫死，操作也较麻烦，其利用真空干燥设备来炮制阿胶，经过多次反复试验，对阿胶的炮制方法进行了改进。

具体方法：取阿胶块，砸成小块，平铺一层于方盘中，放入真空干燥器中，关闭破真空阀，抽真空，待真空干燥器中真空度至 0.06Mpa 时，打开夹层蒸汽阀，加热，使蒸汽压保持在 0.1Mpa，干燥。从透视孔看到阿胶块膨胀鼓起成球状后，关闭蒸汽阀，打开破真空阀，待真空破完，打开门放凉即可。此法炮制的阿胶珠呈球形，色呈金黄色，质地松泡，无溏心，手捏易碎，便于粉碎。

（二）阿胶炮制方法的研究

1. 阿胶炮制方法优选 蒋晓煌等对阿胶炮制方法优选进行了研究，目前主要有蛤粉炒、蒲黄炒、蒲黄烘、烘制法、微波法、真空法6种优选阿胶珠的最佳炮制方法，以外观性状、体积、硬度、溶散度等为评价指标，采用全概率综合评分，以其积分值最高者作为阿胶珠的最佳炮制方法。得出阿胶6种炮制方法的优劣顺序是：蛤粉炒＞真空法＞烘制法＞蒲黄烘＞蒲黄炒＞微波法。蒋晓煌等发现阿胶珠的炮制，胶丁的软化是关键，以100℃烘制约10分钟不软不硬为宜。若太软，易将胶块压扁，导致所切胶丁不呈正立方体，而呈扁形；若太硬，易脆裂。切条后，如条已硬化，须烘软后再切，否则脆裂，使胶丁形状不好，影响成品圆整度，且破碎太多，损耗太大。切面一定平整光滑，胶丁一定呈正立方体，炮制后的阿胶珠方能表面光洁、呈圆形。蛤粉炒外观优于其他5种方法，蛤粉炒与真空法的膨胀鼓起情况相当，蒲黄炒、蒲黄烘与烘制法次之，微波法最差。蛤粉炒外形很圆，表面光滑细腻，质酥易碎，黄色，气香，味甘、微苦；真空法外形不圆，有凹陷；微波法外形最差。其他5种炮制品表面均没有蛤粉炒光滑，且颜色与酥脆程度也都不如蛤粉炒的好。蛤粉炒以蛤粉温度达到140℃左右投入胶丁较好，此时，胶丁能较快膨胀鼓起，待阿胶珠基本成型、体积较大时，将火力降到最小，再炒至酥脆、内无溏心为度。

贺卫和等通过研究阿胶不同炮制品在胶艾汤中的止血作用来优选阿胶最佳炮制方法，胶艾汤源自《金匮要略·妇人妊娠病证并治第二十》，全方7味药，然其配伍严谨，用药精当，组方有序，疗效卓著，具有养血活血、暖宫散寒、调经止血、缓痛安胎之功效，一直被后世医家视为治疗冲任虚损下血的代表方。阿胶为胶艾汤中君药，具有补血滋阴、润燥、止血功效。用于血虚萎黄，眩晕心悸，肌痿无力，心烦不眠，虚风内动，肺燥咳嗽，劳嗽咯血，吐血尿血，便血崩漏，妊娠胎漏。但原方并未阐明方中各药的炮制方法，贺卫和等为探讨方中君药阿胶的最佳炮制方法，以小鼠出血时间与凝血时间为指标，比较生品、蛤粉炒、蒲黄炒、蒲黄烘、烘制法、微波法、真空法所得炮制品的止血作用差异。得出的结果是阿胶6种炮制品均有明显的止血作用，与空白组比较 $P < 0.05$ 或 0.01，其强弱顺序：蛤粉炒、真空法＞蒲黄烘、微波法＞烘制法、蒲黄炒，生阿胶作用最差。真空法及蛤粉炒阿胶的止血作用与宫血宁相当，无显著性差异，$P > 0.05$。从出血与凝血时间来看，蛤粉炒与真空法几乎相当，但蛤粉炒外观优于真空法，蛤粉炒外形很圆，表面光滑细腻，质酥易碎，黄色，气香，味甘、微苦；而真空法外形不圆，有凹陷，且颜色与酥脆程度不如蛤粉炒，加之所需设备也较为复杂，故炮制阿胶宜采用蛤粉炒。有报道蒲黄炒阿胶止血作用增强，但此实验结果表明，蒲黄炒在所有 7 种炮制品中是最差的，它与烘制法相差无几，其次是微波法与蒲黄烘，它们的外观与色泽也不好。这是因为蒲黄具有活血作用，还是实验误差，有待进一步验证。

2. 阿胶炮制工艺优选　程钰洁等采用 $L_9(3^4)$ 正交试验设计，以外观性状、水分、总灰分、特征多肽及氨基酸含量为指标，运用熵权逼近理想解排序法（TOPSIS）进行综合评价，优选出可制备优质阿胶珠且适用于现代化生产的炮制工艺参数，以炮制时间、炮制温度、每锅辅料用量为考察因素，结合直观分析、方差分析和熵权 TOPSIS 对正交试验结果进行评价，优选阿胶珠炮制工艺，并进行炮制工艺验证。结果表明，优选的阿胶珠炮制工艺参数为炮制时间 5 分钟、炮制温度 190℃、蛤粉∶阿胶为 30∶1；验证实验中 3 批样品各指标的 RSD 为 2.09%～4.91%。表明该阿胶珠炮制工艺合理可行，可为阿胶珠工业化炮制生产提供参考。

3. 阿胶珠规模化生产炮制研究　目前阿胶最优的炮制方法是传统的蛤粉炒，但是此炒法的缺点是工艺烦琐，产量小，费工费时，不适应阿胶珠大规模生产制作。赵旭等做了这方面的研究，采用炒药机进行炮制，方法如下：开启炒药机的除尘功能，将蛤粉（100 目筛）6kg 投入炒药机内，温度设定为 270℃加热，药锅旋转速度设定为慢速（14r/min），达到设定温度 270℃后迅速投入阿胶丁 500g，烫制 5 分钟后出锅，筛去蛤粉即得。

此法烫制的阿胶珠呈类圆球形，质松泡，外表面灰白色或灰褐色，内部呈蜂窝状，气微香，味甘。炒药机炮制阿胶珠需要掌握的关键点：阿胶丁切制应呈正方体，长宽不能大于 10mm；阿胶珠的烫制条件与蛤粉温度和烫制时间呈函数关系，蛤粉的温度应控制在 260～280℃，时间在 4～6 分钟，成品质量较好；炒药机内部空间大，应加大蛤粉的用量，每 1kg 阿胶丁，用蛤粉 8～10kg 为宜。与其他的炮制方法相比，炒药机炮制法操作方便，易于掌控，能够保持中医药特点，能耗低，效率高，产能是其他炮制方法的 10～20 倍，能够实现规模化生产，本方法具有工业化推广价值。

第二节　阿胶的制剂

阿胶的制剂种类多，传统制剂有汤剂、丸剂、膏剂；现代制剂有颗粒剂、合剂、胶囊剂、片剂。

一、阿胶的传统制剂

在漫长的历史长河中，人们不断发掘和探索阿胶的制剂方法，以使其能够更好地发挥药效。以阿胶为主要成分的古今制剂种类繁多，涵盖了汤剂、丸剂、膏剂等多种形式。这些制剂不仅丰富了阿胶的应用方式，还提高了其疗效的发挥。其中，著名的胶艾汤就是一款具有代表性的阿胶制剂。

（一）汤剂

汤剂是指将药物以煎煮或浸泡后弃渣取汁的方法制成的液体制剂。

1. 胶艾汤（宋·《太平惠民和剂局方》）

处方：阿胶（碎，炒燥）、川芎、甘草（炙）各二两，当归、艾叶（微炒）各三两，白芍药、熟干地黄各四两。

功能主治：治劳伤血气，冲任虚损，月水过多，淋沥漏下，连日不断，脐腹疼痛，及妊娠将摄失宜，胎动不安，腹痛下坠。或劳伤胞络，胞阻漏血，腰痛闷乱，或因损动，胎上抢心，奔冲短气，及因产乳，冲任气虚，不能约制，经血淋沥不断，延引日月，渐成羸瘦。

用法用量：每服三钱，水一盏，酒六分，煎至八分，滤去渣，稍热服，空心，食前，日三服。甚者连夜并服。

2. 猪苓汤（汉·张仲景《伤寒论》）

处方：猪苓（去皮）、茯苓、泽泻、阿胶、滑石（碎）各一两。

功能主治：脉浮发热，渴欲饮水，小便不利；少阴病，下痢六七日，咳而呕渴，心烦不得眠。

用法用量：以水 800mL，先煮四味，取 400mL，去津，入阿胶烊消，分两次温服。

3. 三甲复脉汤（清·吴瑭《温病条辨》）

处方：炙甘草六钱，干地黄六钱，生白芍六钱，麦冬五钱（不去心），阿胶三钱，麻仁三钱，生牡蛎五钱，生鳖甲八钱，生龟板一两。

功能主治：下焦温病，热深厥甚，脉细促，心中憺憺大动，甚则心中痛；燥久伤及肝肾之阴，上盛下虚，昼凉夜热，或干咳，或不咳，甚则痉厥。

用法用量：上药用水 1.6L，煮取 600mL，分三次服。

4. 清肝止淋汤（清·傅山《傅青主女科》）

处方：白芍一两（醋炒），当归一两（酒洗），生地五钱（酒炒），阿胶三钱（白面炒），粉丹皮三钱，黄柏二钱，牛膝二钱，香附一钱（酒炒），红枣十个，小黑豆一两。

功能主治：清肝火而扶脾气，治妇人有带下而色红者，似血非血，淋沥不断，所谓赤带也。

用法用量：水煎服。

5. 两地汤（清·傅山《傅青主女科》）

处方：大生地一两（酒炒），元参一两，白芍药五钱（酒炒），麦冬肉五钱，地骨皮三钱，阿胶三钱。

功能主治：肾水不足，虚热内炽，月经先期，量少色红，质稠黏，伴有潮热、盗汗，咽干口燥，舌红苔少，脉细数无力者。

用法用量：水煎服。药煎好后，阿胶入药汁中烊化。

6. 清燥救肺汤（清·喻嘉言《医门法律》）

处方：桑叶三钱（去枝梗），石膏二钱五分（煅），甘草一钱，人参七分，胡麻仁一钱（炒，研），真阿胶八分，麦门冬一钱二分（去心），杏仁七分（炮，去皮尖，炒黄），枇杷叶一片（刷去毛，蜜涂炙黄）。

功能主治：温燥伤肺，气阴两伤证。用于身热头痛，干咳无痰，气逆而喘，咽喉干燥，鼻燥，心烦口渴，胸满胁痛，舌干少苔，脉虚大而数。

用法用量：水一碗，煎六分，频频二三次，滚热服。

7. 黄连阿胶汤（黄连鸡子汤）（汉·张仲景《伤寒论》）

处方：黄连四两（12g），黄芩二两（6g），芍药二两（6g），鸡子黄二枚，阿胶（一云三挺）三两（9g）。

功能主治：少阴病，心中烦，不得卧；邪火内攻，热伤阴血，下利脓血。

用法用量：上五味，以水六升，先煮三物，取二升，去滓，纳胶烊尽，小冷，纳鸡子黄，搅令相得。温服七合，每日三次。

（二）丸剂

丸剂是指原料药物与适宜的辅料制成的球形或类球形固体制剂，包括蜜丸、水蜜丸、水丸、糊丸、蜡丸、浓缩丸、滴丸、糖丸、大蜜丸等。

1. 寿胎丸（清·张锡纯《医学衷中参西录》）

处方：菟丝子120g（炒炖），桑寄生60g，川续断60g，真阿胶60g。

功能主治：补肾，安胎。用于肾虚滑胎，及妊娠下血，胎动不安，胎萎不长者。

用法用量：上药将前三味轧细，水化阿胶和为丸，每丸重0.3g。每服20丸，开水送下，日服2次。

2. 驻车丸（《中国药典》）

处方：黄连360g，炮姜120g，当归180g，阿胶180g。

功能主治：滋阴，止痢。用于久痢伤阴，赤痢腹痛，里急后重，休息痢。

用法用量：口服。1次6～9g，1日3次。

3. 二十七味定坤丸（《中国药典》）

处方：西洋参60g，白术18g，茯苓30g，熟地黄30g，当归24g，白芍18g，川芎18g，黄芪24g，阿胶18g，醋五味子18g，鹿茸（去毛）30g，肉桂12g，艾叶（炒炭）60g，杜仲（炒炭）24g，续断18g，佛手12g，陈皮18g，姜厚朴6g，柴胡18g，醋香附12g，醋延胡索18g，牡丹皮18g，琥珀12g，醋龟甲18g，地黄30g，麦冬18g，黄芩18g。

功能主治：补气养血，舒郁调经。用于冲任虚损，气血两亏，身体瘦弱，月经不调，经期紊乱，行经腹痛，崩漏不止，腰酸腿软。

用法用量：口服。小蜜丸1次40丸，大蜜丸1次1丸，1日2次。

4. 七制香附丸（《中国药典》）

处方：醋香附550g，地黄20g，茯苓20g，当归20g，熟地黄20g，川芎20g，炒白术20g，白芍20g，益母草20g，艾叶（炭）10g，黄芩10g，酒萸肉10g，天冬10g，阿胶10g，炒酸枣仁10g，砂仁7.5g，醋延胡索7.5g，艾叶5g，粳米5g，盐小茴香5g，人参5g，甘草5g。

功能主治：舒肝理气，养血调经。用于气滞血虚所致的痛经、月经量少、闭经，症见胸胁胀痛、经行量少、行经小腹胀痛、经前双乳胀痛、经水数月不行。

用法用量：口服。1 次 6g，1 日 2 次。

5. 女金丸（《中国药典》）

处方：当归 140g，白芍 70g，川芎 70g，熟地黄 70g，党参 55g，炒白术 70g，茯苓 70g，甘草 70g，肉桂 70g，益母草 200g，牡丹皮 70g，没药（制）70g，醋延胡索 70g，没药（制）70g，醋延胡索 70g，藁本 70g，白芷 70g，黄芩 70g，白薇 70g，醋香附 150g，砂仁 50g，陈皮 140g，煅赤石脂 70g，鹿角霜 150g，阿胶 70g。

功能主治：益气养血，理气活血，止痛。用于气血两虚、气滞血瘀所致的月经不调，症见月经提前、月经错后、月经量多、神疲乏力、经水淋沥不净、行经腹痛。

用法用量：口服。水蜜丸 1 次 5g，小蜜丸 1 次 9g（45 丸），大蜜丸 1 次 1 丸，1 日 2 次。

6. 止红肠辟丸（《中国药典》）

处方：地黄（炭）96g，当归 96g，黄芩 96g，地榆炭 84g，栀子 84g，白芍 72g，槐花 64g，阿胶 64g，荆芥穗 64g，侧柏炭 64g，黄连 24g，乌梅 10g，升麻 5g。

功能主治：清热凉血，养血止血。用于血热所致的肠风便血、痔疮下血。

用法用量：口服。小丸 1 次 6 丸，大丸 1 次 1 丸，1 日 2 次。

7. 牛黄清心丸（局方）（《中国药典》）

处方：牛黄 25.7g，当归 45g，川芎 39g，甘草 150g，山药 210g，黄芩 45g，炒苦杏仁 37.5g，大豆黄卷 57g，大枣 90g，炒白术 75g，茯苓 48g，桔梗 39g，防风 45g，柴胡 39g，阿胶 51g，干姜 25g，白芍 75g，人参 75g，六神曲（炒）75g，肉桂 54g，麦冬 44g，白蔹 22.5g，蒲黄（炒）7.5g，麝香或人工麝香 6.4g，冰片 16.1g，水牛角浓缩粉 28.5g，冰片 161g，羚羊角 28.4g，朱砂 69.7g，雄黄 24g。

功能主治：清心化痰，镇惊祛风。用于风痰阻窍所致的头晕目眩、痰涎壅盛、神志混乱、言语不清及惊风抽搐、癫痫。

用法用量：口服。大蜜丸 1 次 1 丸，水丸 1 次 1.6g，1 日 1 次。

8. 当归养血丸（《中华人民共和国卫生部药品标准·中药成方制剂》）

处方：当归 150g，白芍（炒）150g，地黄 400g，炙黄芪 150g，阿胶 150g，牡丹皮 100g，香附（制）150g，茯苓 150g，杜仲（炒）200g，白术（炒）200g。

功能主治：益气养血调经。用于气血两虚所致的月经不调，症见月经提前、经血量少或量多、经期延长、肢体乏力。

用法用量：口服。1次9g，1日3次。

9. 妇科养荣丸（《中国药典》）

处方：当归200g，白术200g，熟地黄200g，川芎150g，酒白芍150g，醋香附150g，益母草150g，黄芪100g，杜仲100g，艾叶（炒）100g，麦冬50g，阿胶50g，甘草50g，陈皮50g，茯苓50g，砂仁10g。

功能主治：补养气血，疏肝解郁，祛瘀调经。用于气血不足，肝郁不舒，月经不调，头晕目眩，血漏血崩，贫血身弱及不孕症。

用法用量：口服。1次8丸，1日3次。

10. 定坤丹（《中国药典》）

处方：红参、鹿茸、西红花、三七、白芍、熟地黄、当归、白术、枸杞子、黄芩、香附、茺蔚子、川芎、鹿角霜、阿胶、延胡索等药味经加工制成的大蜜丸。

功能主治：滋补气血，调经舒郁。用于气血两虚、气滞血瘀所致的月经不调、行经腹痛、崩漏下血、赤白带下、血晕血脱、产后诸虚、骨蒸潮热。

用法用量：口服。1次半丸至1丸，1日2次。

11. 参茸保胎丸（《中国药典》）

处方：党参66g，龙眼肉20g，菟丝子（盐炙）33g，香附（醋制）41g，茯苓58g，山药50g，艾叶（醋制）41g，白术（炒）50g，黄芩66g，熟地黄41g，白芍41g，阿胶41g，炙甘草28g，当归50g，桑寄生41g，川芎（酒制）41g，羌活20g，续断41g，鹿茸20g，杜仲58g，川贝母20g，砂仁33g，化橘红41g。

功能主治：滋养肝肾，补血安胎。用于肝肾不足，营血亏虚，身体虚弱，腰膝酸痛，少腹坠胀，妊娠下血，胎动不安。

用法用量：口服。1次15g，1日2次。

12. 脏连丸（《中国药典》）

处方：黄连25g，黄芩150g，地黄75g，赤芍50g，当归50g，槐角100g，槐花75g，荆芥穗50g，地榆炭75g，阿胶50g。

功能主治：清肠止血。用于肠热便血，肛门灼热，痔疮肿痛。

用法用量：口服。水蜜丸1次6～9g，小蜜丸1次9g，大蜜丸1次1丸，1日2次。

13. 调经丸（《中国药典》）

处方：当归75g，酒白芍75g，川芎50g，熟地黄100g，醋艾炭50g，醋香附 200g，陈皮 50g，清半夏 50g，茯苓 59g，甘草 15g，炒白术 75g，制吴茱萸 25g，盐小茴香 25g，醋延胡索 25g，醋没药 25g，益母草 100g，牡丹皮 50g，续断 50g，酒黄芩 50g，麦冬 50g，阿胶 100g。

功能主治：理气活血，养血调经。用于气滞血瘀所致的月经不调、痛经，症见月经延期、经期腹痛、经血量少，或有血块，或见经前乳胀、烦躁不安、崩漏带下。

用法用量：口服。水蜜丸 1 次 6g，大蜜丸 1 次 1 丸，1 日 2 次。

14. 通脉养心丸（《中国药典》）

处方：地黄 100g，鸡血藤 100g，麦冬 60g，甘草 60g，制何首乌 60g，阿胶 60g，五味子 60g，党参 60g，醋龟甲 40g，大枣 40g，桂枝 20g。

功能主治：益气养阴，通脉止痛。用于冠心病心绞痛及心律不齐之气阴两虚证，症见胸痛、胸闷、心悸、气短、脉结代。

用法用量：口服。1 次 40 丸，1 日 1～2 次。

15. 安胎益母丸（《中华人民共和国卫生部药品标准·中药成方制剂》）

处方：益母草 100g，香附（醋制）40g，川芎 40g，当归 40g，续断 30g，艾叶 30g，白芍 30g，白术 30g，杜仲（盐水制）30g，党参 30g，茯苓 30g，砂仁 20g，阿胶（炒）20g，黄芩 20g，陈皮 20g，熟地黄 100g，甘草 10g。

功能与主治：调经，活血，安胎。用于气血两亏，月经不调，胎动不安。

用法用量：口服。1 次 1 丸，1 日 2 次。

（三）膏剂

膏剂是指用水或植物油将药熬浓缩而成的膏状制剂，又称膏方。

1. 山东阿胶膏（《中国药典》）

处方：阿胶 100g，党参 80g，白术 40g，黄芪 80g，枸杞子 40g，白芍 20g，甘草 40g。

功能主治：补益气血，润燥。用于气血两虚所致的虚劳咳嗽、吐血、妇女崩漏、胎动不安。

用法用量：开水冲服。1 次 20～25g，1 日 3 次。

2. 阿胶三宝膏（《中国药典》）

处方：阿胶 90g，大枣 300g，黄芪 300g。

功能与主治：补气血，健脾胃。用于气血两亏、脾胃虚弱所致的心悸、气短、崩漏、浮肿、食少。

用法用量：开水冲服。1 次 10g，1 日 2 次。

3. 阿胶补血膏（《中国药典》）

处方：阿胶 50g，熟地黄 100g，党参 100g，黄芪 50g，枸杞子 50g，白术 50g。

功能主治：补益气血，滋阴润肺。用于气血两虚所致的久病体弱、目昏、虚劳咳嗽。

用法用量：口服。1 次 20g，早晚各一次。

4. 养心定悸膏（《中国药典》）

处方：地黄 120g，麦冬 60g，红参 20g，大枣 60g，阿胶 20g，黑芝麻 50g，桂枝 30g，生姜 30g，炙甘草 40g。

功能主治：养血益气，复脉定悸。用于气虚血少，心悸气短，心律不齐，盗汗失眠，咽干舌燥，大便干结。

用法用量：口服。1 次 15 ～ 20g，1 日 2 次。

二、阿胶的现代制剂

随着科技的不断进步，传统的阿胶制剂已经无法满足现代人的需求，对阿胶进行现代制剂的研究显得尤为重要。通过现代制剂技术，可以将阿胶制成更便捷、高效、安全的现代制剂，如颗粒剂、合剂、胶囊剂、片剂等。这些现代制剂不仅保留了阿胶的传统药效，还提高了其生物利用度和稳定性，为患者提供了更多的选择。同时，现代制剂技术还可以对阿胶进行精制和提纯，分离出更有效的成分，进一步提高其疗效。因此，阿胶的现代制剂研究对于推动中药现代化进程和满足人们的健康需求具有重要意义。

（一）颗粒剂

颗粒剂是指原料药物与适宜的辅料混合制成具有一定粒度的干燥颗粒状制剂。

1. 驴胶补血颗粒（《中国药典》）

处方：阿胶 108g，黄芪 90g，党参 90g，熟地黄 60g，白术 45g，当归 30g。

功能主治：补血，益气，调经。用于久病气血两虚所致的体虚乏力、面黄肌瘦、头晕目眩、月经过少、闭经。

用法用量：开水冲服。1 次 1 袋，1 日 2 次。

2. 乙肝养阴活血颗粒（《中国药典》）

处方：地黄 66.67g，北沙参 83.33g，麦冬 66.67g，酒女贞子 83.33g，五味子 55.56g，黄芪 111.11g，当归 66.67g，制何首乌 83.33g，白芍 83.33g，阿胶珠 83.33g，泽兰 83.33g，牡蛎 111.11g，橘红 55.56g，丹参 111.11g，川楝子 55.56g，黄精（蒸）83.33g。

功能主治：滋补肝肾，活血化瘀。用于肝肾阴虚型慢性肝炎，症见面色晦暗、头晕耳鸣、五心烦热、腰腿酸软、齿鼻衄血、胁下痞块、赤缕红斑、舌质红少苔、脉沉弦、细涩。

用法用量：开水冲服。1 次 20g 或 1 次 10g（无蔗糖），1 日 3 次。

3. 加味化生颗粒（《中国药典》）

处方：当归 266g，桃仁 266g，益母草 266g，赤芍 200g，艾叶 200g，川芎 200g，炙甘草 200g，炮姜 200g，荆芥 200g，阿胶 34g。

功能主治：活血化瘀，温经止痛。用于瘀血不尽，冲任不固所致的产后恶露不绝，症见恶露不止、色紫暗或有血块、小腹冷痛。

用法用量：开水冲服。1 次 1 袋，1 日 3 次。

4. 孕康颗粒（《中国药典》）

处方：山药 312.5g，续断 187.5g，黄芪 250g，当归 187.5g，狗脊（去毛）250g，菟丝子 187.5g，桑寄生 125g，盐杜仲 187.5g，补骨脂 187.5g，党参 187.5g，茯苓 250g，炒白术 187.5g，阿胶 62.5g，地黄 250g，山茱萸 187.5g，枸杞子 250g，乌梅 125g，白芍 187.5g，砂仁 125g，益智 125g，苎麻根 187.5g，黄芩 125g，艾叶 20.8g。

功能主治：健脾固肾，养血安胎。用于肾虚型和气血虚弱型先兆流产和习惯性流产。

用法用量：开水冲服。早、中、晚空腹口服，1 次 1 袋，1 日 3 次。

5. 阿归养血颗粒（《中华人民共和国卫生部药品标准·中药成方制剂》）

处方：当归 386g，党参 24g，白芍 24g，甘草（蜜炙）12g，茯苓 24g，黄芪 24g，熟地黄 24g，川芎 12g，阿胶 24g。

功能主治：补养气血。用于气血亏虚，面色萎黄，眩晕乏力，肌肉消瘦，经闭，赤白带下。

用法用量：口服，1 次 10g，1 日 3 次。

（二）合剂（口服液）

合剂是指将药材用水或其他溶剂采用适宜的方法提取、纯化、浓缩制成的内服液体制剂。

1. 止血复脉合剂（《中国药典》）

处方：阿胶 200g，附片（黑顺片）90g，川芎 100g，大黄 50g。

功能主治：止血祛瘀，滋阴复脉。用于上消化道出血量多，症见烦躁或神志淡漠、肢冷、汗出、脉弱无力。可作为失血性休克的辅助治疗药物。

用法用量：口服。1 次 20 ～ 40mL，1 日 3 ～ 4 次，或遵医嘱。治疗失血性休克，开始 2 小时内服 180mL，第 3 ～ 12 小时和 12 ～ 24 小时分别服 90 ～ 180mL，第 2 ～ 7 天可根据病情恢复情况，每天给药 90 ～ 180mL，分数次口服或遵医嘱。

2. 孕康合剂（孕康口服液）（《中国药典》）

处方：山药 125g，续断 75g，黄芪 100g，当归 75g，狗脊（去毛）100g，菟丝子 75g，桑寄生 50g，杜仲（炒）75g，补骨脂 75g，党参 75g，茯苓 100g，白术（焦）75g，阿胶 25g，地黄 100g，山茱萸 75g，枸杞子 100g，乌梅 50g，白芍 75g，砂仁 50g，益智 50g，苎麻根 75g，黄芩 50g，艾叶 8.3g。

功能主治：健脾固肾，养血安胎。用于肾虚型和气血虚弱型先兆流产和习惯性流产。

用法用量：口服。早、中、晚空腹口服，1 次 20mL，1 日 3 次。

3. 妇康宝口服液（妇康宝合剂）（《中国药典》）

处方：熟地黄 173g，川芎 69g，白芍 139g，艾叶 69g，当归 104g，甘草 69g，阿胶 104g。

功能主治：补血，调经，止血。用于面色萎黄，头晕乏力，月经后错，量多色淡，经期延长。

用法用量：口服。1 次 10mL，1 日 2 次。

4. 阿胶补血口服液（《中华人民共和国卫生部药品标准·中药成方制剂》）

处方：阿胶 62.5g，熟地黄 125g，党参 125g，黄芪 62.5g，枸杞子 62.5g，白术 62.5g。

功能主治：补益气血，滋阴润肺。用于气血两虚所致的久病体弱、目昏、虚劳咳嗽。

用法用量：口服。1 次 20mL，早晚各 1 次，或遵医嘱。

5. 复方阿胶浆（《中国药典》）

处方：阿胶，红参，熟地黄，党参，山楂。

功能主治：补气养血。用于气血两虚，头晕目眩，心悸失眠，食欲不振及白细胞减少症和贫血。

用法用量：口服。1 次 20mL，1 日 3 次。

6. 养心定悸口服液（《中国药典》）

处方：地黄 400g，麦冬 200g，红参 67g，大枣 200g，阿胶 67g，黑芝麻 167g，桂枝 100g，生姜 100g，炙甘草 133g。

功能主治：养血益气，复脉定悸。用于气虚血少，心悸气短，心律不齐，盗汗失眠，咽干舌燥，大便干结。

用法用量：口服。1 次 20mL，1 日 2 次。

7. 养血饮口服液（《中国药典》）

处方：当归 150g，黄芪 200g，鹿角胶 15g，阿胶 5g，大枣 100g。

功能主治：补气养血，益肾助脾。用于气血两亏，崩漏下血，体虚羸弱，血小板减少及贫血，对放疗和化疗后引起的白细胞减少症有一定的治疗作用。

用法用量：口服。1 次 1 支，1 日 2 次。

8. 通脉养心口服液（《中国药典》）

处方：地黄 100g，鸡血藤 100g，麦冬 60g，甘草 60g，制何首乌 60g，阿胶 60g，五味子 60g，党参 60g，醋龟甲 40g，大枣 40g，桂枝 20g。

功能主治：益气养阴，通脉止痛。用于冠心病气阴两虚证，症见胸痛、胸闷、心悸、气短、脉弦细。

用法用量：口服。1 次 10mL，1 日 2 次。

9. 阿胶益寿口服液（《中华人民共和国卫生部药品标准·中药成方制剂》）

处方：人参 127g，黄芪（蜜炙）1270g，熟地黄 635g，制何首乌 635g，阿胶 317.5g，陈皮 254g，木香 127g，甘草 127g。

功能主治：补气养血。用于气血双亏，未老先衰，四肢无力，腰膝酸软，面黄肌瘦，健忘失眠，妇女产后诸虚。

用法用量：口服。1 次 20mL，1 日 2 ～ 3 次。

10. 阿胶补血口服液（《中国药典》）

处方：阿胶液（40%）160g，熟地黄 150g，党参 150g，黄芪（蜜炙）75g，白术（麸炒）75g，枸杞子 75g。

功能主治：滋阴补血，补中益气，健脾润肺。用于久病体弱，血亏目昏，虚劳咳嗽。

用法用量：口服。1 次 20mL，1 日 3 次。两个月为一个疗程。

（三）胶囊剂

胶囊剂是指药物或与适宜辅料填充于空心硬胶囊或密封于软胶囊材中制成的固体制剂。

1. 妇科止带胶囊（《中国药典》）

处方：椿皮 363g，五味子 64g，黄柏 363g，龟甲 242g，茯苓 363g，阿胶 120g，山药 363g。

功能主治：清热燥湿，收敛止带。用于慢性子宫颈炎，子宫内膜炎，阴道炎所致的湿热型带下病。

用法用量：口服。1 次 2～3 粒或 1 次 4～6 粒，1 日 2～3 次。

2. 坤泰胶囊（《中国药典》）

处方：熟地黄 600g，黄连 300g，白芍 300g，黄芩 300g，阿胶 100g，茯苓 100g。

功能主治：滋阴清热，安神除烦。用于绝经期前后诸证阴虚火旺者，症见潮热面红、自汗盗汗、心烦不宁、失眠多梦、头晕耳鸣、腰膝酸软、手足心热；妇女卵巢功能衰退更年期综合征见上述证候者。

用法用量：口服。1 次 4 粒，1 日 3 次，2～4 周为 1 个疗程，或遵医嘱。

3. 女金胶囊（《中国药典》）

处方：当归 89.6g，白芍 44.8g，川芎 44.8g，熟地黄 44.8g，党参 35.2g，麸炒白术 44.8g，茯苓 44.8g，甘草 44.8g，肉桂 44.8g，益母草 128g，牡丹皮 44.8g，醋没药 44.8g，醋延胡索 44.8g，藁本 44.8g，白芷 44.8g，黄芩 44.8g，白薇 44.8g，醋香附 96g，砂仁 32g，陈皮 89.6g，煅赤石脂 44.8g，鹿角霜 96g，阿胶 44.8g。

功能主治：益气养血，理气活血，止痛。用于气血两虚、气滞血瘀所致的月经不调，症见月经提前、月经错后、月经量多、神疲乏力、经水淋漓不净、行经腹痛。

用法用量：口服。1 次 3 粒，1 日 2 次。30 天为 1 个疗程。

4. 天紫红女金胶囊（《中国药典》）

处方：炙黄芪 53g，党参 53g，山药（酒炒）53g，炙甘草 13g，熟地黄 53g，当归80g，阿胶（蛤粉制）53g，白术53g，茯苓40g，盐杜仲40g，川芎40g，陈皮27g，香附（醋盐炙）80g，肉桂27g，三七（熟）27g，砂仁（去壳盐炙）27g，桑寄生40g，益母草53g，盐小茴香13g，牛膝13g，木香13g，酒白芍53g，丁香7g，艾叶（醋炙）80g，盐益智仁27g，醋延胡索13g，肉苁蓉40g，酒续断40g，地榆（醋炙）53g，荆芥（醋炙）40g，酸枣仁（盐炙）53g，海螵蛸53g，麦冬27g，椿皮27g，酒黄芩53g，白薇13g。

功能主治：益气养血，补肾暖宫。用于气血两亏，肾虚宫冷，月经不调，崩漏带下，腰膝冷痛，宫冷不孕。

用法用量：口服。1次3粒，1日2～3次。

5. 再造生血胶囊（《中国药典》）

处方：菟丝子（酒制）85g，红参（去芦）25.5g，鸡血藤59.5g，阿胶25.5g，当归42.5g，女贞子25.5g，黄芪42.5g，益母草25.5g，熟地黄42.5g，白芍25.5g，制何首乌42.5g，淫羊藿25.5g，酒黄精34g，鹿茸（去毛）2.55g，党参34g，麦冬25.5g，仙鹤草34g，麸炒白术25.5g，盐补骨脂25.5g，枸杞子34g，墨旱莲25.5g。

功能主治：补肝益肾，补气养血。用于肝肾不足，气血两虚所致的血虚虚劳，症见心悸气短、头晕目眩、倦怠乏力、腰膝酸软、面色苍白、唇甲色淡或伴出血；再生障碍性贫血、缺铁性贫血见上述证候者。

用法用量：口服。1次5粒，1日3次。

6. 致康胶囊（《中国药典》）

处方：大黄65g，黄连50g，三七50g，白芷31g，阿胶50g，龙骨（煅）44g，白及44g，醋没药31g，海螵蛸44g，茜草50g，龙血竭12g，甘草11g，珍珠4g，冰片4g。

功能主治：清热凉血止血，化瘀生肌定痛。用于创伤性出血，崩漏，呕血及便血等。

用法用量：口服。1次2～4粒，1日3次；或遵医嘱。

（四）片剂

片剂是指将原料药物与适宜辅料制成的圆形或异形片状固体制剂。

1. 妇良片（《中国药典》）

处方：当归75g，熟地黄75g，续断75g，白芍75g，山药75g，白术75g，地榆炭 75g，白芷 75g，煅牡蛎 75g，海螵蛸 75g，阿胶珠 75g，血余炭 50g。

功能主治：补血健脾，固经止带。用于血虚脾弱所致月经不调、带下病，症见月经过多、持续不断、崩漏色淡、经后少腹隐痛、头晕目眩、面色无华或带多清稀。

用法用量：口服。1 次 4～6 片，1 日 3 次。

2. 妇科止带片（《中国药典》）

处方：椿皮 363g，五味子 64g，黄柏 363g，龟甲 242g，茯苓 363g，阿胶 120g，山药 363g。

功能主治：清热燥湿，收敛止带。用于慢性子宫颈炎，子宫内膜炎，阴道炎所致湿热型带下病。

用法用量：口服。1 次 4～6 片，1 日 2～3 次。

3. 再造生血片（《中国药典》）

处方：菟丝子（酒制）85g，红参 25.5g，鸡血藤 59.5g，阿胶 25.5g，当归 42.5g，女贞子 25.5g，黄芪 42.5g，益母草 25.5g，熟地黄 42.5g，白芍 25.5g，制何首乌 42.5g，淫羊藿 25.5g，黄精（酒制）34g，鹿茸（去毛）2.55g，党参 34g，麦冬 25.5g，仙鹤草 34g，白术（炒）25.5g，补骨脂（盐制）25.5g，枸杞子 34g，墨旱莲 25.5g。

功能主治：补肝益肾，补气养血。用于肝肾不足、气血两虚所致的血虚虚劳，症见心悸气短、头晕目眩、倦怠乏力、腰膝酸软、面色苍白、唇甲色淡或伴出血；再生障碍性贫血、缺铁性贫血见上述证候者。

用法用量：口服。1 次 5 片，1 日 3 次。

4. 妇康片（《中华人民共和国卫生部药品标准·中药成方制剂》）

处方：益母草 250g，延胡索（醋制）50g，阿胶 25g，当归 100g，人参 50g，熟地黄 125g，白芍（酒制）5g，川芎 75g，白术（炒）75g，茯苓 75g，甘草（蜜炙）。

功能主治：补气，养血，调经。用于气血两亏，体虚无力，月经不调，经期腹痛。

用法用量：口服，1 次 5 片，1 日 2 次。

5. 保胎灵片（《中华人民共和国卫生部药品标准·中药成方制剂》）

处方：熟地黄 250g，牡蛎（煅）250g，五味子 200g，阿胶 100g，槲寄生 200g，巴戟天（去心）150g，白术（炒）200g，山药 200g，白芍 250g，龙骨（煅）

250g，续断 200g，枸杞子 200g，杜仲（炭）200g，菟丝子（饼）200g。

功能主治：补肾，固冲，安胎。用于先兆流产，习惯性流产及因流产引起的不孕症。

用法用量：口服。1 次 5 片，1 日 3 次。

》》》 参考文献

[1] 燕娜娜，熊素琴，陈鸿平，等.阿胶炮制历史沿革与现代研究进展［J］.中药材，2018，41（12）：2948-2952.

[2] 李金洋，胡婷婷，俞莹，等.阿胶的本草考证［J］.辽宁中医药大学学报，2024，26（5）：156-162.

[3] 李题宝，金凤环，王亚林，等.阿胶炮制方法的改进［J］.辽宁药物与临床，1999（2）：40.

[4] 周坚，张华锋，王亚琼，等.蒲黄炒阿胶的质量标准研究［J］.西北药学杂志，2018，33（02）：178-180.

[5] 张振凌，张本山，王磊，等.蒲黄炒阿胶珠炮制新工艺的研究［J］.河南中医药学刊，1997（06）：10-12.

[6] 崔金玉，贾天柱.微波炮制阿胶珠的工艺研究［J］.中成药，2008（05）：709-711.

[7] 朱建军.炮制阿胶的新方法［J］.时珍国医国药，1998（06）：43.

[8] 崔金玉.阿胶炮制工艺及质量控制研究［D］.沈阳：辽宁中医药大学，2010.

[9] 蒋晓煌，蒋孟良，贺卫和，等.不同炮制方法对阿胶珠品质影响的研究［J］.中国现代中药，2013，15（01）：53-55.

[10] 贺卫和，蒋孟良，曾婷，等.胶艾汤中阿胶炮制对其止血作用影响的研究［J］.中华中医药学刊，2011，29（10）：2315-2316.

[11] 程钰洁，文珊，邓怡芳，等.正交试验设计结合熵权 TOPSIS 优选阿胶珠炮制工艺［J］.中国现代中药，2023，25（02）：361-368.

[12] 赵旭，李轩.阿胶珠规模化生产的炮制研究［J］.中国中医药现代远程教育，2009，7（11）：79.

第四章　阿胶的化学成分

　　阿胶是由驴皮经煎煮、浓缩制成的固体胶，前期处理要经过漂、泡、去毛、搓、洗等环节，将其中毛、血、脂肪等去掉，剩余的真皮部分主要由胶原蛋白及少量蛋白聚糖、糖胺多糖等组成。

　　早在 20 世纪 30 年代，徐植琬等学者就对阿胶的化学成分进行分析报道，之后不少药物学家对阿胶的化学成分相继进行了研究。阿胶主要成分胶原在后续的煎煮、浓缩过程中，改疏水性为亲水性后逐渐从组织中溶于水，并有不同程度水解，水解可得明胶、蛋白质及多种氨基酸，通常认为明胶是阿胶中含量最多并且最具生物学活性的化学成分，它是部分胶原蛋白水解后多肽和蛋白质的混合物。阿胶内蛋白质含量占阿胶总量的 60% ～ 85%，总含氮量 16.43% ～ 16.54%，凝胶电泳结果表明阿胶中主要蛋白质的分子量在 2 ～ 24 万。化胶过程中，随着化皮时间延长，所得阿胶的特性黏度明显下降，说明驴皮明胶分子在化皮条件下持续解聚，其平均相对分子质量随着水解的加剧而不断减小。有研究者用凝胶排阻色谱法测定了 16 家的 40 批阿胶样品，并对样品图谱的主成分进行分析，发现阿胶中蛋白质和多肽类物质的分子质量主要集中在 6 ～ 20kDa。阿胶蛋白质种类主要有 3 种，分别是驴血清白蛋白、驴胶原蛋白 α_1（Ⅰ）型和驴胶原蛋白 α_2（Ⅰ）型，它们在总蛋白中的含量分别约为 19.6%、12.6% 和 11.67%。有研究表明阿胶中的血清白蛋白存在于驴真皮中，是其中的主要蛋白组分，对于阿胶补血作用至关重要。

　　每一种动物都有其特有的标志肽，通过检测样品胶中特征多肽的氨基酸序列可鉴别样品胶的种类，通过特征多肽追溯样品胶的动物来源可有效控制阿胶质量。有研究发现可通过 LC–MS/MS 多反应监测方法来鉴别特征多肽，并检测出阿胶中是否含有其他动物成分。因此，《中国药典》（2020 年版）规定阿胶以驴源多肽 A_1（$C_{41}H_{68}N_{12}O_{13}$）和驴源多肽 A_2（$C_{51}H_{82}N_{18}O_{18}$）的总量计，应不得少于 0.15%。此外，胶类药材中的甘氨酸、丙氨酸和脯氨酸的含量相对较高且性质较稳定，因此，《中国药典》还规定阿胶质量评定需测定 4 种主要氨基酸的含量，即按干燥品计算，含 L- 羟脯氨酸不得少于 8.0%，甘氨酸不得少于 18.0%，丙氨酸不得少于 7.0%，脯氨酸不得少于 10.0%。

　　除蛋白质、肽及氨基酸外，阿胶还含有糖类物质、脂肪酸、脂类物质、微量元素及挥发性物质等多种化学成分。糖类作为阿胶的主要组成部分之一，占阿胶的 8% ～ 10%，其中大部分为寡糖；除寡糖外，阿胶中还含有其他多种多糖类成分，如硫酸皮肤素、硫酸乙酰肝素、糖胺聚糖等，其中硫酸皮肤素是一种血管保护剂，有抗血栓的作用。此外，阿胶中的微量元素种类多达 27 种，其中 Fe、Cu、Zn、Mn 等必需微量元素中 Fe 元素的含量较高，可能与阿胶作为补血"圣药"治疗血虚等症有关。有研究表明，阿胶的补血作用主要是由阿胶所含的蛋白质、氨基酸、糖类物质和人体必需的微量元素共同协调完成。

第一节　蛋白质类、肽类及氨基酸类成分

　　胶原蛋白被认为是阿胶的主要活性成分，以 I 型胶原蛋白和 II 型胶原蛋白为主，另有学者从阿胶中分离鉴定出 α_1（II）型胶原蛋白、α_1（III）型胶原蛋白、α_1（IV）型胶原蛋白、α_1（X）型胶原蛋白、α_1（XI）型胶原蛋白、α_1（XVII）型胶原蛋白、α_2（XI）型胶原蛋白、α_4（IV）型胶原蛋白和 α_5（IV）型胶原蛋白。在阿胶制备过程中，原料驴皮中蛋白质的部分肽键发生断裂，形成多种小分子蛋白和多肽降解产物，故而阿胶主要成分为蛋白质及其分解产物肽和氨基酸。一般认为，组成蛋白质的多肽和氨基酸是造血物质，有助于血细胞增殖、分化成熟和释放，可增强机体代谢，促进血细胞生成。

一、蛋白质类、肽类及氨基酸

　　有研究者从阿胶中检出 316 种可识别的蛋白，发现其在 10 ～ 250kDa 之间呈弥散分布，主要为胶原蛋白、免疫球蛋白、核心蛋白聚糖、双糖链蛋白聚糖、光蛋白聚糖和纤调蛋白等富含亮氨酸的小分子蛋白聚糖。

　　在阿胶制备过程中，驴皮中的部分蛋白质分解为氨基酸及多肽。有学者利用液相色谱 - 质谱 / 质谱联用技术从阿胶消化产物中得到 519 种活性肽，其分子量在 661.4 ～ 2851.4Da，其中肽 KGETGLR、SGLDGAKG 和 ADGVAGPK 分别具有降血压、抗老年痴呆和抗肿瘤的潜力。另有研究者借助纳升液相色谱串联质谱（nano LC-Q-Exactive-MS/MS）分析技术和鸟枪法（shotgun）蛋白质组学分析

技术从阿胶中分离鉴定出 2291 个马属肽段，其中，最长的肽段由 41 个氨基酸构成，最短的肽段由 7 个氨基酸构成，多肽长度主要分布在 7 ~ 18 个，见图 4-1。阿胶胰酶酶解液中鉴定的肽段氨基酸出现频次统计结果见图 4-2。据统计，亲水氨基酸和疏水氨基酸出现总频次分别为 15674、12383 次，表明阿胶酶解液中的肽段以亲水性肽段居多。同时对阿胶胰酶酶解后所得肽段的相对分子质量分布进行统计，检出的马属肽段的相对分子质量介于 584.30 ~ 4384.11，其中相对分子质量在 1000 ~ 1500 的肽段最多，且有 92.01% 的肽段相对分子质量小于 2000。据已有研究报道，相对分子质量为 15kDa 及以下的多肽可透肠吸收入血。

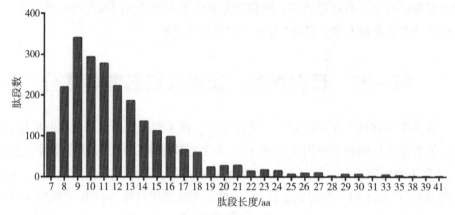

图 4-1　阿胶胰酶水解肽段的长度分布

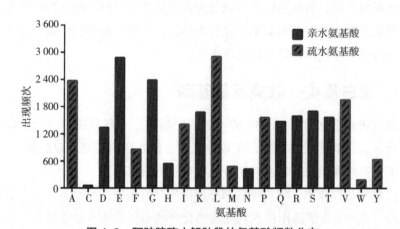

图 4-2　阿胶胰酶水解肽段的氨基酸频数分布

A. 丙氨酸；C. 半胱氨酸；D. 天门冬氨酸；E. 谷氨酸；F. 苯丙氨酸；G. 甘氨酸；H. 组氨酸；I. 异亮氨酸；K. 赖氨酸；L. 亮氨酸；M. 甲硫氨酸；N. 天冬酰胺；P. 脯氨酸；Q. 谷氨酰胺；R. 精氨酸；S. 丝氨酸；T. 苏氨酸；V. 缬氨酸；W. 色氨酸；Y. 酪氨酸

有研究针对阿胶酶解液中多肽类成分（前30）进行质谱鉴定分析，发现质谱响应排名前30的马属肽段多源于Ⅰ型胶原蛋白 α_1 和Ⅰ型胶原蛋白 α_2。借助MaxQuant软件及马属数据库，对上述鉴定出的肽段进行归属，发现其来源于678个马属蛋白。其中包括胶原蛋白17个（9个胶原蛋白 α_1，3个胶原蛋白 α_2，3个胶原蛋白 α_3，2个胶原蛋白 α_6），激酶类蛋白20个，肌球蛋白15个，角蛋白类15个，肌动蛋白类8个，原肌球蛋白7个，组蛋白类7个，热休克蛋白类5个，细丝蛋白3个，微管蛋白类3个；还包括一些来源于马属的磷脂结合蛋白、脱氢酶、异构酶、延长因子、层粘连蛋白、蛋白多糖类等，以及一些未知功能蛋白等；同时，鉴定出了区别于新阿胶、黄明胶的血影蛋白2个，还鉴定出了抗凝血酶Ⅲ，是血浆中抑制血液凝固的关键物质，提示其可能与阿胶抗凝血的药理活性相关。阿胶酶解液中检出的响应值最高的3个成分分别为F6SSG3、F6RTI8、F6QAT0蛋白，其中F6SSG3为Ⅰ型胶原蛋白 α_1，F6RTI8为Ⅰ型胶原蛋白 α_2，F6QAT0为Ⅵ型胶原蛋白 α_3，提示阿胶总蛋白中胶原蛋白的含量居多。阿胶中蛋白质占比较高，故较难消化吸收，这正与中医学指出的阿胶"滋腻碍胃"相吻合。对于消化功能差的患者，单纯口服阿胶不仅不会达到应有的药效，反而会增加胃肠负担。生活中人们服用阿胶都是经过炖煮，高温使得阿胶中的蛋白进一步分解成氨基酸、多肽等易于消化吸收的小分子物质，从而发挥功效。

氨基酸是组成多肽和蛋白质的基本单位，也是阿胶质量控制的指标性成分之一。已经有学者从阿胶中分离鉴定出19种氨基酸（包括9种必需氨基酸），具体成分见图4-3，其中人体必需氨基酸占总氨基酸含量的比例高达16.98%～21.22%，以甘氨酸（Gly）和脯氨酸（Pro）的含量较高。目前认为脯氨酸（Pro）、丙氨酸（Ala）、谷氨酸（Glu）、天冬氨酸（Asp）、亮氨酸（Leu）、异亮氨酸（Ile）、苏氨酸（Thr）是阿胶的特征氨基酸。

二、不同年份、不同厂家阿胶氨基酸成分分析

不同年限熬制的阿胶，其主要氨基酸含量没有显著差异，见表4-1。有研究者采用全自动氨基酸分析仪分别测定18家企业共18批次阿胶中17种氨基酸的含量，结果发现，不同厂家生产的阿胶，其氨基酸的总含量在66.1%～82.0%不等，其中各种氨基酸的含量也有一定差异，见表4-2。由表4-2可知，在已测定的氨基酸中，Gly和Pro在阿胶中含量较高，Ala、Arg（精氨酸）和Asp次之，而Cys（半胱氨酸）的含量最低。样品中Gly、Pro的含量较高，进一步证明阿胶中蛋白

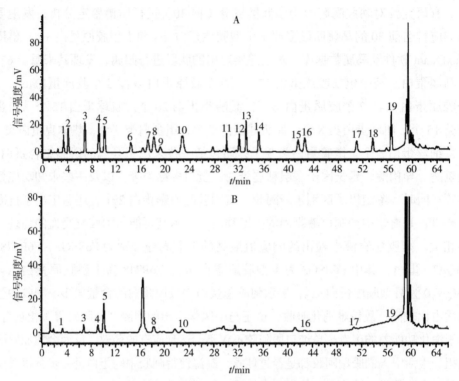

图 4-3　19 种氨基酸混合对照品（A）及阿胶样品（B）HPLC 色谱图

1.L- 天门冬氨酸；2.L- 谷氨酸；3.L- 羟脯氨酸；4. 丝氨酸；5. 甘氨酸；6. 组氨酸；7. 苏氨酸；8. 丙氨酸；9.L- 精氨酸；10.L- 脯氨酸；11. 半胱氨酸；12.L- 酪氨酸；13. 缬氨酸；14. 蛋氨酸；15. 异亮氨酸；16. 亮氨酸；17. 苯丙氨酸；18. 色氨酸；19. 赖氨酸

质类化学成分主要由胶原蛋白构成，故而可以利用测定氨基酸含量来监控阿胶质量。此外，除桃源阿胶外，其余 17 批次均含有 17 种目标氨基酸，包括 Thr、Val（缬氨酸）、Met（蛋氨酸）、lle、Leu、Phe（苯丙氨酸）和 Lys（赖氨酸）7 种人体必需氨基酸。

表 4-1　不同年份阿胶中氨基酸含有量测定结果

年份	L- 羟脯氨酸 /%	甘氨酸 /%	丙氨酸 /%	脯氨酸 /%
2020 年版《中国药典》标准	8.0	18.0	7.0	10.0
2015	9.4	19.8	8.3	11.8
2014	9.1	19.0	7.9	10.6
2013	8.6	18.8	8.6	10.7
2012	9.7	18.9	7.3	11.1
2011	8.9	19.7	7.7	11.4

表4-2　18家企业18批次阿胶中17种氨基酸的含量测定结果

样品简称	编号	氨基酸含量，%																	
		Asp	Thr	Ser	Glu	Gly	Ala	Cys	Val	Ile	Met	Leu	Tyr	Phe	His	Lys	Arg	Pro	总含量
古陆胶阿胶	1	4.8	1.5	2.7	7.4	18.1	7.4	0.1	1.9	1.7	2.0	3.2	1.1	1.4	0.7	3.2	6.6	10.7	74.5
圣胶阿胶	2	4.9	1.6	2.7	7.4	18.2	7.6	0.2	1.9	1.7	2.0	3.1	1.2	1.5	0.9	3.0	6.9	10.8	75.6
生力源阿胶	3	4.9	1.6	2.8	7.8	19.1	8.1	0.2	1.9	1.7	1.9	3.1	1.1	1.3	0.7	3.1	7.5	11.6	78.4
福禄堂阿胶	4	5.4	1.7	2.9	8.1	19.4	8.2	0.2	2.1	1.9	2.1	3.3	1.3	1.5	0.8	3.3	8.0	11.8	82.0
东润阿胶	5	4.6	1.4	2.8	7.2	18.4	7.4	0.2	1.7	1.5	1.8	3.0	1.1	1.4	0.7	2.9	7.3	10.6	74.0
华宝阿胶	6	5.2	1.6	2.9	8.0	18.9	8.3	0.2	1.9	1.7	1.9	3.2	1.1	1.5	0.8	3.2	7.6	11.7	79.7
古井阿胶	7	5.0	1.6	2.8	7.8	18.5	7.8	0.2	1.9	1.7	2.0	3.2	1.2	1.4	0.8	3.0	7.7	11.1	77.7
阳谷阿胶	8	4.9	1.5	2.6	7.6	18.3	7.6	0.1	1.9	1.7	1.9	3.1	1.1	1.5	0.8	3.1	6.7	10.8	75.2
盛源阿胶	9	5.0	1.6	2.8	7.9	19.5	8.0	0.1	1.9	1.8	2.0	3.2	1.3	1.5	0.7	3.0	7.5	11.3	79.1
宝典阿胶	10	4.1	1.3	2.3	6.3	16.8	6.5	0.1	1.7	1.5	2.1	2.9	1.1	1.3	0.7	2.3	6.5	9.2	66.7
汇康阿胶	11	4.5	1.4	2.5	6.9	18.0	7.1	0.1	1.7	1.6	1.9	3.0	1.1	1.3	0.7	3.0	7.1	10.1	72.0
鲁胶阿胶	12	4.7	1.6	2.9	7.7	18.5	7.8	0.1	1.7	1.6	1.7	3.0	1.1	1.4	0.6	2.8	7.1	11.2	75.5
桃源阿胶	13	5.2	1.7	2.9	8.0	18.1	8.1	0.0	2.1	1.7	1.8	3.2	1.2	1.4	0.8	3.2	7.5	11.7	78.6
益寿堂阿胶	14	4.1	1.2	2.2	6.3	16.2	6.8	0.1	1.7	1.4	1.9	2.7	1.0	1.2	0.7	2.6	6.5	9.5	66.1
德兴堂阿胶	15	4.9	1.6	2.7	7.4	18.4	7.7	0.2	1.8	1.7	1.7	3.0	1.1	1.6	0.8	2.8	6.6	11.1	75.1
东芝堂阿胶	16	4.4	1.3	2.4	6.6	18.1	7.1	0.2	1.4	1.3	1.5	2.6	0.9	1.4	0.6	2.9	6.9	10.1	69.7
东阿阿胶	17	5.1	1.6	2.8	7.8	19.2	8.0	0.1	2.0	1.8	2.4	3.3	1.4	1.6	0.7	3.2	7.7	11.4	80.1
福胶阿胶	18	4.7	1.5	2.6	7.3	18.2	7.4	0.2	1.9	1.7	2.1	3.1	1.2	1.6	0.8	3.1	6.0	10.5	73.9

三、不同生产工艺对阿胶氨基酸成分含量的影响

《中国药典》规定，制作阿胶需要将驴皮脱毛。在食品工业中，常见的脱毛工艺有烫毛、燎毛、蒸汽脱毛、松香甘油酯脱毛、酶解脱毛等。在总结以上各脱毛工艺优缺点的基础上，有研究者选用中性蛋白酶和碱性蛋白酶，研究驴皮低温酶解脱毛方法及其对阿胶质量的影响，以期为阿胶产业化生产中驴皮高效脱毛技术的研发提供参考。不同酶解驴皮制备阿胶的水分、灰分、水不溶物及氨基酸含量检测结果见表4-3。

表4-3　不同酶解驴皮制备阿胶的水分、灰分、水不溶物及氨基酸含量检测结果

项目	1% 碱性蛋白酶脱毛（%）	1% 中性蛋白酶脱毛（%）	《中国药典》2020 年版质量标准
水分	8.50	12.20	< 15.00
灰分	0.43	0.50	< 4.00
水不溶物	0.16	0.20	< 2.00
L- 羟脯氨酸	19.20	18.80	>8.00
甘氨酸	44.70	46.20	>18.00
丙氨酸	13.80	13.90	>7.00
L- 脯氨酸	22.30	20.90	>10.00

近年来，对阿胶成分的研究主要集中在含量较高的蛋白质上，大多数学者认为阿胶发挥疗效的主要成分是胶原蛋白，《中国药典》（2020 年版）也继续保留了其主要组成氨基酸的含量测定方法。但实际上阿胶是驴皮经化皮、浓缩、炼胶等长时间高温过程中逐渐降解后形成的复杂多元体系，不同厂家阿胶生产工艺及辅料均存在一定差异，导致其所含成分含量、分子质量分布、物理性状等均有较大区别。齐晓丹等采用高压化皮 – 减压浓缩、高压化皮 – 常压浓缩、常压化皮 – 减压浓缩、常压化皮 – 常压浓缩工艺制备阿胶，HPLC 法测定 L- 羟脯氨酸、甘氨酸、丙氨酸、L-脯氨酸含量，见表4-4。由表可知，4 种工艺所制备样品中各氨基酸含量有一定差异。

表4-4　不同生产工艺氨基酸含量测定结果（n=3）

制备工艺	L- 羟脯氨酸（mg/g）	甘氨酸（mg/g）	丙氨酸（mg/g）	L- 脯氨酸（mg/g）
高压化皮 – 减压浓缩	105	215	93	122
高压化皮 – 常压浓缩	117	224	89	136
常压化皮 – 减压浓缩	113	209	97	117
常压化皮 – 常压浓缩	108	218	85	128

第二节　挥发性成分

　　阿胶的主要原料为驴皮，辅料为黄酒、豆油和冰糖，具有特异性气味，其独特的气味主要是由阿胶腥味、焦煳味和肉味组成。用阿胶的特征香气（挥发性成分）可鉴别阿胶品质，区分不法商贩利用猪皮、牛皮或明胶制品仿制的阿胶，保护消费者的利益和健康。

一、概述

　　有研究者用蒸馏提取法提取阿胶中的挥发性物质，然后利用 GC-MS 对提取物进行了定性分析，结果鉴定出 23 种挥发物，其中 12 种具有特殊气味，分别具有刺激性辛香气味、类似薄荷气味、刺激性臭味、特殊香气或令人不悦的气味等。研究结果显示，异硫氰酸甲酯在所有挥发性物质中的相对含量较高，是阿胶的主要腥味物质。然而，另有研究者利用气相色谱 – 质谱鉴定出 65 种挥发性物质，包括醛类、吡嗪类、醇类、酮类、酯类、萜类、内酯类、羧酸类、呋喃类、酚类和含硫化合物，主要为醛类（鉴定出 13 种）、吡嗪类，其次为酮类、含硫化合物等，其中并不含异硫氰酸甲酯。

　　毛跟年等提取阿胶中的挥发性物质并鉴定出构成腥味的主要成分，其用蒸馏提取法提取阿胶中的挥发性物质，提取时加入十二烷基硫酸钠（SDS），使挥发性物质充分解离释放，然后利用气相色谱 – 质谱联用法（GC-MS）对提取物进行定性分析。结果鉴定出 23 种挥发物，详见表 4-5，包括 2 种酯类、2 种醇类、1 种酸、1 种醛、4 种酮类、3 种卤代烃、2 种芳香族化合物、3 种杂环化合物，剩余都属于烷烃和烯烃。此外，具有特殊气味的成分有 16 种，包括 2 种酯、4 种酮、1 种醇、1 种醛、3 种卤代烃、2 种芳香族化合物、3 种杂环化合物，具有刺激性辛香气味、类似薄荷气味、刺激性臭味、特殊的香气或令人不悦的气味等。其中，异硫氰酸甲酯在所有挥发性物质中的相对含量较高，在阿胶腥味的构成中发挥着主要作用。异硫氰酸甲酯属于异硫氰酸酯类（RNCS，芥子油类的主要成分），一般具有催泪性刺激辛香气味。异硫氰酸甲酯是含硫化合物，此类挥发性物质大多有很强的嗅感，是一些食品不良气味的主要"贡献者"。9,12-十八碳二烯酸（顺，顺）甲酯属于脂肪族酯类，此类酯大多有水果香气和近似水果香气。顺 –p– 薄荷 –8（10）– 烯 –9– 醇属于薄荷烯醇类物质，有类似薄荷气

味。顺 –13– 十八碳烯酮、顺 –5– 甲基 –6– 二十一烯酮、2– 亚甲基 – 环十二酮
及顺 –14– 甲基 –8– 十六烯醛都属于 C_{10} 以上的醛和酮，此类醛和酮的气味多变，
有的略带香气，有的则带有刺激性臭味。马兜铃烯环氧化物、1– 甲基 –4–（2–
甲基环氧乙烷基）–7– 氧杂二环庚烷及 2– 氨基 –6,7– 二甲基 –5,6,7,8– 四氢 –4–
羟基蝶啶都属于杂环类化合物，具有特殊的香气或令人不悦的气味。氧杂环十七
烷 –2– 酮既有氧杂环，又有酮基，气味复杂。1– 溴二十二烷、1– 氯十八烷和 1–
氯正十四烷都属于卤代烃，卤代烃是一类具有特殊气味并对人体有害的物质。2–
甲基萘和 3–（1– 甲乙基）–1,1' – 联苯都属于短链脂肪烃基取代的芳香族化合物，
大多也具有令人不悦的气味。2– 十二烯 –1– 甲基（–）丁二酸属于 C_{16} 以上的脂
肪酸，顺 –13– 十八碳二烯醇属于 C_{18} 以上的脂肪醇，由于蒸汽压太低，不显气
味；其余的烷烃和烯烃亦不显示气味。阿胶的腥味可能与以上显示气味的 16 种
化合物的存在有直接关系。

表 4–5　阿胶中挥发性成分气 – 质联机分析结果

峰号	化合物名称	保留时间 /min	质量分数 /%
1	异硫氰酸甲酯	6.314	20.37
2	2– 甲基萘	22.816	1.14
3	3–（1– 甲乙基）–1,1' – 联苯	31.164	1.01
4	1– 氯正十四烷	33.121	1.49
5	2– 氨基 –6,7– 二甲基 –5,6,7,8– 四氢 –4– 羟基蝶啶	33.179	1.31
6	三十四烷	35.141	1.85
7	1– 甲基 –4–（2– 甲基环氧乙烷基）–7– 氧杂二环庚烷	36.486	2.46
8	二十一烷	37.069	5.27
9	4–（4– 乙基环乙基）–1– 戊基 – 环己烯	37.132	4.54
10	顺 –13– 十八碳烯酮	38.557	2.79
11	1– 溴二十二烷	38.912	5.29
12	顺 –5– 甲基 –6– 二十一烯酮	39.930	1.48
13	马兜铃烯环氧化物	40.297	1.11
14	顺 –p– 薄荷 –8（10）– 烯 –9– 醇	40.394	2.09
15	二十三烷	40.686	17.77
16	2– 十二烯 –1– 甲基（–）丁二酸	40.817	0.73
17	2– 亚甲基 – 环十二酮	41.012	7.71
18	顺 –14– 甲基 –8– 十六烯醛	41.098	1.67

续表

峰号	化合物名称	保留时间 /min	质量分数 /%
19	正十四烷	42.545	4.14
20	9,12- 十八碳二烯酸（顺，顺）甲酯	43.032	7.15
21	氧杂环十七烷 -2- 酮	44.668	2.24
22	1- 氯十八烷	44.874	6.21
23	顺 -13- 十八碳二烯醇	45.469	0.15

张鹏云等利用顶空固相微萃取 – 气相色谱 – 质谱（HS–SPME–GC–MS）结合自动解卷积技术从阿胶中分析出 41 种挥发性物质，主要包括 10 种吡嗪类化合物（48.85%）、8 种醛类化合物（26.37%）、5 种酯类化合物（8.18%）、6 种酮类化合物（6.35%）及 12 种其他类化合物（5.89%）。其中含量最高的成分为 2,5-二甲基吡嗪，占挥发性物质总面积的 20.35%，其次为壬醛（16.67%）、2,3,5- 三甲基吡嗪（13.80%）、3- 乙基 -2,5- 甲基吡嗪（9.54%）、邻苯二甲酸二异丁酯（4.42%）、己醛（3.30%）、2- 癸酮（3.23%）、苯甲醛（3.00%）、2- 壬酮（1.95%）、2,2,4- 三甲基戊二醇异丁酯（1.87%），这 10 种成分共占阿胶挥发性物质总含量的 78.13%，详见表 4-6。吡嗪类化合物具有烤香、坚果香、咖啡香等香味特征。由于阿胶的制作过程需要长时间加热，所以产生了大量的吡嗪类化合物，本研究鉴定出 10 种该类化合物。

表 4-6　阿胶的挥发性成分 *

组分	保留指数		匹配度		相对含量 / %	RSD / %
	计算值	参考值	正匹配	反匹配		
戊醛	700	699	921	921	0.31	5.67
甲苯	765	763	935	935	0.36	2.54
己醛	802	800	961	966	3.30	4.53
2- 甲基二氢 -3（2H）呋喃酮	811	809	910	910	0.00	7.12
2- 甲基吡嗪	829	831	918	918	0.63	7.06
3- 甲基丁酸	855	863	900	900	0.71	6.63
2- 甲基丁酸	865	861	931	931	0.24	5.63
对二甲苯	870	865	866	866	0.10	8.83
2- 庚酮	893	891	899	904	0.57	8.29
庚醛	904	901	963	963	1.00	6.21

续表

组分	保留指数		匹配度		相对含量 / %	RSD / %
	计算值	参考值	正匹配	反匹配		
2,5- 二甲基吡嗪	914	917	937	937	20.35	4.44
（Z）-2- 庚烯醛	961	958	850	850	0.21	9.80
苯甲醛	966	962	962	962	3.00	3.95
2,3- 辛二酮	987	984	865	865	0.33	6.16
甲基庚烯酮	991	986	829	829	0.27	8.39
2- 戊基呋喃	994	993	910	918	1.50	3.57
2- 乙基 -6- 甲基吡嗪	1002	1003	941	941	1.40	4.18
2,3,5- 三甲基吡嗪	1006	1004	931	932	13.80	2.98
2- 乙烯基 -6- 甲基吡嗪	1022	1031	839	889	0.56	6.66
反 -2- 辛烯醛	1063	1060	876	876	0.55	6.11
正辛醇	1076	1071	925	929	0.62	4.48
3- 乙基 -2,5- 甲基吡嗪	1083	1082	924	930	9.54	3.00
2,6- 二乙基吡嗪	1089	1084	889	919	0.17	7.24
2,3- 二甲基 -5- 乙基吡嗪	1091	1090	914	914	0.73	3.62
2- 壬酮	1095	1092	951	951	1.95	2.71
壬醛	1107	1104	954	954	16.67	6.16
2- 甲基 -3,5- 二乙基吡嗪	1163	1162	880	880	0.57	5.13
2,3,5- 三甲基 -6- 乙基吡嗪	1166	1163	914	916	1.10	4.22
萘	1192	1182	818	896	0.23	4.20
2- 癸酮	1196	1193	942	942	3.23	3.90
癸醛	1209	1206	945	945	1.33	4.90
3- 甲基十三烷	1371	1371	894	894	0.70	5.90
（Z）-3- 十四碳烯	1392	1384	909	909	0.35	6.04
长叶烯	1415	1405	878	878	0.32	4.25
1- 环戊基壬烷	1451	1451	863	863	0.28	8.50
3- 甲基一十五烷	1571	1570	853	858	0.48	9.05
2,2,4- 三甲基戊二醇异丁酯	1602	1588	917	917	1.87	8.97
邻苯二甲酸二异丁酯	1882	1877	937	937	4.42	9.96
邻苯二甲酸 -1- 丁酯 -2- 异丁酯	1929	1924	910	910	0.21	9.36
邻苯二甲酸二丁酯	1977	1970	949	950	1.05	8.98
己二酸二（2- 乙基己）酯	2406	2398	913	913	0.63	4.33

* 参考值通过 http：//webbook.nist.gov/chemistry / 搜索获得。

随新平等采用感官分析法构建了阿胶的风味轮廓图，为了深入挖掘阿胶的风味贡献成分，采用固相微萃取法（solid-phase micro-extraction，SPME）和溶剂辅助风味蒸发法（solvent-assisted flavolevaporation，SAFE）提取阿胶的挥发性物质。以此为基础，利用气相色谱 – 嗅闻（gas chromatography-olfactometry，GC-O）联用仪和香气活度值（odor activity value，OAV）共同确定其香气活性物质。结果表明，阿胶的风味轮廓主要以阿胶腥味、焦煳味和肉味为主，两种提取方法分别检出 40 种和 47 种挥发性物质，SAFE 法对阿胶的萃取效果较好，详见表 4-7。其中，经 SPME 法共检出香气活性物质 34 种，GC-O 法和 OAV 法分别检出香气活性物质 23 种和 24 种；经 SAFE 法共检出香气活性物质 41 种，GC-O 法和 OAV 法分别检出香气活性物质 29 种和 26 种。确定阿胶的关键性香气物质为己醛、2- 乙基 -6- 甲基吡嗪、2,3,5- 三甲基吡嗪、3- 乙基 -2,5- 二甲基吡嗪、2,5- 二甲基吡嗪、2- 乙基 -5- 甲基吡嗪、二甲基三硫醚、糠醇、苯乙醇、丁酸、4- 甲基戊酸、异戊酸、己酸、辛酸、壬酸和 γ- 壬内酯，可见，吡嗪类、酸类和含硫化合物是构成阿胶风味轮廓的重要组成。

表 4-7　阿胶中挥发性成分的 GC-MS 分析结果

序号	化合物名称	w（μg/g）	
		SPME	SAFE
醇类			
1	乙醇	25.31±2.46	—
2	2- 乙基己醇	23.82±20.39	—
3	1- 辛烯 -3- 醇	3.13±1.10	—
4	苯乙醇	2.61±0.92	8.18±0.01
5	正戊醇	2.87±0.25	—
6	3- 戊烯 -2- 醇	—	4.21±0.17
7	苄醇	—	1.71±0.23
8	2,3- 丁二醇	—	1.98±0.55
醛类			
9	己醛	10.95±3.37	21.69±0.01
10	苯甲醛	6.17±1.54	—
11	戊醛	6.76±0.34	—
12	庚醛	2.82±0.45	0.82±0.04
13	反 -2- 辛烯醛	2.27±0.53	1.51±0.09

序号	化合物名称	w（μg/g）	
		SPME	SAFE
14	辛醛	2.43±0.77	—
15	反 –2– 癸烯醛	—	4.37±0.30
16	2– 十一烯醛	—	3.39±0.34
17	壬醛	—	3.27±0.14
18	反，反 –2,4– 癸二烯醛	—	1.27±0.02
酮类			
19	2– 丁酮	1.26±0.09	—
20	2– 庚酮	0.60±0.02	—
21	1– 羟基 –2– 丙酮	—	3.16±0.14
22	2– 癸酮		2.15±0.09
酸类			
23	乙酸	9.99±3.38	67.65±2.31
24	丁酸	5.93±2.23	73.40±0.93
25	己酸	4.97±2.06	26.23±0.51
26	异戊酸	1.97±0.68	32.60±0.76
27	辛酸	1.25±0.45	8.63±0.60
28	4– 甲基戊酸	1.10±0.39	8.06±0.44
29	壬酸	0.94±0.38	5.66±0.38
30	庚酸	1.09±0.20	5.79±2.92
31	戊酸	0.46±0.14	2.63±0.20
32	丙酸	0.58±0.40	—
33	癸酸	0.33±0.10	3.93±0.13
34	异丁酸	—	13.74±0.22
35	苯丙酸	—	6.35±0.15
36	乳酸	—	0.17±0.00
酯类			
37	γ – 壬内酯	0.73±0.27	1.47±0.00
38	γ – 己内酯	—	0.17±0.06
杂环类			
39	糠醇	9.56±2.88	23.31±0.05

续表

序号	化合物名称	w（μg/g）	
		SPME	SAFE
40	5-甲基-2-呋喃甲醇	0.69±0.25	1.03±0.04
41	2-戊基呋喃	—	1.64±0.11
含氮化合物			
42	2,5-二甲基吡嗪	29.44±11.08	15.56±0.14
43	3-乙基-2,5-二甲基吡嗪	12.50±3.21	8.80±0.13
44	2,3,5-三甲基吡嗪	10.14±2.53	7.42±0.66
45	2,6-二甲基吡嗪	7.70±6.82	6.41±0.11
46	2-乙基-6-甲基吡嗪	7.68±5.98	2.43±0.01
47	2-乙基-5-甲基吡嗪	6.21±3.87	4.62±0.11
48	2-甲基吡嗪	3.32±0.87	1.03±0.10
49	1-（6-甲基-2-吡嗪基）-乙酮	0.98±0.27	1.72±0.15
50	2-吡咯烷酮	0.40±0.13	32.90±0.09
51	2-乙酰基吡咯	0.29±0.11	1.42±0.12
52	3,5-二乙基-2-甲基吡嗪	0.70±0.87	—
53	2-甲基-5-丙基吡嗪	—	3.85±0.12
54	2-乙烯基-5-甲基吡嗪	—	0.72±0.00
55	2.5-二甲基-3-丙基吡嗪	—	0.46±0.06
56	2-吡咯甲醛	—	0.34±0.03
57	2,3-二甲基吡嗪	—	0.18±0.00
58	2-仲丁基吡嗪	—	4.87±0.19
含硫化合物			
59	二甲基三硫醚	1.61±0.61	—
60	二甲基二硫醚	1.18±0.29	—

二、不同年份、不同产地阿胶挥发性成分分析

　　由于原料来源与加工过程的影响，阿胶含有微量的挥发性碱性物质。挥发性碱性物质具有一定的毒性与致敏性，进服新鲜阿胶容易上火，可能是因某些厂家新制的阿胶挥发性碱性物质含量偏高的缘故。阿胶挥发性碱性物质含量高低可能与阿胶的"火毒"具有一定的相关性，同时挥发性碱性物质具有明显的腥味。因

此，阿胶中挥发性碱性物质是阿胶生产工艺控制的重点指标，曾作为阿胶等级划分的依据。廖凤霞等同时测定不同年份阿胶中挥发性碱性物质含量，结果发现不同年限熬制的阿胶，其挥发性碱性物质随着时间的增加缓慢下降，到了第5年时阿胶中挥发性碱性物质下降程度超过50%。由此可见，古书中记载服用"陈阿胶"有一定的科学道理，挥发性碱性物质含量越低，阿胶的品质越好。根据中医对陈阿胶的认知，认为新阿胶放上5年，温性就会减半，如果放上10年，新阿胶就会变成平性，服用存放5～10年的阿胶不上火。但现行《中国药典》规定阿胶的有效期是5年，对于超过效期的阿胶，课题组认为应按照现行《中国药典》进行复检，特别是微生物限度，在各项检测指标符合现行《中国药典》规定时方能服用。挥发性碱性物质在食品标准中也称作挥发性盐基氮，通常用来衡量富含蛋白质食品的新鲜度，是国际上水产、肉、蛋等食品使用较为普遍的鲜度指标。挥发性盐基氮的含量越低，肉类食品的新鲜度越高。挥发性碱性物质与挥发性盐基氮的测定原理与方法一致，均采用半微量定氮法进行测定。

肖作兵等采用顶空固相微萃取与气－质联用法（HS–GC–MS）测定不同地区9种阿胶的挥发性成分，并利用主成分分析法（principal component analysis, PCA）建立模型鉴定出各地区阿胶的特征香气，结果见表4–8。由表4–8可知，不同厂家的阿胶香气成分差异不大，但相对含量有较大的差异，香气成分主要由醛类、酸类、吡嗪类、酮类化合物构成。由分析结果可以看出，山东东阿阿胶、山东东腾阿胶、山东寿康阿胶香气较接近，甘肃天水张家川阿胶、湖南永佳阿胶、河南伟鑫阿胶香气接近，北京同仁堂阿胶与新疆三胶阿胶风味有一定的相似度，湖北康源阿胶自成一类，总体来说各地阿胶风味有所差异。研究结果亦表明，己醛、2–戊基呋喃、2–辛烯醛、反–2–千烯醛对山东东阿阿胶、山东东腾阿胶，山东寿康阿胶的香气贡献较大；湖北康源阿胶含2,5–二甲基吡嗪、2–乙基–5–甲基吡嗪、2,3,5–三甲基吡嗪及2–乙基–3,5–二甲基吡嗪较多；壬酮、3–甲基丁酸在甘肃天水张家川阿胶、湖南永佳阿胶、河南伟鑫阿胶中含量较多；2,6–二甲基吡嗪、乙酸、苯甲醛对新疆三胶阿胶和北京同仁堂阿胶的香气影响较大。由此可见，各地区阿胶香气有一定的差异，品质也有所不同。

表 4-8　9 种阿胶香气成分及相对含量（%）

序号	保留时间（min）	物质	东阿	东腾	寿康	伟鑫	永佳	康源	三胶	同仁堂	天水
1	5.614	2-丁酮	2.764	0.040	0.058	4.512	0.071	0.915	1.315	6.505	3.913
2	5.690	乙醇	6.770	5.000	0.104	9.654	0.041	5.118	4.457	14.725	9.313
3	6.132	2-乙基呋喃	5.453	3.960	0.539	6.951	0.010	0.043	0.779	0.031	6.886
4	6.546	戊醛	2.840	0.939	2.515	1.423	1.059	0.085	1.510	0.545	0.565
5	8.414	己醛	20.912	13.960	15.328	10.304	5.169	1.359	3.775	2.858	4.290
6	10.978	庚醛	2.990	1.243	4.710	2.459	4.433	0.085	4.822	0.762	1.527
7	12.061	2-戊基呋喃	10.024	3.046	3.393	1.829	1.731	0.416	2.801	0.708	1.653
8	12.463	反-2-己烯醛（叶醛）	0.021	0.254	0.659	0.387	0.010	0.020	0.013	0.015	0.021
9	13.733	苏合香烯	0.004	0.153	0.001	0.122	0.002	0.004	0.009	0.163	0.003
10	14.331	2-甲基吡嗪	0.032	0.634	0.047	1.565	0.951	3.620	0.046	3.130	0.034
11	14.574	辛醛	3.517	2.488	6.766	3.151	5.926	0.098	6.502	0.102	3.788
12	14.640	2-辛酮	0.012	0.634	0.010	0.346	0.951	0.007	0.012	0.762	0.021
13	15.156	1-辛烯-3-酮	0.394	0.006	0.279	0.002	0.009	0.010	0.853	0.009	0.011
14	15.852	2,3-辛二酮	0.003	0.003	0.220	0.011	0.006	0.009	0.007	0.009	0.005
15	16.243	反-2-庚烯醛	0.053	3.401	2.535	0.036	0.078	0.086	0.055	0.093	0.045
16	16.227	2-己烯醇	0.320	0.030	0.075	0.039	0.040	0.065	2.143	0.034	0.083
17	16.465	2,5-二甲基吡嗪	1.674	1.878	2.834	4.269	3.050	33.776	5.334	6.777	3.725
18	16.680	2,6-二甲基吡嗪	0.978	3.832	1.796	9.715	3.526	0.108	7.476	12.030	4.771
19	17.286	2,3-二甲基吡嗪	0.564	0.584	0.002	0.305	0.001	1.179	0.002	0.708	0.376
20	18.580	2-壬酮	0.508	4.306	3.054	0.915	23.510	1.095	0.073	4.110	0.586

续表

序号	保留时间(min)	物质	东阿	东腾	寿康	伟鑫	永佳	康源	三胶	同仁堂	天水
21	18.705	2-壬醛	6.826	8.554	7.684	8.292	16.437	0.062	8.403	0.080	8.957
22	18.986	2-乙基-5-甲基吡嗪	0.376	0.685	1.736	1.585	0.433	18.032	3.312	2.803	0.002
23	19.533	2,3,5-三甲基吡嗪	1.448	3.935	1.896	3.760	4.866	9.571	0.059	5.116	6.278
24	19.928	3-乙基-2-甲基-1,3-己二烯	0.002	0.009	0.758	0.650	0.454	0.007	0.006	0.009	0.003
25	20.350	2-辛烯醛	9.519	4.518	4.132	3.353	0.011	0.020	0.007	0.009	7.765
26	20.731	2-乙基-3,6-二甲基吡嗪	0.011	4.645	0.022	6.585	0.019	0.015	0.014	1.932	0.016
27	20.882	1-辛烯-3-醇(蘑菇醇)	1.335	0.737	1.417	0.711	0.009	0.005	0.005	0.009	0.003
28	21.081	2-乙基-3,5-二甲基吡嗪	0.011	0.019	0.020	0.022	4.953	15.757	0.055	0.034	0.030
29	21.101	2,3-二甲基-5-乙基吡嗪	0.002	0.002	0.003	0.006	0.007	0.002	1.535	0.007	0.003
30	21.214	乙酸	0.003	0.005	0.838	0.630	0.003	0.004	13.833	10.914	0.009
31	21.683	3-乙基-2,6-二甲基吡嗪	0.006	0.004	0.459	0.003	0.002	0.005	0.005	0.002	2.051
32	21.843	糠醛	0.008	0.006	0.619	0.009	0.002	0.180	0.008	0.009	0.005
33	22.238	四甲基吡嗪	0.002	0.254	0.240	0.203	0.007	0.416	0.007	0.299	0.774
34	22.797	2-癸酮	0.006	9.899	5.988	0.004	0.004	0.236	0.006	0.008	1.507
35	24.294	苯甲醛	0.099	4.112	8.742	7.255	7.310	4.161	16.902	16.248	14.168
36	24.587	反-2-壬烯醛	10.550	2.411	2.934	2.216	0.009	0.006	0.017	0.022	0.009
37	25.165	1-辛醇	0.752	0.914	5.515	0.009	0.007	0.010	0.008	0.009	1.319
38	26.025	3,5-辛二烯-2-酮	0.008	0.279	0.006	0.004	0.009	0.007	0.007	0.003	0.005
39	26.197	5-甲基糠醛	0.005	0.007	0.006	0.003	0.009	0.097	0.005	0.008	0.009
40	26.959	2-十一酮(甲基壬基酮)	0.003	0.004	0.160	0.002	0.368	0.002	0.007	0.003	0.009
41	29.281	糠醇(2-呋喃甲醇)	0.470	0.011	0.559	0.021	0.007	1.637	0.101	2.150	0.011

续表

序号	保留时间(min)	物质	东阿	东腾	寿康	伟鑫	永佳	康源	三胶	同仁堂	天水
42	29.594	3-甲基丁酸	0.005	0.002	0.419	0.006	0.411	0.007	0.006	0.005	7.513
43	30.856	2-乙酰基-3-甲基吡嗪	0.188	0.483	0.022	0.976	0.368	0.111	0.755	0.409	1.089
44	31.102	2,4-壬二烯醛	0.009	0.007	1.058	0.006	0.009	0.007	0.487	0.009	0.003
45	32.122	戊酸	0.004	0.004	0.259	0.427	0.238	0.007	0.267	0.009	0.006
46	32.698	甘菊环	0.006	0.229	0.007	0.142	0.009	0.055	0.002	0.005	0.003
47	32.943	2-十一烯醛	4.532	2.081	2.834	0.021	1.341	0.018	0.051	0.011	2.511
48	35.100	2,4-癸二烯醛	0.527	1.016	1.736	0.007	0.497	0.009	0.007	0.006	0.376
49	35.984	己酸	0.432	0.006	0.938	0.508	0.865	0.111	1.802	0.011	0.004
50	36.750	2-甲基萘	0.006	0.355	0.009	0.122	0.411	0.005	0.365	0.136	0.009
51	38.485	苯乙醇	0.207	0.006	0.100	0.005	0.008	0.010	0.008	1.170	1.402
52	39.673	庚酸	0.113	0.254	0.479	0.366	1.774	0.069	0.755	0.517	0.168
53	40.548	2-乙酰基吡咯	0.005	0.051	0.007	0.122	0.005	0.166	0.365	0.327	0.147
54	41.627	苯酚	0.489	0.406	0.339	0.854	0.649	0.319	0.658	0.545	0.272
55	42.229	2-十五酮	0.005	0.406	0.319	0.009	0.003	0.009	0.007	0.006	0.004
56	42.663	r-壬内酯	0.006	0.007	0.798	0.008	0.006	0.010	0.005	0.004	0.008
57	44.363	4-甲基苯酚	0.019	2.589	0.140	1.220	1.406	0.111	1.851	1.279	0.017
58	46.560	壬酸	0.394	0.787	2.036	0.005	2.617	0.236	1.120	0.653	0.796
59	49.772	癸酸	1.015	0.914	1.537	1.870	3.871	0.333	5.114	1.008	0.711
60	53.192	丙位-癸内酯	0.006	0.004	0.006	0.005	0.003	0.003	0.171	0.136	0.398
61	55.791	十二酸	0.752	2.995	1.297	0.004	0.007	0.069	0.007	0.004	0.009

佘远斌等采用同时蒸馏萃取（SDE）和气相色谱 – 质谱（GC–MS）联合气相色谱 – 嗅闻（GC–O）技术及化学计量法系统地分析了原产地东阿阿胶和其他地区阿胶香气成分的特征与差异，并对东阿阿胶的关键香气组分进行了分离鉴定。经 GC–MS 共鉴定出 65 种香气成分，由表 4–9 可知，阿胶挥发性成分包括醛类物质 13 种，吡嗪类物质 12 种，酮类物质 8 种，酸类物质 7 种，含硫化合物 7 种及其他类物质如醇类、酚类等。醛类化合物最多且阈值较低，主要呈青草香、脂肪香，少数呈花香、水果香。己醛、壬醛、2– 辛烯醛在 5 个品牌阿胶中含量相对较高。其中含量差异最大的为反 –2– 壬烯醛，具有脂肪香、青香及黄瓜气息。鉴定出的吡嗪类化合物共 12 种，吡嗪类物质主要呈焙烤香型，是烤香型食品中的重要呈香化合物，是令人喜爱的芳香味道。制作阿胶的过程涉及长时间的加热，是产生众多吡嗪类物质的原因。2– 乙基 –3,6– 二甲基吡嗪呈花生、坚果、咖啡、可可气味，还兼有霉味、土豆样香气。分离鉴定出 8 种酮类物质，酮类物质具有果香、奶香、蜡香等令人愉快的气味，部分呈现油脂气息。有关酮类物质含量差异的原因目前尚无相关报道，因此还需进行更加深入的研究来确定影响酮类物质含量的关键因素。含硫化合物主要来源于阿胶中含硫氨基酸如半胱氨酸、蛋氨酸等的分解。含硫化合物是各类化合物中阈值很低的一类，它们对食品的特征香味有很大的影响。运用对硫化物具有高灵敏度的选择性检测器脉冲式火焰光度检测器（PFPD），鉴定出的含硫化合物主要有二甲基硫醚、硫代乙酸乙酯、二甲基二硫醚、硫代乙酸甲酯、异丙烯基硫醇、4– 甲基 –4– 巯基 –2– 戊酮及 3– 甲硫基丙醛，主要呈现烤洋葱、焦气、臭鸡蛋、胺臭味等不愉快风味，它们在阿胶中的含量很低，但对阿胶的整体风味具有很重要的影响。二甲基硫醚有着如海鲜般的特殊气味，是海鲜腥味的来源之一，还可用于配制玉米、番茄、奶制品、橘子类果香及青香型香精。

表 4-9　不同品牌阿胶挥发性成分的 GC-MS 和 GC-PFPD 分析结果

序号	化合物	含量（μg/kg）				
		东阿阿胶	东腾阿胶	濮阳阿胶	伟鑫阿胶	天水张家川阿胶
1	二甲基硫醚	0.52±0.08	0.56±0.04	0.33±0.02	0.36±0.03	0.71±0.05
2	硫代乙酸乙酯	0.26±0.03	0.23±0.01	0.11±0.01	0.19±0.01	0.31±0.02
3	2-乙基呋喃	537.15±88.61	433.45±45.68	380.33±29.41	371.73±44.61	968.11±65.97
4	二甲基二硫醚	0.37±0.05	0.45±0.03	0.23±0.04	0.22±0.02	0.58±0.03
5	硫代乙酸甲酯	0.36±0.04	0.34±0.02	0.21±0.02	0.17±0.02	0.44±0.03
6	己醛	2059.88±309.23	1528.01±176.03	1322.83±86.52	551.04±66.28	603.11±81.44
7	异丙烯基硫醇	0.24±0.038	0.24±0.018	0.12±0.00	0.11±0.01	0.39±0.04
8	戊醛	279.71±42.00	102.83±10.91	197.15±12.34	76.14±9.11	79.48±5.43
9	庚醛	294.54±39.79	136.12±15.91	236.41±14.24	131.52±15.37	214.72±29.01
10	2-甲基吡嗪	3.11±0.43	69.47±8.73	15.23±0.71	83.73±5.51	4.75±0.33
11	2-戊基呋喃	987.36±133.37	333.42±38.53	493.91±31.74	97.83±11.57	232.52±31.14
12	反-2-己烯醛	2.16±0.32	27.84±3.21	1.00±0.01	20.77±2.43	3.03±0.22
13	2-辛酮	1.23±0.27	69.43±8.91	7.67±0.49	18.56±0.91	3.09±0.21
14	苏合香烯	0.47±0.05	16.75±1.92	0.11±0.01	6.57±0.40	0.42±0.03
15	2-己烯醇	31.53±4.21	3.37±0.41	3.16±0.22	2.15±0.11	11.78±0.71
16	辛醛	346.47±46.81	272.34±34.03	218.23±13.41	68.57±11.23	532.62±39.21
17	反-2-庚醛	5.26±0.74	372.34±21.52	4.44±0.21	1.97±0.01	6.35±0.47
18	1-辛烯-3-酮	38.97±5.32	0.72±0.09	0.34±0.02	0.18±0.00	1.61±0.21
19	2,3-辛二酮	0.34±0.03	0.31±0.04	1.17±0.04	0.69±0.01	0.72±0.05
20	2,5-二甲基吡嗪	164.92±22.2	205.58±25.96	19.84±1.82	228.36±11.21	523.75±29.81
21	2,6-二甲基吡嗪	96.36±13.20	419.55±52.12	219.74±20.87	519.51±25.43	670.85±38.21
22	2-乙基-5-甲基吡嗪	37.05±4.06	75.03±8.52	206.19±23.95	84.83±8.21	0.33±0.02

续表

序号	化合物	含量（μg/kg）				
		东阿阿胶	东腾阿胶	濮阿阿胶	伟鑫阿胶	天水张家川阿胶
23	2,3-二乙基吡嗪	55.53±7.41	63.97±8.14	7.67±0.75	16.34±0.89	52.91±3.04
24	2-壬酮	50.01±6.83	471.35±58.97	2.08±0.13	48.98±2.30	82.42±4.74
25	4-甲基-4-巯基-2-戊酮	0.12±0.01	0.15±0.00	0.11±0.01	0.12±0.00	0.17±0.01
26	2,3,5-三乙基吡嗪	142.73±15.81	430.73±53.94	3.22±0.29	201.15±9.91	882.74±70.61
27	壬醛	672.46±74.33	936.35±99.21	383.46±44.44	443.41±44.63	1259.48±100.03
28	3-乙基-2-甲基-1,3-己二烯	0.26±0.029	1.07±0.16	68.28±3.35	34.85±3.42	0.42±0.03
29	3,5-辛二烯-2-酮	0.86±0.05	30.65±2.92	18.22±1.75	0.26±0.01	0.73±0.06
30	2-辛烯醛	937.73±103.08	494.64±26.28	619.73±30.52	179.37±19.32	10091.72±87.38
31	2-乙基-3,6-二甲基吡嗪	1.19±0.11	508.40±26.91	297.28±14.32	352.16±38.71	2.36±0.13
32	1-辛烯-3-醇	131.56±14.64	80.63±4.23	71.25±3.49	38.04±4.01	0.41±0.02
33	2-乙基-3,5（6）-二甲基吡嗪	1.16±0.03	2.16±0.12	1.72±0.11	1.26±0.14	4.12±0.24
34	2,3-二乙基吡嗪	0.22±0.02	0.23±0.01	0.14±0.01	0.38±0.03	0.45±0.02
35	乙酸	0.33±0.01	0.68±0.02	0.38±0.02	33.77±3.73	1.33±0.08
36	3-乙基-2,6-二甲基吡嗪	0.68±0.08	0.46±0.01	43.98±2.51	0.27±0.04	288.45±12.64
37	糠醛	0.85±0.09	0.74±0.04	0.47±0.02	0.59±0.04	0.71±0.03
38	四甲基吡嗪	0.27±0.00	27.86±1.15	13.68±0.76	10.83±1.23	108.93±8.21
39	3-甲硫基丙醛	0.38±0.01	0.31±0.01	0.28±0.01	0.26±0.02	0.44±0.03
40	2-癸酮	0.63±0.04	1083.58±51.20	0.36±0.01	0.26±0.01	211.98±15.98
41	苯甲醛	9.71±0.62	450.16±43.35	298.58±16.95	388.58±36.15	1992.05±110.91
42	反-2-壬烯醛	1039.27±69.25	263.93±25.69	0.91±0.08	118.55±12.33	1.33±0.06
43	1-辛醇	74.13±4.95	100.00±9.62	0.21±0.01	0.55±0.01	185.44±16.82
44	2-十一酮	0.36±0.02	0.43±0.04	0.28±0.02	0.11±0.00	1.32±0.11

续表

序号	化合物	含量（μg/kg）				
		东阿阿胶	东腾阿胶	濮阳阿胶	伟鑫阿胶	天水张家川阿胶
45	5-甲基糠醛	0.54±0.03	0.87±0.08	0.44±0.03	0.26±0.02	1.39±0.0
46	2-乙酰基-3-甲基吡嗪	18.52±0.95	52.84±2.26	51.52±3.98	52.27±4.43	153.14±18.93
47	糠醇	46.35±3.05	1.25±0.13	1.27±0.11	1.15±0.08	1.63±0.21
48	3-甲基丁酸	0.56±0.02	0.24±0.00	0.41±0.03	0.37±0.03	1056.42±95.91
49	2,4-壬二烯醛	0.95±0.04	0.85±0.06	0.51±0.05	0.37±0.02	0.45±0.04
50	戊酸	0.47±0.20	0.45±0.03	33.43±3.11	22.88±1.93	0.92±0.08
51	甘菊环	0.67±0.03	25.03±2.72	0.47±0.01	7.66±0.61	0.46±0.06
52	2-十一烯醛	446.45±23.41	227.87±25.91	390.95±37.25	1.13±0.02	353.18±22.73
53	2,4-癸二烯醛	51.91±2.61	111.22±11.38	0.43±0.013	0.46±0.024	52.94±3.47
54	己酸	42.63±2.47	0.72±0.078	0.67±0.03	27.24±1.12	0.64±0.03
55	2-甲基萘	0.62±0.03	38.97±3.13	12.11±1.14	6.56±0.21	1.37±0.14
56	苯乙醇	20.44±1.15	0.77±0.06	0.63±0.04	0.37±0.12	197.12±997
57	庚酸	11.11±0.67	27.85±2.22	0.34±0.00	19.63±1.41	23.68±2.02
58	2-乙酰基吡咯	0.52±0.025	5.54±0.32	7.62±0.47	6.59±0.32	20.61±1.79
59	苯酚	48.29±2.42	44.42±2.97	36.43±3.28	45.77±3.34	38.27±3.65
60	2-十五酮	0.54±0.03	44.44±2.12	0.16±0.00	0.55±0.04	0.68±0.06
61	r-壬内酯	0.61±0.03	0.86±0.06	0.22±0.01	0.47±0.01	1.11±0.17
62	4-甲基苯酚	1.93±0.13	283.47±21.81	63.69±2.23	65.23±2.92	2.42±0.24
63	壬酸	38.97±2.82	86.21±6.48	54.51±2.21	0.31±0.01	111.96±10.72
64	丙位-癸内酯	0.66±0.02	0.43±0.01	0.46±0.02	0.33±0.01	55.93±5.37
65	十二酸	74.15±4.52	327.88±23.82	0.42±0.01	0.28±0.01	1.39±0.13

注：含量采用半定量法计算得平均值±标准偏差（$n=3$）。

GC-O 结合香气萃取物稀释分析（AEDA）技术分析 SDE 法提取东阿阿胶挥发性成分浓缩液，嗅闻到的挥发性成分香气特点及分析结果见表 4-10。从表 4-10 可以看出，通过 GC-O 技术从东阿阿胶挥发性成分的提取液中共分离出 23 种活性香味化合物，以吡嗪类（8 种）及含硫化合物（7 种）为主。从 GC-O 闻香器的闻香口中可以嗅闻到阿胶的香气特点，包括硫黄味、烤香、果香、药香、焦糖香、奶香、青香、油脂气、膻气等，其中以烤香、油脂气、膻气为主。硫代乙酸甲酯是一种含硫化合物，具有较低的阈值，主要呈硫黄及燃烧气息，赋予阿胶焦香，在 GC-MS 分析中没有被检测出来，可能是由于其含量较低，没达到仪器的检测限，通过 PFPD 检测器及 GC-O 闻香器检测到这种具有高香气活性的化合物，弥补了 GC-MS 检测的不足。二甲基二硫醚具有令人不愉快的异臭味。己醛天然存在于苹果、草莓、茶叶、苦橙、咖啡中，赋予阿胶果香和青香。2,4- 癸二烯醛具有强烈的鸡香和油脂气息，在我国还主要用于配制鸡肉香精。GC-MS/GC-O 技术联合化学计量学方法不仅能准确鉴定阿胶的关键香气组分，而且为鉴别和评价不同产地阿胶品质提供了一种可靠的技术手段。

表 4-10　东阿阿胶挥发性成分 GC-O 嗅闻结果

序号	香气成分	香气描述
1	二甲基硫醚	熟洋葱，硫黄，汽油
2	硫代乙酸乙酯	硫黄，果香
4	二甲基二硫醚	白菜，霉味
5	硫代乙酸甲酯	硫黄，焦香
6	己醛	果香，青香
7	异戊烯基硫醇	胺臭，烟气
11	2- 戊基呋喃	青香
20	2,5- 二甲基吡嗪	坚果，烤肉，药香
21	2,6- 二甲基吡嗪	坚果，可可，烤肉
22	2- 乙基 -5- 甲基吡嗪	坚果，烤肉
23	2,3- 二甲基吡嗪	可可，坚果，花生酱
25	4- 甲基 -4- 巯基 -2- 戊酮	黑醋栗
26	2,3,5- 三甲基吡嗪	烤香，霉味，土豆
31	2- 乙基 -3,6- 二甲基吡嗪	烤香

续表

序号	香气成分	香气描述
33	2-乙基-3,5（6）-二甲基吡嗪	烤香，土豆
34	2,3-二乙基吡嗪	焙烤香
39	3-甲硫基丙醛	煮土豆，煮肉
41	苯甲醛	果香
47	糠醇	焦糖香
53	2,4-癸二烯醛	油脂气
54	己酸	干酪，膻气
57	庚酸	油脂气
64	丙位-癸内酯	椰子

第三节　无机元素

生物体内的微量元素是指含量占生物体总质量 0.01% 以下的元素。微量元素在人体内的含量虽少，但在生命活动中的作用却是十分重要的。随着实验研究的深入和分析手段的提高，人们逐渐认识到中药发挥疗效的物质基础除了有机成分外，微量元素也是其重要有效成分之一。因此，中药微量元素的测定和鉴别至关重要。阿胶中共含有 27 种微量元素，包含 14 种必需微量元素，其中铁（Fe）、锌（Zn）、铜（Cu）、锰（Mn）、锶（Sr）的含量较高，尤其是 Fe，其含量为其他元素的 10 倍以上，而 Zn 的含量仅次于 Fe。此外，阿胶中含有国际上公认的对人体有益的 16 种微量元素，主要有 Fe、Zn、Cu、Mn、钠（Na）、铝（Al）、Sr 等 9 种。阿胶中的微量元素主要来源于熬胶用水及熬胶器皿。

据报道，由于阿胶生产中所用的原料、工艺和水质等方面存在一定差异，不同厂家和经不同炮制方法制作的阿胶中 Fe、Zn、Cu、Mn、镓（Ga）和磷（P）等矿物元素的含量并不完全一致，其中不同的炮制品种，锌/铜值均较高，这对补益血液中的锌和调节锌/铜值、治疗虚证有益。此外，阿胶中含量最高的无机元素为 Na，占比 0.35%，还含有钴（Co）、铌（Nb）、镍（Ni）、钒（V）、镧（La）、钍（Th）、Ca 等元素，并且不同厂家产品元素含量各不相同，可能与工艺、机械及所用水质有关。赵中杰等对不同胶种所含无机元素做了比较，结果表明除杂皮胶外，其他胶如新阿胶黄明胶、马皮胶之间差异不大。

霍光华等采用硝酸 – 硫酸消化法和原子吸收火焰分光光度法测定阿胶炮制品中钙、铁、锰、铜、锌含量，钒钼黄比色法测定磷含量，表明不同炮制方法获取的四种炮制品中这些成分的含量存在差异。董顺玲等以硝酸 – 高氯酸混酸消化中药阿胶，采用火焰原子吸收法测定其中的铜，石墨炉法测定其中的铬、镉、铅；氢化物法测定其中的砷、锑、锡；以硝酸 – 硫酸加过氧化氢水浴加热消化处理样品，采用冷原子法测定其中的汞。结果，铜、铬、镉、铅、砷含量分别为（16.7±0.9）、（0.64±0.07）、（0.0068±0.0012）、（0.89±0.09）、（0.19±0.03）$\mu g/g$；锑、锡、汞均未检测到。王朝晖等用硝酸 – 高氯酸对阿胶进行湿法消化后，用导数火焰原子吸收光谱技术测定阿胶中的铜、锌、锰含量，结果分别为10.48、12.38、18.09$\mu g/g$，表明导数火焰原子吸收法较常规火焰法具有更高的灵敏度、更低的检出限和较好的精密度，此法用于测定阿胶中微量金属元素的含量不失为一种可靠的方法。有研究者利用 X 射线荧光光谱法（XRF）测定阿胶中的无机元素，结果显示，阿胶含有硫（S）、氯（Cl）、Ca、Fe、Na、硅（Si）、P、K、Mg、Zn、Al、Mn 等元素，其中以 S 含量最高，其次是 Ca。南京药学院（现中国药科大学）的孟正木和潘计俊采用容量法、火焰法或原子吸收光谱法对阿胶中微量元素的种类和含量进行了检测，检测结果为：CaO（1.76%）、MgO（0.60%）、K_2O（0.08%）、Na_2O（0.35%）、Fe（1.5%）、Al（0.4%）、Mn（0.015%）、Sr（0.03%）、钡（Ba）（＜0.01）、碘（I）（0.05%）、锆（Zr）（0.001%）、Zn（0.01%）、Cu（0.01%）、Pb（0.003%）。另有学者采用原子吸收光谱（AAS）、发射光谱（ES）和电感耦合等离子体发射光谱仪（ICP–AES）定性和定量测定了阿胶中 8 种无机氧化物，其中氧化钙含量最高，为 0.18%。刘良初等对阿胶所含无机元素进行了分析，证实阿胶中含有钛（Ti）、铂（Pt）、银（Ag）、锡（Sn）、溴（Br）、钼（Mo）等无机元素。

阿胶中的 Fe 本身就是组成血红蛋白、肌红蛋白的成分，还参与细胞色素及细胞色素酶的合成。阿胶中的 Zn 元素仅次于 Fe，中医学认为的脾气虚弱证患者，其血液中的 Zn 含量明显低于正常者，并且阿胶还可调整血液中的 Zn/Cu 比，对治疗虚证有益。氨基酸与微量元素易形成螯合物，该类物质易于吸收，稳定性好，能提高微量元素的生物利用度，据报道，Fe 与 Thr 结合后具有抗贫血作用。

第四节　糖　类

糖类是阿胶中的重要组分，占阿胶的 8% ～ 10%。Du 等发现阿胶中除了含有 8 种常见的 N 末端双糖外，还含有 4 种罕见的 N- 非取代双糖。多糖是阿胶中的重要成分，阿胶中的多糖主要为糖胺聚糖。樊绘曾、刘或曦等检测发现，阿胶中的糖胺聚糖含量为 0.71 ～ 2.01mg/g。糖胺聚糖（glycosaminoglycans，GAG）为广泛存在于动物结缔组织中的一类由氨基己糖和糖醛酸，以及它们异构化或硫酸化残基以双糖单位重复构成的直链多糖。

早在 20 世纪 90 年代初期，樊绘曾等人就开展了阿胶中糖胺聚糖硫酸皮肤素（DS）的研究，其同时鉴别和测定了阿胶与驴皮中的硫酸皮肤素及其含量。试验采用酶解的方法获得硫酸皮肤素，以电泳法对其进行鉴别，酶解液经染料天青 I 染色后，采用分光光度法在 536nm 处测其吸收度，进而计算含量。樊绘曾等研究证明，驴皮和阿胶中含有 DS，计算出驴皮中的 DS 含量为 1.24 ～ 1.84mg/g，显示驴皮和阿胶中 DS 含量基本一致，且同张驴皮不同部位的 DS 含量存在差异。另有学者在阿胶中发现了硫酸皮肤素（DS）、硫酸乙酰肝素（HS）、肝素等糖胺聚糖及其结合成分，阿胶中 DS 含量随处理方式的不同在 0.1% ～ 0.2% 之间。DS 为一种天然糖胺聚糖，广泛分布于动物组织，其相对分子质量在 30000 左右。HUANG H 等定性分析了阿胶中的糖胺聚糖，发现阿胶中的硫酸软骨素（CS）和DS 的硫酸化模式差别很大，并且透明质酸（HA）的链长也有较大差异，这为解释阿胶的药理作用提供了新的思路。HA 也是糖胺聚糖的一种，属于酸性黏多糖，广泛分布于人体各部位，包括皮肤。

第五节　核苷类

核苷类化合物可以通过嘌呤和 / 或嘧啶受体起到调控机体各种生理过程的作用。目前尚无证据表明核苷类成分与阿胶的药理药效相关，但其可能与阿胶的免疫及心血管系统作用有关，需要进一步的药理研究阐明核苷类成分与阿胶药理药效的相关性。

有研究者建立了 RP-HPLC 法，采用外标法测定来源于 13 个厂家及 10 批自制的共 42 个阿胶样品中 7 种核苷类成分（尿嘧啶、次黄嘌呤、胞嘧啶、胞苷、鸟苷、尿苷、腺苷）的含量，结果见图 4-4、图 4-5 及表 4-11。从测定结果可以看出，自制 10 批样品核苷总含量 RSD 为 9.1%，而所有样品核苷总含量 RSD 则高达 42.9%。由此可见，不同厂家阿胶产品质量可能存在较大的差异性，造成如此大差异的原因可能有：制胶原料的品质差异，制胶的工艺差异。

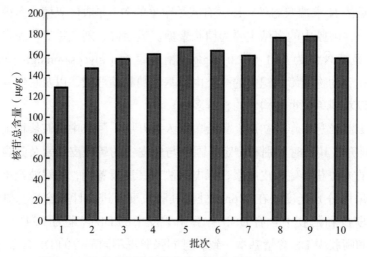

图 4-4　10 批自制样品核苷化合物总含量（RSD=9.1%）

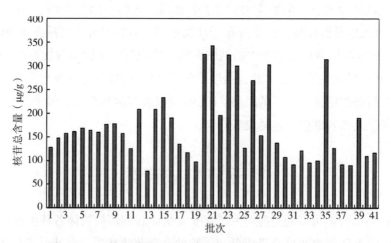

图 4-5　42 批阿胶样品核苷化合物总含量（RSD=42.9%）

表4-11　不同厂家、批次阿胶中核苷的含量（μg/g）

样品	序号	胞嘧啶	胞苷	尿嘧啶	次黄嘌呤	尿苷	鸟苷	腺苷	总含量
自制样品	1	+*	12.33+0.16#	9.11±0.19	20.40±0.18	22.93±0.49	46.73±0.21	16.58±0.11	128.08
	2	4.49±0.06	18.00±0.08	8.10±0.01	31.33±0.18	19.78±0.82	36.39±0.22	28.77±0.24	146.86
	3	5.33±0.04	17.89±0.24	10.72±0.06	33.07±0.29	20.53±0.87	43.42±0.16	25.64±0.19	156.6
	4	6.05±0.01	16.17±0.13	11.10±0.23	36.38±0.13	21.83±0.56	45.36±0.29	23.74±0.16	160.63
	5	6.24±0.09	22.56±0.38	12.64±017	32.51±0.27	25.83±0.91	49.14±0.08	18.56±0.13	167.48
	6	7.85±0.16	22.60±0.14	11.47±0.11	35.34±0.45	22.59±0.94	39.70±0.03	24.70±0.02	164.25
	7	5.20±0.11	22.51±0.38	8.17±0.07	36.54±0.26	22.71±0.71	39.63±0.05	24.78±0.11	159.54
	8	5.92±0.09	26.58±0.38	12.13±0.05	38.56±0.08	20.46±0.73	50.69±0.10	22.31±0.08	176.65
	9	4.86±0.14	18.68±0.16	12.85±0.01	36.28±0.26	23.31±0.82	60.05±0.34	22.15±0.03	178.18
	10	7.89±0.15	21.41±0.12	11.48±0.09	32.20±0.34	24.14±0.92	44.82±0.00	15.52±0.10	157.46
A	11	4.42±0.05	71.96±0.07	4.78±0.04	76.47±0.07	18.53±0.77	11.71±0.33	+	187.87
	12	2.99±0.18	30.6±0.32	4.69±0.07	18.22±0.22	27.02±0.84	27.33±0.36	14.42±0.37	125.29
	13	7.03±0.10	54.66±0.51	4.10±0.14	7.41±0.36	97.55±0.47	37.15±0.48	+	207.9
	14	3.33±0.18	19.80±0.03	3.38±0.01	27.13±0.16	13.97±0.37	9.98±0.18	+	77.59
	15	5.37±0.05	45.90±0.02	3.56±0.39	79.92±0.71	29.55±0.25	44.41±0.72	+	208.71
	16	9.77±0.05	56.03±0.69	4.76±0.09	83.73±0.42	29.45±0.52	36.21±0.23	13.69±0.38	233.64
	17	5.03±0.07	72.11±0.71	4.30±0.14	69.60±0.72	16.63+091	22.77±0.09	+	190.44
	18	3.00±0.19	32.65±0.02	5.39±0.02	50.53+0.46	18.54±0.95	25.23±0.25	+	135.34
	19	4.22±0.19	36.44±0.22	5.78±0.10	33.07±0.39	17.72±0.62	18.92±0.37	+	116.15
	20	2.64±0.18	21.58±0.17	9.14±0.14	25.12±0.33	11.02±0.83	13.77±0.06	13.45±0.08	96.72

续表

样品	序号	胞嘧啶	胞苷	尿嘧啶	次黄嘌呤	尿苷	鸟苷	腺苷	总含量
B	21	3.34±0.15	106.54±3.38	17.91±0.59	83.00±0.27	23.22±0.33	67.61±0.36	23.91±0.73	325.53
	22	3.96±0.13	107.71±0.14	19.19±0.64	96.74±1.32	22.48±0.04	68.45±0.95	25.14±0.53	343.67
	23	4.64±0.10	27.80±0.33	18.62±0.03	24.91±0.13	24.33±0.59	65.68±0.10	30.23±0.24	196.21
	24	4.77±0.14	89.50±1.92	18.69±0.83	86.69±0.36	25.21±0.45	68.55±0.14	30.84±0.09	324.25
	25	6.52±0.04	52.42±0.78	23.10±0.03	56.56±0.33	34.62±0.50	84.85±0.94	41.63±0.18	299.7
	26	7.34±0.06	20.56±0.02	9.67±0.07	39.95±0.36	15.24±0.86	33.60±0.11	+	126.36
	27	2.84±0.06	81.01±3.02	16.25±0.14	63.41±0.94	23.38±0.11	50.75±0.13	31.40±0.02	269.04
	28	7.51±0.10	20.06±0.12	7.85±0.41	50.29±0.04	16.52±0.66	36.48±0.72	13.46±0.18	152.17
	29	7.58±0.01	30.48±0.34	23.07±0.16	60.47±1.59	47.37±1.11	96.92±3.46	36.73±0.15	302.62
C	30	5.52±0.14	30.87±0.74	4.79±0.10	18.36±0.34	20.59±0.68	32.42±0.11	24.80±0.18	137.35
	31	7.64±0.06	31.52±0.69	4.08±0.08	17.65±0.38	15.18±0.71	30.97±0.04	+	107.04
D	32	4.34±0.10	39.87±0.28	2.53±0.02	19.63±0.04	11.33±0.92	14.55±0.31	+	92.25
	33	4.31±0.11	74.65±0.84	4.53±0.00	8.79±0.25	10.20±0.75	17.95±0.25	+	120.43
E	34	4.15±0.15	33.10±0.30	3.13±0.13	30.23±0.12	6.55±0.56	18.19±0.30	+	95.35
F	35	3.81±0.08	13.87±0.28	3.24±0.11	19.35±0.42	13.27±0.49	31.83±0.05	15.09±0.13	10046
G	36	18.65±0.04	147.61±1.92	5.01±0.12	62.65±1.03	21.58±0.44	36.71±0.17	21.64±0.88	313.85
H	37	3.17±0.12	14.34±0.49	5.80±0.25	21.02±0.08	20.43±0.53	42.07±0.15	20.19±0.48	127.02
I	38	2.78±0.19	23.61±0.33	4.45±0.13	16.07±0.06	6.24±9.23	24.63±0.02	13.97±0.40	91.75
J	39	7.83±0.14	13.72±0.26	5.40±0.16	22.46±0.10	11.02±0.74	17.35±0.09	11.90±0.02	89.68
K	40	3.83±0.19	59.98±0.52	6.06±0.01	36.55±0.16	25.35±0.77	36.37±0.14	22.37±0.02	190.51
L	41	5.83±0.08	63.14+0.55	2.74±0.13	16.94±0.22	7.58±0.88	14.18±0.02	+	110.41
M	42	5.48±0.09	25.66±0.20	6.08±0.12	16.50±0.18	8.84±0.44	54.16±0.18	+	116.72

注：+，低于线性范围；#，平均值±SD。

　　齐晓丹等采用高效液相色谱法测定高压化皮 – 减压浓缩、高压化皮 – 常压浓缩、常压化皮 – 减压浓缩、常压化皮 – 常压浓缩工艺这 4 种不同化皮、浓缩工艺对阿胶中核苷含量的影响，结果发现高压化皮 – 减压浓缩工艺所制备样品中各核苷含量高于常压化皮 – 常压浓缩工艺所制备样品（$P < 0.05$），化皮温度、时间对其含量有明显影响，而浓缩温度、时间影响不显著。因此，核苷可作为阿胶化皮工艺优化的评价指标。各核苷测定结果的图谱及数据见表 4-12 及图 4-6。

表 4–12　不同制备工艺阿胶核苷含量测定结果（$n=3$）

制备工艺	尿嘧啶（μg/g）	尿苷（μg/g）	胸腺嘧啶（μg/g）	鸟苷（μg/g）	腺苷（μg/g）
高压化皮 – 减压浓缩	32.481*	36.193*	92.545*	36. 643*	38.853*
高压化皮 – 常压浓缩	28.356	33.972	88.346	32.625	35.663
常压化皮 – 减压浓缩	24.845	30.948	85.253	32.816	34.076
常压化皮 – 常压浓缩	20.289	27.841	83.286	27.964	32.787

　　注：与常压化皮 – 常压浓缩比较，*$P < 0.05$。

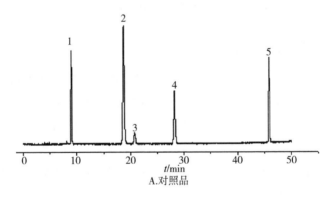
A.对照品

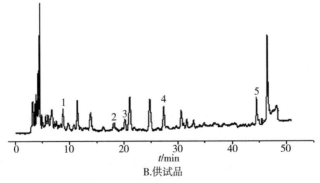
B.供试品

图 4-6　各核苷 HPLC 色谱图
1. 尿嘧啶；2. 尿苷；3. 胸腺嘧啶；4. 鸟苷；5. 腺苷

第六节　其他成分

一、脂肪酸及脂类

阿胶中粗脂肪含量为 4% ～ 6%，含有多种脂肪酸，主要来源于加工过程中添加的豆油。李兰杰等通过构建驴骨、驴皮与阿胶中总脂肪酸成分的指纹图谱，发现阿胶中含有 35 种脂肪酸，其中含量较高的有亚油酸（45.25%）、油酸（20.59%）和棕榈酸（13.85%），并且阿胶中的脂肪酸主要是不饱和脂肪酸，占总量的 75.03%。

此外，阿胶中还含有亚麻酸甲酯、亚油酸甲酯、油酸甲酯、硬脂酸甲酯和棕榈酸甲酯，其含量范围分别为 19.00 ～ 114.00、157.88 ～ 947.28、48.56 ～ 291.36、5.52 ～ 33.12、17.60 ～ 105.60pg/mL；研究同时表明，用核桃油代替豆油生产制作阿胶，可提高产品中不饱和脂肪酸的含量。

二、生物酸及有机酸

阿胶中含有一种红外光谱特征吸收峰与黄腐酸极为相近的生物酸，这是一类 pH 值小于 4 的酸性物质。有研究者通过氢核磁共振 ^{1}H–NMR 代谢组学技术对阿胶进行酸水解，进而对其化学成分归属指认，并采用软件进行多元统计分析，从而分析差异性。结果发现，阿胶的酸水解溶液中含有乙酰丙酸，这种成分是煎煮阿胶的辅料冰糖水解产生的；冰糖中的葡萄糖高温碳化或葡萄糖的羧基、羟基发生缩聚会形成腐黑物质。

三、其他

有文献报道阿胶中还含生物碱类、甾醇类、嘌呤类及维生素类化合物。

第七节　炮制对阿胶成分的影响

阿胶经单独切丁炒制或用蛤粉或蒲黄粉炒成珠后，可除去腥臭味，服后不腻嗝，炒后质地酥脆，易于粉碎，煎煮时不粘锅，且有利于有效成分的煎出。炒制而成的阿胶珠的质量要求是：水分不得过 10.0%，总灰分不得过 4.0%。

一、炮制对阿胶蛋白质类、肽类及氨基酸类成分的影响

蛋白质是一类大分子的胶体物质，多数可溶于水，生成胶体溶液。由于它们具有水溶性，故不宜长期浸泡于水中，以免损失有效成分，影响疗效。大多数氨基酸遇热不稳定，炮制过程的加热处理可使蛋白质凝固变性而失去活性。然而，有报道称阿胶烫制前后氨基酸含量没有明显变化。

阿娜尔等使用凝胶渗透色谱（GPC）表征阿胶与阿胶珠的蛋白质相对分子质量分布，使用傅里叶变换红外光谱（FTIR）表征蛋白质二级结构，根据阿胶与阿胶珠的蛋白质相对分子质量与二级结构对温度的响应行为，评估阿胶珠炮制阶段的蛋白质变性程度。结果显示阿胶珠正常炮制过程中，蛋白质相对分子质量无明显变化，蛋白质二级结构随炮制程度增加而逐渐改变；炮制太过的阿胶珠中物质发生明显的热解，凝胶色谱上出现低相对分子质量的热解产物峰，红外光谱上蛋白质与油脂特征峰也有改变。由此得出结论，阿胶炮制成阿胶珠的过程中，蛋白质分子的二级结构逐渐改变。

《北京市中药饮片炮制规范》（2008 年版）规定烫制阿胶珠的蛤粉温度为 $140 \sim 160℃$，已有对于阿胶珠炮制工艺的研究使用的加热温度一般为 $120 \sim 180℃$。因此，有学者考察了 200℃以内的烫制温度对于阿胶蛋白质相对分子质量的影响，结果发现在不超过 140℃的温度下加热 20 分钟，阿胶蛋白质的相对分子质量分布未发生明显变化；加热温度达到 160℃或者更高时，蛋白质相对分子质量呈现整体降低趋势。

付英杰等研究发现阿胶加热后有部分胶原蛋白可能存在固定的裂解模式，对于分子量小于 1kDa 的部分，蛤粉炒后 18 种肽消失，新增 15 种肽，无变化的达 61 种；而对于分子量大于 1kDa 的部分，蒲黄炒后 16 种肽消失，新增 9 种肽，无变化的达 75 种，蛤粉炒后 4 种肽消失，新增 6 种肽，无变化的达 87 种。另外，除了蒲黄炒后分子量小于 1kDa 的结果得不到合理解释外，其他结果均表明阿胶炮制后大多数肽序列保持不变，对其炮制机制的研究应是产生变化的部分。热图聚类分析结果显示，蛤粉炒后 16 种肽含量升高，95 种无明显变化，19 种降低；蒲黄炒后 9 种肽含量升高，33 种无明显变化，88 种降低，表明蛤粉炒对阿胶原有成分影响相对较小，而蒲黄炒影响较大。

阿胶珠与阿胶丁含有相同种类的氨基酸，但阿胶丁氨基酸总量为 63.55%，

阿胶珠氨基酸总量为 73.13%。阿胶珠较阿胶丁氨基酸含量高，是因经烫珠后水分大大降低，同时烫珠温度可达 140℃，肽键易断裂，亦使氨基酸含量提高。而烫炒时间短，氨基酸种类并无变化。阿胶烫制后，蛋白质、含氮量无明显变化，但水溶速率比阿胶丁大近 1 倍；此外，炮制品中氨基酸、必需氨基酸和必需微量元素总量均高于阿胶丁。邓水蓉等研究发现，各种阿胶炮制品总氨基酸含量：蛤珠＞蒲珠＞滑珠＞阿胶丁。

霍光华等采用不同炮制方法获得 4 种阿胶炮制品，对其组成蛋白质的氨基酸进行定性定量分析，见表 4–13。由表可知，4 种不同炮制品均至少含有 17 种水解蛋白氨基酸，总含量在 56.73% ～ 82.03%，含量以甘氨酸、脯氨酸（1 号例外）、丙氨酸、谷氨酸和精氨酸为主要氨基酸，均占总氨基酸含量的 7% 以上；其次是天门冬氨酸和赖氨酸，各占其总氨基酸含量的 4% ～ 7%；以组氨酸含量最低，占其总氨基酸含量的 1% 以下。6 种甜味氨基酸占其总氨基酸含量的 50% 以上，2 种鲜味氨基酸占其总氨基酸含量的 20% 以下，7 种苦味氨基酸占其总氨基酸含量的 25% 以下，此点可能是阿胶味甜的分子基础。以上特点可为阿胶药材鉴别提供新依据。阿胶有较为丰富的人体必需氨基酸，占其总氨基酸含量的 15.98% ～ 20.22%；若包括儿童必需氨基酸，则为 23.84% ～ 31.51%；尤以赖氨酸和精氨酸含量高，分别占其总量的 4.29% ～ 5.20% 和 7.15% ～ 10.06%。阿胶不同炮制品中甘氨酸丰富是其突出特点，占总量的 18.45% ～ 25.86%，天门冬氨酸等也较为丰富。

表 4–13 4 种阿胶炮制品中氨基酸含量（I– Ⅳ）

氨基酸名称		I		II		III		IV	
		g/100g 干样	g/100g 蛋白质	g/100g 干样	g/100g 蛋白质	g/100g 干样	g/100g 蛋白质	g/100g 干样	g/100g 蛋白质
必需氨基酸	苏氨酸	1.31	2.30	1.50	1.83	1.32	1.66	1.64	2.04
	缬氨酸	1.95	3.43	2.75	3.35	2.13	2.67	2.98	3.71
	蛋氨酸	0.73	1.28	2.27	2.77	1.56	1.96	1.82	2.26
	异亮氨酸	0.90	1.58	0.94	1.15	0.76	0.95	1.03	1.28
	亮氨酸	2.03	3.57	1.89	2.30	1.63	2.05	2.38	2.96
	苯丙氨酸	1.63	2.86	2.39	2.91	1.91	2.40	2.44	3.04
	赖氨酸	2.96	5.20	3.57	4.35	3.42	4.29	3.73	4.64
	总量	11.51	20.22	15.31	18.66	12.73	15.98	16.02	19.93

续表

氨基酸名称		I		II		III		IV	
		g/100g 干样	g/100g 蛋白质	g/100g 干样	g/100g 蛋白质	g/100g 干样	g/100g 蛋白质	g/100g 干样	g/100g 蛋白质
儿童必需氨基酸	组氨酸	0.50	0.88	0.62	0.76	0.56	0.70	0.60	0.75
	精氨酸	5.73	10.06	5.94	7.24	5.70	7.15	6.21	7.73
	总量	6.23	11.29	6.56	8.00	6.26	7.86	6.81	8.47
非必需氨基酸	天门冬氨酸	3.77	6.62	4.33	5.28	3.75	4.71	4.71	5.81
	丝氨酸	2.50	4.39	2.85	3.47	2.53	3.18	3.15	3.92
	谷氨酸	6.48	11.38	7.68	9.36	5.76	7.23	9.03	11.24
	甘氨酸	14.72	25.86	16.68	20.33	14.70	18.45	18.21	22.66
	丙氨酸	6.23	10.94	6.16	8.24	6.08	7.63	7.67	9.54
	胱氨酸	1.71	3.00	3.90	4.75	2.73	3.43	3.53	4.39
	酪氨酸	1.35	2.37	3.01	3.67	2.19	2.75	2.75	3.42
	脯氨酸	2.23	3.92	14.95	18.23	22.95	28.80	8.52	10.60
	总量	38.99	68.49	60.16	70.34	60.69	70.17	57.53	71.59
总量		56.73	100	82.03	100	79.68	100	80.36	100
甜味氨基酸		29.95	52.61	46.31	56.45	46.00	57.73	42.92	53.41
鲜味氨基酸		10.25	18.00	12.01	14.64	9.51	11.94	13.70	17.05
苦味氨基酸		13.47	23.66	16.80	20.48	14.25	17.88	17.46	21.73

另有研究者比较了生品阿胶、蛤粉炒阿胶珠、微波制阿胶珠这 3 种炮制品氨基酸的含量，结果见表 4-14。从表可知，生品阿胶、蛤粉炒阿胶珠和微波制阿胶珠含多种氨基酸，以甘氨酸、脯氨酸、谷氨酸、丙氨酸和精氨酸为主要氨基酸，其中甘氨酸的含量最高，其次是脯氨酸。此外，阿胶及不同炮制品都含有16 种氨基酸，包括 7 种人体必需氨基酸（苏氨酸、缬氨酸、蛋氨酸、异亮氨酸、亮氨酸、苯丙氨酸、赖氨酸）和 2 种儿童必需氨基酸（精氨酸和组氨酸）。通过各种样品中氨基酸的比较分析可以得出：①生品阿胶、蛤粉炒阿胶珠和微波制阿胶珠相比较，炮制后某些氨基酸含量稍有下降，如蛋氨酸、苯丙氨酸；某些氨基酸含量则又略有增加，如天门冬氨酸、甘氨酸、脯氨酸，但总的说来不同炮制品阿胶珠比生品阿胶所含氨基酸含量稍高。通过对阿胶生品及其不同炮制品的水分测定可以得出，水分减少可能是氨基酸含量增加的原因之一。②蛤粉炒阿胶珠所含氨基酸含量增加不是很多，这是由于炮制阿胶时所加入的蛤粉在前处理时，很

难从阿胶珠中完全除去,这样必然增加了样品中非蛋白质成分的比重。因此,我们有理由认为在所列炮制条件下,对大多数氨基酸没有破坏,而阿胶经炮制后增加了某些功效,同时利于调剂和服用。因此,临床常选用阿胶珠是合理的。

表 4-14 阿胶生品及不同炮制品氨基酸分析对比（mg/100g）

序号	氨基酸名称	生品	炒品	微波品
1	天门冬氨酸	4604	4791	4900
2	苏氨酸	1569	1529	1620
3	丝氨酸	2752	2831	2758
4	谷氨酸	7864	7705	8508
5	甘氨酸	16948	18208	18486
6	丙氨酸	6840	7250	7411
7	缬氨酸	2874	2740	2685
8	蛋氨酸	1440	1009	938
9	异亮氨酸	1574	1500	1577
10	亮氨酸	2904	3106	3106
11	酪氨酸	538	351	562
12	苯丙氨酸	3186	2326	2206
13	赖氨酸	3123	2838	2985
14	组氨酸	556	538	592
15	精氨酸	6156	5869	5074
16	脯氨酸	9353	10261	11287

二、炮制对阿胶挥发性成分的影响

杜莉杰等为了分析探讨蛤粉烫对阿胶挥发性成分的影响,采用顶空固相微萃取－气相色谱－质谱对阿胶、龟甲胶、鹿角胶 3 种动物胶与其炮制品及原料中的挥发性成分进行分析,并结合相对气味活度值（relative odor activity value,ROAV）法分析其中的关键香气成分。结果从驴皮、阿胶和阿胶珠分别鉴定出了36、38、48 种成分,3 者共有成分 8 种,包括杂环类 1 种（2-戊基呋喃）、烷烃类 1 种（正十四烷）、酯类 1 种（水杨酸甲酯）、醛类 5 种（戊醛、己醛、庚醛、正辛醛、壬醛）,见表 4-15。

表 4-15 驴皮、阿胶和阿胶珠挥发性成分分析

编号	类型	化学成分	分子式	相对质量分数 /%		
				驴皮	阿胶	阿胶珠
1	酮类	2- 庚酮	$C_7H_{14}O$	0.27	4.14	0.00
2		6- 甲基 -2 庚酮	$C_8H_{16}O$	0.39	0.00	0.00
3		仲辛酮	$C_8H_{16}O$	0.27	1.68	0.00
4		2,3- 辛二酮	$C_8H_{14}O_2$	0.14	0.00	0.00
5		2- 壬酮	$C_9H_{18}O$	0.43	0.44	0.00
6		甲基辛基酮	$C_{10}H_{20}O$	0.29	0.00	0.00
7		3,5- 辛二烯 -2- 酮	$C_8H_{12}O$	0.73	0.00	0.00
8		2- 甲基 -3-（1- 甲基乙基）环戊酮	$C_9H_{16}O$	0.00	0.72	0.00
9		3- 壬烯 -2- 酮	$C_9H_{16}O$	0.00	1.07	0.00
10		樟脑	$C_{10}H_{16}O$	0.00	1.83	2.32
11		1-（3- 丁基 -2- 环氧乙烷基）乙酮	$C_8H_{14}O_2$	0.00	0.90	0.00
12		香叶基丙酮	$C_{13}H_{22}O$	0.00	0.12	0.00
13		乙酰氧基丙酮	$C_5H_8O_3$	0.00	0.00	1.32
14		4- 氯苯丁酮	$C_{10}H_{11}ClO$	0.00	0.00	0.45
15		2（5H）- 呋喃酮	$C_4H_4O_2$	0.00	0.00	0.83
16		1-［1（4H）- 吡啶基］乙酮	C_7H_9NO	0.00	0.00	1.64
49		3- 甲基十一烷	$C_{12}H_{26}$	0.00	0.00	1.85
50		正十二烷	$C_{12}H_{26}$	0.00	0.00	4.47
51	酯类	2- 乙基己酸乙酯	$C_{12}H_{24}O_2$	0.27	0.00	0.00
52		水杨酸甲酯	$C_8H_8O_3$	0.47	2.46	0.66
53		丙位庚内酯	$C_7H_{12}O_2$	0.54	0.00	0.00
54		乙酸十一烯基酯	$C_{13}H_{24}O_2$	0.27	0.00	0.00
55		丙位辛内酯	$C_8H_{14}O_2$	0.63	0.00	0.00
56		2- 乙基丁酸烯丙酯	$C_9H_{16}O_2$	0.00	0.27	0.00
57		丙酮酸甲酯	$C_4H_6O_2$	0.00	0.00	2.03
58	醇类	11- 十六炔 -1- 醇	$C_{16}H_{30}O$	0.31	0.00	0.00
59		13- 十七炔 -1- 醇	$C_{17}H_{32}O$	0.13	0.00	0.00
60		1- 戊烯 -3- 醇	$C_5H_{10}O$	0.00	0.90	0.00
61		1- 戊醇	$C_5H_{12}O$	0.00	4.73	0.00
62		1- 辛烯 -3- 醇	$C_8H_{16}O$	0.00	6.68	0.00
63		乙醇	C_2H_6O	0.00	0.00	3.63
64		糠醇	$C_5H_6O_2$	0.00	0.00	1.77

续表

编号	类型	化学成分	分子式	驴皮	阿胶	阿胶珠
17		1,1'-(3,7-二乙酰基-1,3,5,7-四氮杂环辛烷-1,5-二基)二(3-氯-1-丙酮)	$C_{14}H_{22}Cl_2N_4O_4$	0.00	0.00	0.00
18	杂环类	2-戊基呋喃	C_9H_4O	0.26	21.25	0.35
19		2-正丁基呋喃	$C_8H_{12}O$	0.00	0.71	0.00
20		2,6-二甲基吡嗪	$C_6H_8N_2$	0.00	0.54	0.00
21		2-乙基-6-甲基吡嗪	$C_7H_{10}N_2$	0.00	0.66	1.66
22		3,5-二甲基-2-(3-甲基丁基)吡嗪	$C_{11}H_{18}N_2$	0.00	0.55	0.00
23		2-乙基-3,6-二甲基吡嗪	$C_8H_{12}N_2$	0.00	0.86	0.00
24		2-(6-溴己氧基)四氢吡喃	$C_{11}H_{21}BrO_2$	0.00	1.25	0.00
25		2-(12-十五碳炔氧基)四-2H-吡喃	$C_{20}H_6O_2$	0.00	0.82	0.00
26		嘧啶	$C_4H_4N_2$	0.00	0.00	0.43
27		2-甲基吡嗪	$C_5H_6N_2$	0.00	0.00	6.36
28		2,5-二甲基吡嗪	C_6H_8N	0.00	0.00	12.51
65		2-十五碳炔-1-醇	$C_{15}H_{28}O$	0.00	0.00	0.95
66	酚类	丹皮酚	$C_9H_{10}O_3$	0.55	1.06	0.00
67		3-甲氧基-2,4,6-三甲基苯酚	$C_{10}H_{14}O_2$	0.00	0.00	0.19
68	醛类	戊醛	$C_5H_{10}O$	1.96	0.79	0.56
69		己醛	$C_6H_{12}O$	8.29	15.52	5.96
70		庚醛	$C_7H_{14}O$	15.34	1.29	1.47
71		2-己烯醛	$C_6H_{10}O$	0.16	0.00	0.00
72		正辛醛	$C_8H_{16}O$	25.85	1.68	1.52
73		2-庚烯醛	$C_7H_{12}O$	0.92	0.00	0.00
74		壬醛	$C_9H_{18}O$	15.98	7.83	4.52
75		苯甲醛	C_7H_6O	0.66	0.00	0.48
76		反式-2-辛烯醛	$C_8H_{14}O$	5.33	0.00	0.90

续表

编号	类型	化学成分	分子式	相对质量分数/%		
				驴皮	阿胶	阿胶珠
29		2,3-二甲基吡嗪	$C_6H_8N_2$	0.00	0.00	1.38
30		吡咯	C_4H_5N	0.00	0.00	1.43
31		3-乙基-2,5-二甲基吡嗪	$C_8H_{12}N_2$	0.00	0.00	4.77
32		2-乙基-3,5-二甲基吡嗪	$C_8H_{12}N_2$	0.00	0.00	1.27
33		3,5-二乙基-2-甲基吡嗪	$C_9H_{14}N_2$	0.00	0.00	0.37
34		1-甲基-3,4-二氢吡嗪并[1,2-A]吡嗪	$C_8H_{10}N_2$	0.00	0.00	0.26
35		1-(2-呋喃基甲基)-1H-吡咯	C_9H_9NO	0.00	0.00	0.84
36		N-甲基哌啶	$C_6H_{13}N$	0.00	0.00	0.2
37	烷烃类	2,6,8-三甲基癸烷	$C_{13}H_{28}$	0.21	0.00	0.00
38		正十四烷	$C_{14}H_{30}$	0.36	1.02	0.62
39		正十六烷	$C_{16}H_{34}$	0.76	0.00	0.00
40		(1R)-(+)-反式-蒎烷	$C_{10}H_{18}$	0.35	0.00	0.00
41		正辛烷	C_8H_{18}	0.00	3.24	0.00
42		2,6,10-三甲基十四烷	$C_{17}H_{36}$	0.00	0.54	1.15
43		3-亚甲基十三烷	$C_{14}H_{28}$	0.00	0.69	0.69
44		3-甲基十三烷	$C_{14}H_{30}$	0.00	0.58	0.58
77		癸醛	$C_{10}H_{20}O$	0.84	2.51	0.00
78		反式-2-壬烯醛	$C_9H_{16}O$	4.02	0.00	0.00
79		(Z)-癸-2-烯醛	$C_{10}H_{18}O$	8.57	0.00	0.00
80		2-丁基-2-辛烯醛	$C_{12}H_{22}O$	0.68	0.73	0.00
81		2-十一烯醛	$C_{11}H_{20}O$	2.80	0.00	0.00
82		椰子醛	$C_9H_{16}O_2$	0.80	0.00	0.00
83		糠醛	$C_5H_4O_2$	0.00	0.00	3.10
84		5-甲基吡咯醛	$C_6H_6O_2$	0.00	0.00	0.94
85		2,4-癸二烯醛	$C_{10}H_{16}O$	0.00	0.00	0.80
86	含氮类	乙酰肼	$C_2H_6N_2O$	0.00	5.70	0.00
87		O-异丁基羟胺	$C_4H_{11}NO$	0.00	0.98	0.00
88		三乙胺	$C_6H_{15}N$	0.00	2.74	2.94
89		己酰胺	$C_6H_{13}NO$	0.00	0.40	0.40
90		莨菪胺	$C_{10}H_{19}N$	0.00	0.00	0.67
91		巴龙霉素	$C_{23}H_{45}N_5O_{14}$	0.00	0.00	0.40
92	烯烃类	5-十一碳烯	$C_{11}H_{22}$	0.00	1.08	0.00

续表

编号	类型	化学成分	分子式	相对质量分数/% 驴皮	阿胶	阿胶珠
45		2,2,4,6,6-五甲基庚烷	$C_{12}H_{26}$	0.00	0.00	14.13
46		2,5,6-三甲基癸烷	$C_{13}H_{28}$	0.00	0.00	1.07
47		2,2,4,4-四甲基辛烷	$C_{12}H_{26}$	0.00	0.00	2.43
48		2,5,6-三甲基癸烷	$C_{13}H_{28}$	0.00	0.00	0.50
93		顺式-3-十二碳烯	$C_{12}H_{24}$	0.00	0.00	0.31
94	酸类	3-羟基月桂酸	$C_{12}H_{24}O_3$	0.19	0.00	0.00
95	芳香烃类	1-(苄氧基)-2,4-二氟苯	$C_{13}H_{10}F_2O$	0.00	0.32	0.00

隋利强等通过 SPME-GC-MS 分析探讨炮制对阿胶挥发性成分的影响,应用峰面积归一化法计算各成分的相对含量。阿胶、蛤粉炒阿胶共检测出挥发性成分 45 种,其中两者共有成分 22 种,阿胶独有成分 17 种,蛤粉炒阿胶独有成分 6 种,见表 4-16。

表 4-16　阿胶、蛤粉炒阿胶挥发性成分测定结果

编号	化合物	分子式	生品相对含量 /%	炮制品相对含量 /%
1	双戊烯	$C_{10}H_{16}$	7.45	9.94 ↑
2	萜品烯	$C_{10}H_{16}$	1.41	1.66 ↑
3	3- 乙基 -2,5- 二甲基吡嗪	$C_8H_{12}N_2$	—	1.32*
4	2- 壬酮	$C_9H_{18}O$	—	0.32*
5	芳樟醇	$C_{10}H_{18}O$	6.72	7.24 ↑
6	壬醛	$C_9H_{18}O$	0.25	0.44 ↑
7	1- 糠基吡咯	C_9H_9NO	—	0.24*
8	2- 癸酮	$C_{10}H_{20}O$	—	2.69*
9	α- 松油醇	$C_{10}H_{18}O$	0.80	—
10	癸醛	$C_{10}H_{20}O$	0.42	—
11	薰衣草醇	$C_{10}H_{18}O$	0.31	—
12	紫苏醛	$C_{10}H_{14}O$	0.39	—
13	百里酚	$C_{10}H_{14}O$	0.66	—
14	香芹酚	$C_{10}H_{14}O$	—	0.72*
15	α- 萜品烯	$C_{10}H_{16}$	1.40	—
16	α- 荜澄茄油烯	$C_{15}H_{24}$	0.25	0.27
17	橙花乙酸酯	$C_{12}H_{20}O_2$	0.66	0.72 ↑
18	α- 旅烯	$C_{15}H_{24}$	0.90	—
19	乙酸香叶酯	$C_{12}H_{20}O_2$	1.09	—
20	β- 榄香烯	$C_{15}H_{24}$	1.09	1.15 ↑
21	3,4,5- 三甲氧基甲苯	$C_{10}H_{14}O_3$	0.30	—
22	十四烷	$C_{14}H_{30}$	0.73	1.00 ↑
23	石竹烯	$C_{15}H_{24}$	2.58	3.07 ↑
24	丹皮酚	$C_9H_{10}O_3$	0.18	0.24 ↑
25	橙花基丙酮	$C_{13}H_{22}O$	0.37	—

编号	化合物	分子式	生品相对含量 /%	炮制品相对含量 /%
26	α‑葎草烯	$C_{15}H_{24}$	1.30	—
27	α‑姜黄烯	$C_{15}H_{22}$	0.64	0.59 ↓
28	β‑瑟林烯	$C_{15}H_{24}$	3.35	3.79 ↑
29	十五烷	$C_{15}H_{32}$	0.45	0.62 ↑
30	邻苯基苯酚	$C_{12}H_{10}O$	0.43	—
31	β‑倍半水芹烯	$C_{15}H_{24}$	1.95	1.45 ↓
32	榄香醇	$C_{15}H_{26}O$	0.63	0.73 ↑
33	γ‑榄香烯	$C_{15}H_{24}$	—	0.47*
34	异长叶烯	$C_{15}H_{24}$	0.92	
35	氧化石竹烯	$C_{15}H_{24}O$	0.25	0.20 ↓
36	邻苯二甲酸二乙酯	$C_{12}H_{14}O_4$	0.26	0.23
37	十六烷	$C_{16}H_{34}$	0.22	0.23
38	茅苍术醇	$C_{15}H_{26}O$	1.47	—
39	β‑桉叶醇	$C_{15}H_{26}O$	6.58	—
40	α‑红没药醇	$C_{15}H_{26}O$	0.24	—
41	对苯基苯甲醛	$C_{13}H_{10}O$	0.81	2.48 ↑
42	肉豆蔻酸	$C_{14}H_{28}O_2$	0.34	0.60 ↑
43	2‑羟基芴	$C_{13}H_{10}O$	3.52	—
44	邻苯二甲酸二丁酯	$C_{16}H_{22}O_4$	0.14	0.18 ↑
45	棕榈酸	$C_{16}H_{32}O_2$	0.25	0.57 ↓

注：↑代表炮制后该成分含量上升，↓代表下降，* 代表该成分为炮制过程产生的新成分。

三、炮制对阿胶无机元素的影响

霍光华等研究发现 4 种阿胶炮制品无机元素含量存在差异，见表 4‑17。由表可知，微量元素以铁的含量最为丰富，为其他微量元素（Mn、Cu、Zn）的 10 倍以上；锌的含量仅次于铁，不同炮制品中，锌／铜比值均较高，在 5～10 之间，这对补益血液中的锌和调节锌／铜比值，治疗虚证有益。这也从侧面为临床运用提供了依据，可结合药用机理及临床需要有所侧重地选择炮制方法。

表 4-17　阿胶炮制品中矿物质含量（Ⅰ-Ⅳ）

元素名称	磷（P） （ppm）	钙（Ca） （ppm）	铁（Fe） （ppm）	锰（Mn） （ppm）	铜（Cu） （ppm）	锌（Zn） （ppm）	铅（Pb） （ppm）
Ⅰ	180.05	214.99	160.39	4.22	0.84	5.91	0.4221
Ⅱ	217.23	2042.39	101.99	3.56	1.62	11.33	0.9713
Ⅲ	205.70	226.22	109.31	3.23	0.99	9.69	0.7453
Ⅳ	267.07	246.55	127.01	3.98	1.49	7.72	0.7471

中医基础理论中，气、血、津液相互依存，相互转化，而中医的气、血、津液与元素 Zn、Cu、Fe、Mn 的关系较大。因此，通过测定不同炮制品中这四种微量元素含量可以间接反映不同炮制品的补益作用。崔金玉等应用 ICP-MS 电感耦合等离子质谱仪比较阿胶生品、蛤粉阿胶珠和微波制阿胶珠的微量元素，结果见表 4-18。由表可知，微波阿胶珠中 Cu、Mn 和 Zn 含量均高于生品和蛤粉炒阿胶珠；生品与微波制品比较，微波制品的 Fe 含量基本上是生品的 3 倍多，这也解释了为什么微波制阿胶珠的补血作用比生品的作用强。

表 4-18　阿胶及不同炮制品四种微量元素含量

元素	生品（μg/g）	炒品（μg/g）	微波品（μg/g）
Mn	2.29	3.58	3.70
Fe	103.12	486.80	317.70
Cu	4.067	3.61	4.07
Zn	2.21	6.43	8.7453

此外，有研究者发现阿胶经蛤粉炒后能提高钙的含量，钙离子为促凝血剂，可降低血管壁的通透性，以加强止血作用。邓水蓉等研究发现，各种阿胶炮制品必需微量元素含量：蛤珠＞蒲珠＞阿胶丁＞滑珠；就含锌而言，阿胶经蛤粉炒后，其含锌量是阿胶丁的 2 倍。

>>> 参考文献

［1］张金龙，张玉玮，李广华，等.阿胶产品质量研究［J］.生物化工，2022，8
　　（4）：52-57.
［2］窦琳琳.基于光谱技术的东阿阿胶质量控制方法研究［D］.杭州：浙江大学，

2023.

［3］南京中医药大学.中药大辞典：上册［M］.2 版.上海：上海科学技术出版社，2014.

［4］国家药典委员会.中华人民共和国药典：2020 年版一部［M］.北京：中国医药科技出版社，2020.

［5］蔡少青，李胜华.常用中药材品种整理和质量研究：第 4 册［M］.北京：北京医科大学出版社，2001.

［6］郭中坤，王可洲，籍国霞，等.阿胶的成分、鉴别方法及药理作用研究进展［J］.辽宁中医药大学学报，2015，17（4）：71-74.

［7］张飘飘，阎晓丹，杜鹏程，等.阿胶的化学成分及其药理毒理学研究进展［J］.山东医药，2016，56（9）：95-97.

［8］曲媛鑫，付英杰.阿胶化学成分、质量控制及药理作用研究进展［J］.特产研究，2023，45（3）：136-143.

［9］杨帅，鲁婷婷，周祖英，等.阿胶化学成分和药理作用及质量控制研究进展［J］.中国新药杂志，2023，32（8）：806-816.

［10］杜怡波，樊慧蓉，阎昭.阿胶的化学成分及药理作用研究进展［J］.天津医科大学学报，2018，24（3）：267-270.

［11］刘文义，王莉丽.阿胶补益成分分析方法的研究进展［J］.齐鲁药事，2009，28（11）：682-684.

［12］霍光华.阿胶氨基酸矿物成分分析与评价［J］.氨基酸和生物资源，1996（4）：22-24.

［13］胡军影，程显隆，肖新月，等.阿胶的化学成分及质量评价方法研究进展［J］.中国药事，2007（3）：193-195.

［14］蒋三太.基于"成分—药效"关联模式下的阿胶、鹿角胶比较研究［D］.济南：山东中医药大学，2022.

［15］吴海燕，孙佳明，张辉.阿胶的研究进展［J］.吉林中医药，2016，36（1）：57-60.

［16］张国伟，马俊华，梁玉景，等.阿胶化学成分及保健作用研究进展［J］.食品科技，2021，46（3）：39-43.

［17］张斌，胡晶红，张永清.阿胶化学成分与真伪鉴别研究进展［J］.山东中医药大学学报，2014，38（3）：285-287.

［18］陈秀霞.中药阿胶的有效成分测定及提取研究［J］.科技资讯,2015,13（2）：226.

［19］帖航,廖峰,王超,等.阿胶开发为化妆品原料的有效成分及安全性分析［J］.日用化学工业,2020,50（1）：38-43.

［20］李文龙,张淹,刘海滨,等.胶类中药的质量控制方法研究进展［J］.中国中药杂志,2019,44（13）：2748-2752.

［21］孔浩,田汝芳,曹桂云,等.阿胶质量安全分析研究进展［J］.畜牧与饲料科学,2023,44（4）：109-115.

［22］廖凤霞,贺洪琼,杨红涛,等.不同年份阿胶中5种成分的同时测定［J］.中成药,2018,40（4）：988-990.

［23］贾天柱,许枬.中药炮制化学［M］.上海：上海科学技术出版社,2015.

［24］陆兔林.中药炮制学［M］.2版.北京：中国医药科技出版社,2018.

［25］姚荣林,李林岚.中药鉴定技术［M］.4版.北京：中国医药科技出版社,2021.

［26］刘琳珏,王道林.阿胶的炮制作用及炮制经验浅谈［J］.黑龙江科技信息,2009（31）：238.

［27］李军德,张恬.阿胶的前世今生［J］.中国食品药品监管,2018（3）：76-80.

［28］张保国.阿胶的现代炮制研究［J］.河南大学学报（医学科学版）,2003（2）：1-4.

［29］崔金玉.阿胶炮制工艺及质量控制研究［D］.沈阳：辽宁中医药大学,2010.

［30］潘登善.阿胶炮制研究［J］.陕西中医,2003（5）：462-464.

［31］齐晓丹,刘海滨,牛伟霞,等.不同化皮、浓缩工艺对阿胶中核苷、氨基酸的影响［J］.中成药,2022,44（4）：1257-1260.

［32］刘永清,李小波,刘厚霞,等.驴皮低温酶解脱毛方法及其对阿胶质量的影响［J］.畜牧与饲料科学,2021,42（4）：98-102.

［33］那丽丹.代谢组学技术在阿胶原料及其产品质量控制中的应用初探［D］.太原：山西大学,2016.

［34］樊雨梅,汝文文,史传超,等.阿胶低聚肽的成分分析及其抗氧化活性［J］.食品工业科技,2020,41（18）：6.

［35］付英杰.阿胶低肽及其制剂的研究［D］.济南：山东中医药大学,2011.

［36］陈萍红.阿胶和肺宁颗粒的质量分析研究［D］.杭州：浙江大学,2017.

［37］王晓坤.东阿阿胶、东阿镇阿胶及黄明胶质量标准的研究［D］.济南：山

东大学，2009.

［38］李娜.东阿阿胶、东阿镇阿胶及阳谷阿胶水溶性成分 HPLC 指纹图谱研究
［D］.济南：山东中医药大学，2012.

［39］那丽丹，陈建丽，秦雪梅，等.基于 ^{1}H-NMR 代谢组学的阿胶化学成分差
异性分析方法初探［J］.中草药，2015，46（17）：2573-2579.

［40］褚夏燕，孙梦茹，贾贵华，等.基于 nanoLC-Q-Exactive-MS/MS 技术分析阿
胶中的蛋白多肽类物质［J］.中国中药杂志，2021，46（24）：6422-6434.

［41］阿娜尔，刘芬，许铭珊，等.基于蛋白质相对分子质量与二级结构的阿胶珠
炮制程度评价方法研究［J］.内蒙古医科大学学报，2023，45（1）：23-26.

［42］付英杰，司子林，刘月，等.基于造血活性小肽研究阿胶炮制原理［J］.中
成药，2023，45（7）：2250-2258.

［43］董洪霜，张静娴，胡青，等.胶类中药质量控制研究进展［J］.中草药，
2018，49（13）：3166-3173.

［44］沙小梅，胡姿姿，涂宗财，等.^{18}O 标记联合高效液相色谱 - 高分辨率质谱
技术定量测定阿胶中的明胶［J］.食品科学，2018，39（12）：288-294.

［45］王莹雪，樊雨梅，廖峰，等.阿胶活性肽的结构鉴定及活性筛选［J］.食品
科学，2022，43（10）：207-213.

［46］张金龙，张玉玮，李广华，等.阿胶产品质量研究［J］.生物化工，2022，
8（4）：52-57.

［47］窦琳琳.基于光谱技术的东阿阿胶质量控制方法研究［D］.杭州：浙江大
学，2023.

［48］张鹏云，李蓉，龙春霞，等.HS-SPME-GC-MS 结合自动解卷积技术分析阿
胶中的挥发性成分［J］.食品与机械，2019，35（3）：52-57.

［49］随新平，朱庆珍，张宁，等.阿胶的香气活性物质分析［J］.食品科学技术
学报，2021，39（3）：89-100.

［50］肖作兵，舒畅，牛云蔚，等.不同产地阿胶的挥发性成分分析［C］.中国香
料香精化妆品工业协会：第十届中国香料香精学术研讨会论文集，2014：6.

［51］杜莉杰，张帅，王计童，等.基于 HS-SPME-GC-MS 分析阿胶、龟甲胶、
鹿角胶 3 种动物胶蛤粉烫炮制前后挥发性成分变化［J］.中草药，2022，
53（4）：1030-1041.

［52］隋利强，吴追乐，陈玉鹏.基于 SPME-GC-MS 分析探讨炮制对 6 种动物药

挥发性成分的影响［J］.中药材，2019，42（5）：1030-1037.

［53］毛跟年，郭倩，李鑫，等.气相色谱 - 质谱联用法分析阿胶中的腥味物质［J］.动物医学进展，2010，31（12）：72-75.

［54］佘远斌，舒畅，肖作兵，等.GC-MS/GC-O 结合化学计量学方法研究不同产地阿胶的关键香气组分［J］.现代食品科技，2016，32（2）：269-275.

［55］左华丽.中药阿胶质量评价方法研究［D］.重庆：重庆大学，2015.

［56］赵佳琛，王艺涵，金艳，等.经典名方中阿胶的本草考证［J］.中国实验方剂学杂志，2022，28（10）：318-326.

［57］李雪梅.基于 ^{1}H-NMR 代谢组学的阿胶化学成分差异性分析方法初探［J］.名医，2017（4）：67-68.

［58］葛重宇，庞慧，李楠，等.18 家企业阿胶中氨基酸的含量分析与比较研究［J］.中国药房，2017，28（1）：122-126.

［59］陈萍红，王书芳，田守生，等.柱前衍生 RP-HPLC 法测定阿胶中 13 种氨基酸［J］.中草药，2013，44（14）：1995-1999.

［60］Xie Y，Luo T，Yang J，et al.Rapid Determination of Amino Acids in Beer，Red Wine，and Donkey-Hide Gelatin by Gradient Elution of HPLC：From Micellar Liquid Chromatography to High Submicellar Liquid Chromatography［J］.J AOAC Int，2018，101（1）：249-255.

［61］郭尚伟，周祥山，嵇传良，等.HPLC-MS/MS 法测定阿胶、龟甲胶、鹿角胶中 17 种氨基酸含量［J］.明胶科学与技术，2016，36（2）：86-91.

［62］熊雅茹，傅红，杨方.阿胶多肽的高分辨质谱鉴定及活性研究［J］.天然产物研究与开发，2020，32（8）：1348-1356.

［63］朱连连，窦德强.阿胶、鹿皮胶中蛋白质及氨基酸含量测定［J］.亚太传统医药，2018，14（6）：48-50.

［64］刘雯，王德民，李峰，等.结合 PLS-DA 分析通过 4 种游离氨基酸的含量测定鉴别不同厂家阿胶［J］.时珍国医国药，2019，30（6）：1404-1406.

［65］姜姣姣，王涛，张敏敏，等.HPLC-ELSD 法分析测定阿胶与阿胶汁中 4 种主要未衍生化氨基酸的含量［J］.食品工业科技，2018，39（13）：257-261.

［66］姜姣姣，王涛，纪文华，等.HPLC-ELSD 法分析测定阿胶与黄明胶中 4 种主要未衍生化氨基酸的含量［J］.辽宁中医杂志，2018，45（12）：2611-2614.

第五章　阿胶的药理作用

阿胶最早记载于《神农本草经》，在临床已有 2000 多年应用历史，对妇科疾病、贫血等有很好的疗效，被誉为"补血圣药"。中医学认为阿胶具有补血滋阴、润燥和止血的功效，现代药理研究表明，阿胶主要有抗炎、抗菌、抗贫血、止血、免疫调节、抗衰老、抗疲劳、抗氧化等作用。研究发现，阿胶抗贫血作用可能是其补血的药理学依据，止血作用机理表现为缩短出血凝血时间，抗衰老、抗氧化和调节免疫作用可能是其滋阴药理学依据，抗炎抗菌作用是其润燥的药理学依据。关于阿胶药理作用，现综合介绍如下。

第一节　对血液系统的作用

阿胶含有 18 种氨基酸（其中 8 种人体必需的氨基酸），包括赖氨酸、组氨酸、精氨酸、苏氨酸、丝氨酸、谷氨酸、脯氨酸、甘氨酸、丙氨酸、缬氨酸、蛋氨酸、亮氨酸、异亮氨酸、酪氨酸、苯丙氨酸等。研究表明，甘氨酸可以通过调节血清铁离子，促进血红蛋白的合成；精氨酸促使机体分泌生长素和睾丸酮，促进血红蛋白的合成；苏氨酸、组氨酸、赖氨酸均具有生血作用。补血和止血是阿胶功效的两个重要方面，关于其补血作用的机制，氨基酸和微量元素学说做出了比较圆满的解释；关于其止血机制，目前还不太明确，有学者提出了聚负离子结构学说加以阐释。现代药理研究发现，阿胶具有抗贫血、止血、改善血液流变学等方面的作用，为其临床应用于治疗血液系统方面疾病提供了充分依据。

一、抗贫血作用

中医学将贫血称为血虚证，血虚证表现为白细胞（WBC）、红细胞计数（RBC）、血红蛋白浓度（HGB）、血小板计数（PLT）等血象的降低，骨髓有核细胞数量减少，能量代谢酶活力下降，免疫器官异常等，从而导致血液生化不足，濡养功能减退，全身虚弱，运动耐力下降是最直接和客观的表现。阿胶被广泛用于治疗贫血已有 2000 多年的历史。β-地中海贫血是一种溶血性贫血，Li 等研究发现，阿胶能够改善这种溶血性贫血，使血红蛋白成分正常化，而不影响铁储备。经高通量转录组测序技术测定，发现阿胶可上调基因 ZNF471 和 THOC5，激活 Kruppel 相关框（KRAB）结构域的锌珠蛋白通路和 THOC5 通路，调节血红蛋白的合成及膜的稳定性，最终延长红细胞寿命。

邸志权等将 SD 大鼠随机分为对照组、模型组、实验组，模型组采用乙酰苯肼联合环磷酰胺制备大鼠复合血虚模型，实验组又分为生血丸 1.5g/kg 组和阿胶 1.500、0.750、0.375g/kg 组，灌胃给药 14 天，最后进行血液学指标检测。结果表明，与模型组比较，阿胶 1.5g/kg 组可升高红细胞计数（RBC）、血红蛋白（HGB）浓度、红细胞压积（HCT）、淋巴细胞（LYM）百分比（$P < 0.05$）；阿胶 1.500、0.750、0.375g/kg 组可显著降低血清中 MDA 的含量（$P < 0.01$），提示阿胶具有一定的补血作用。

有学者研究发现，阿胶肽-铁螯合物可以使缺铁性贫血小鼠的血液指标明显恢复，显著增加小鼠血液血红蛋白（HGB）浓度、红细胞压积（HCT）、红细胞平均容量（MCV）、红细胞平均血红蛋白量（MCH）、直接测定的红细胞平均血红蛋白浓度（CHCM）和红细胞平均血红蛋白浓度（MCHC）的值，降低血红蛋白含量分布宽度（HDW）和红细胞体积分布宽度（RDW）值，进而改善缺铁性贫血症状。阿胶提取物组分 A 可增加 5-氟尿嘧啶和 γ 射线辐射致贫血小鼠模型的红细胞（RBC）及白细胞（WBC）数量，组分 A 经离子交换层析分离得到的 A1 和 A2 可通过提高小鼠骨髓细胞红细胞集落形成单位（CFU-E）和粒细胞-巨噬细胞集落形成单位（CFU-GM）表现出造血活性，经进一步分离得到的 A11 具有更强的提高 CFU-E 和 CFU-GM 的活性，其中利用串联质谱和蛋白组学得到的肽 11 对 CFU-E 和 CFU-GM 的作用与剂量呈正相关。Wu 等采用雌性 ICR 小鼠，分别用 5-FU 150mg/kg 体重和 4MV 直线加速器 γ 射线全身照射建立 5-氟尿嘧啶和 γ 射线所致贫血模型，结合串联质谱和蛋白质组学工具对组分 A11 进行分析，鉴定出两个肽（肽 11 和肽 16）。这是首次从阿胶中分离出多肽成分，可为其用于治疗贫血提供分子基础，尤其是对骨髓抑制患者有一定的应用价值。

关于阿胶补血药理机理，有研究发现，阿胶对 5-氟尿嘧啶致贫血小鼠模型的造血作用与 EMC-相互作用受体、Wnt 信号通路、PI3K-Akt 信号通路、TGF-信号通路和造血细胞谱系及破骨细胞分化有关，其中 Ibsp.Colla1、Colla2.Notum、Sost.Dkk1、Irx5、Irx3 和 Dcn 是关键调控分子。而 Tian 等研究了阿胶对乙酰苯肼诱导的贫血大鼠造血作用的影响，发现阿胶可能通过调节脂质和脂蛋白代谢、能量代谢、肠道菌群和氨基酸代谢发挥造血作用。

二、对造血系统的保护作用

邓皖利等使用细胞计数法检测小鼠单核细胞数，集落形成检测小鼠骨髓中造血干/祖细胞相对数量，流式细胞仪测定小鼠骨髓细胞 CD34 含量和细胞周期分布，切片观察小鼠骨髓组织形态，研究阿胶补血活性组分对环磷酰胺所致贫血小鼠骨髓造血微环境的影响。结果发现，阿胶活性组分能够明显增加环磷酰胺所致贫血小鼠骨髓单核细胞数，增加骨髓细胞中 CFU-GM、红系爆式集落形成单位（BFU-E）、CFU-E 和 CD34 含量，增加骨髓细胞中 S 期细胞比率。表明阿胶活性组分能够有效地保护骨髓造血微环境，减轻环磷酰胺对骨髓组织的损伤，保护造血组织。

吴宏忠等研究也发现阿胶 A、B 组分能促进射线损伤小鼠外周血白细胞和红细胞的升高，保护骨髓和脾造血干/祖细胞集落 BFU-E、CFU-E、CFU-GM，增加脾表面集落形成单位（CFU-S）数量和血清中粒细胞 – 巨噬细胞集落刺激因子（GM-CSF）、IL-6 含量，降低骨髓细胞内活性氧簇（ROS）含量，提高血清内超氧化物歧化酶（SOD）、谷胱甘肽过氧化物酶（GSH-Px）和肝脏内 SOD 含量。说明阿胶成分保护辐射损伤小鼠造血系统的机制可能与保护贫血小鼠造血微环境、刺激机体表达相关造血细胞因子和增强机体抗自由基能力有关。

三、提高白细胞水平

许多研究者发现阿胶能够提高白细胞水平。白细胞能够清除细胞外病原体，是先天免疫的主要吞噬细胞和最终效应细胞。白细胞减少症是肿瘤放化疗中常见的严重副作用，其临床表现为头晕乏力、食欲不振、心悸、失眠、易怒、易感冒等。

齐贵阳等比较鸡血藤提取液与阿胶液体外对化疗大鼠升高白细胞计数的作用，实验取 77 只大鼠，每组 11 只，将其随机分为阿胶高剂量组（7.29g/kg）、低剂量组（2.43g/kg）及空白对照组和模型组；空白对照组大鼠给予 0.9% 氯化钠注射液适量皮下注射，其他组大鼠均给予与空白组等体积的环磷酰胺（CTX）（100mg/kg）皮下注射，建立大鼠白细胞计数低下的模型，比较各组给药后第 7、9、11 天大鼠白细胞计数及其分类的测得值。结果表明，阿胶液均具有升高白细胞计数的作用，尤其是阿胶液高、低剂量组（分别约为成人单日用药量的 9 和 3 倍），剂量组间白细胞计数经比较，其差异无统计学意义（$P > 0.05$）。提示阿胶液可有效地对抗化疗药物引起的白细胞计数下降。

郑筱祥、应军等也分别研究了阿胶对环磷酰胺所致大鼠白细胞减少的作用，不同剂量的阿胶均有明显的升白作用。与环磷酰胺抑制模型组相比，阿胶给药后骨髓细胞的增殖指数、造血干细胞的百分率均增加，而造血干细胞及骨髓全部细胞的凋亡比例减少（$P < 0.05$）；外周血细胞因子 IL-3 和 GM-CSF 的分泌均明显增加（$P < 0.05$）。说明阿胶对环磷酰胺所致白细胞减少具有明显的促进作用。有学者发现阿胶经胰蛋白酶酶解得到的小分子阿胶可显著提高环磷酰胺所致白细胞减少模型小鼠的白细胞数量，具有升白的作用。

四、止血作用

邸志权等将 ICR 小鼠随机分为对照组、生血丸 3g/kg 组和阿胶 3.00、1.50、0.75g/kg 组，每组 10 只。分组后即灌胃给药，对照组给予去离子水，给药体积均为 20mL/kg，共给药 15 天。于第 15 天给药 1 小时后以毛细管法测定凝血时间（CT），以剪尾法测定出血时间（BT）。结果发现，在正常血液功能检测中，3.00、1.50g/kg 阿胶能够显著缩短 CT 和 BT（$P < 0.05$），改善率最大可达 29.4%。

另外，邸志权等采用肝素化大鼠出血模型考察阿胶的止血作用及可能机制。在肝素化出血模型中，1.5g/kg 阿胶可显著逆转肝素化所致的凝血酶原时间（PT）延长（$P < 0.05$）。提示阿胶能够拮抗血液的肝素化，对凝血因子可能具有活化作用，起到止血收敛的作用。姜一朴等发现小分子阿胶能明显升高大鼠血中淋巴细胞数量，缩短小鼠凝血时间和出血时间，逆转延长的凝血酶原时间和血细胞的不良改变。熊雅茹等经抗凝血活性测定，证明阿胶中的 MDNPDTFYSLKYQIK、QHASQVLIRR、LYEEEIR、LA-SYLDK 和 CTTPPPSSGPK-YQCLK 这 5 条多肽具有抗凝血作用。

五、改善血液流变学

早期有学者研究发现，阿胶可改善内毒素引起的血压下降、总外周阻力增加、血黏度上升及球结膜微循环障碍，甚至加速恢复正常，说明阿胶具有对抗病理性血管通透性增加的作用。在狗内毒素性休克时，阿胶的这种作用可减少血浆渗出，在一定程度上维持了有效循环血量，有利于微循环的血流灌注恢复正常，使血流动力学状况得到改善。

杨敏春等采用酒饮复合高糖高脂多因素致大鼠实验性高脂血症模型，试验设正常对照组、模型对照组、辛伐他汀阳性对照组及阿胶给药组，阿胶两个剂量组，即低剂量（0.3g/kg）、高剂量（0.9g/kg），给药后 2 周，眼眶取血测血清总胆固醇（TC）、甘油三酯（TG）、高密度脂蛋白胆固醇（HDL-c），计算低密度脂蛋白胆固醇（LDL-c），测血液流变学中血液黏度、各切变率还原黏度及流动阻力、红细胞聚集性和红细胞变形性。结果见表 5-1 ～表 5-4。

表 5-1 对高脂血症大鼠血清血脂水平的影响

组别	剂量（g/kg）	TC（mmol/L）		给药 2 周 TG（mmol/L）	给药 2 周 HDL-c（mmol/L）	给药 2 周 LDL-c（mmol/L）
		给药前	给药 2 周			
正常对照	—	2.25±0.39	2.10±0.32	0.87±0.18	0.84±0.15	1.09±0.23
模型对照	—	4.81±1.48△△	5.91±1.53△△	0.92±0.21	0.99±0.26	4.78±1.57△△
阳性对照（辛伐他汀）	0.004	4.88±1.74	4.65±1.73	1.02±0.64	0.87±0.17	3.58±1.56
阿胶（高剂量）	0.900	4.87±2.42	4.50±1.78	0.86±0.34	0.99±0.37	3.33±1.47*
阿胶（低剂量）	0.300	4.81±2.18	4.96±2.22	0.90±0.33	1.03±0.39	3.75±1.85

注：与正常对照组比较，$^{\triangle}P < 0.05$，$^{\triangle\triangle}P < 0.01$；与模型对照组比较，$^{*}P < 0.05$，$^{**}P < 0.01$。

表 5-2 对高脂血症大鼠血液血流变学中血液黏度的影响

组别	剂量（g/kg）	全血黏度（mPa·s）						血浆黏度（mPa·S）
		黏度 200/S	黏度 150/S	黏度 50/S	黏度 30/S	黏度 3/S	黏度 1/S	
正常对照	—	5.06±0.79	5.14±0.80	5.59±0.83	5.92±0.85	10.15±1.01	15.11±2.18	1.26±0.18
模型对照	—	6.13±1.45	6.21±1.44	6.71±1.41△	7.07±1.38△	11.47±1.01△△	16.10±1.66	1.52±0.40
阳性对照（辛伐他汀）	0.004	5.41±0.62	5.50±0.62	5.96±0.63	6.30±0.63	10.50±0.79*	15.08±2.00	1.44±0.67
阿胶（高剂量）	0.900	5.52±0.68	5.60±0.68	6.07±0.69	6.41±0.69	10.59±0.71*	15.08±1.77	1.42±1.05
阿胶（低剂量）	0.300	5.45±1.34	5.52±1.35	5.95±1.39	6.27±1.41	10.25±1.22*	14.81±1.34	1.09±0.09**

注：与正常对照组比较，$^{\triangle}P < 0.05$，$^{\triangle\triangle}P < 0.01$；与模型对照组比较，$^{*}P < 0.05$，$^{**}P < 0.01$。

表 5-3　对高脂血症大鼠血液流变学中各切变率还原黏度（mPa·s）及流阻（e⁹·SI）的影响

组别	剂量（g/kg）	各切变率还原黏度			全血高切流阻	全血中切流阻	全血低切流阻
		高切还原黏度	中切还原黏度	低切变率还原黏度			
正常对照	—	9.78±2.27	11.85±2.47	21.91±2.73	35.36±5.52	41.40±5.94	55.80±5.53
模型对照	—	10.80±4.19	12.88±4.58	22.70±6.85	42.82±10.10	49.39±9.68 △	63.09±5.55 △△
阳性对照（辛伐他汀）	0.004	11.99±1.74	14.40±1.72	25.78±1.57	37.83±4.35	44.03±4.43*	57.78±4.34
阿胶（高剂量）	0.900	11.48±1.64	13.73±1.64	24.37±1.74	38.60±4.75	44.79±4.83*	58.24±3.92
阿胶（低剂量）	0.300	12.18±3.15	14.46±3.22	25.59±2.51	38.06±9.39	43.80±9.84*	56.37±6.70

注：与正常对照组比较，$^{\triangle}P < 0.05$，$^{\triangle\triangle}P < 0.01$；与模型对照组比较，$^{*}P < 0.05$。

表 5-4　对高脂血症大鼠血液流变学中红细胞聚集性的影响

组别	剂量（g/kg）	红细胞聚集指数	血沉（mm/h）	血沉方程 K 值	红细胞聚集系数	卡松屈服应力（mPs）
正常对照	—	6.39±3.73	1.13±0.35	3.96±1.24	6.28±2.97	10.27±1.02
模型对照	—	8.90±3.29	1.00±0.00	3.96±0.95	7.90±3.29	11.61±1.01 △△
阳性对照（辛伐他汀）	0.004	8.17±2.19	1.00±0.00	2.78±0.46*	7.17±2.19	10.63±0.80**
阿胶（高剂量）	0.900	10.20±5.28	1.00±0.00	3.08±0.23*	9.20±5.28	10.72±0.72*
阿胶（低剂量）	0.300	8.64±3.21	1.00±0.00	2.66±0.37*	7.64±3.21	10.37±1.22*

注：与正常对照组比较，$^{\triangle}P < 0.05$，$^{\triangle\triangle}P < 0.01$；与模型对照组比较，$^{*}P < 0.05$，$^{**}P < 0.01$。

结果表明，阿胶能在一定程度上减缓高脂血症，改善高脂血症大鼠厌食症状，且不会引起高脂血症大鼠血脂进一步升高；提示阿胶虽不能显著改善高脂血症患者血脂水平，但能在一定程度上改善血液流变学。

第二节　免疫调节、抗氧化和抗衰老作用

人各脏腑、气血津液功能及相互协调与人的生老病死息息相关。人脏腑和气血津液的损耗会导致脏腑功能逐渐衰退，外在表现则为衰老。研究发现，补虚药在中药抗衰老方面具有广泛的应用，阿胶归属于补虚药的范畴，可以通过提高抗氧化酶的活性和促进新陈代谢等发挥抗衰老和抗氧化等药理作用。

一、免疫调节作用

安梦培等将 ICR 小鼠随机分为对照组、模型组和实验组，模型组采用腹腔注射环磷酰胺或氢化可的松建立免疫低下模型，实验组设生血丸（3.00g/kg）组和阿胶高、中、低剂量（3.00、1.50、0.75g/kg）组，灌胃给予小鼠 14 天后，测定血清溶血素水平，观察阿胶对体液免疫的影响；进行二硝基氯苯诱导的小鼠耳郭肿胀实验，检测小鼠耳郭肿胀度，观察阿胶对细胞免疫的影响；流式细胞术检测阿胶对淋巴细胞亚群的影响；进行碳廓清试验，检测廓清指数 K 和吞噬指数 α，观察阿胶对非特异性免疫的影响。结果表明，与模型组比较，阿胶 3.0、1.5、0.75g/kg 组均可显著提高免疫功能低下小鼠血清溶血素含量（$P < 0.001$）；阿胶 3.0、1.5g/kg 组能明显提高小鼠耳郭肿胀度（$P < 0.01$、0.001）；阿胶 3g/kg 组能显著提高小鼠 CD3$^+$（T 淋巴细胞）、CD3$^+$CD4$^+$（辅助性和迟发超敏性 T 细胞）占淋巴细胞百分比（$P < 0.05$）；阿胶对小鼠的碳粒廓清指数 K 和吞噬指数 α 无显著影响。提示阿胶能显著提高免疫低下小鼠的体液免疫和细胞免疫，提高 CD3$^+$、CD3$^+$CD4$^+$ 阳性细胞比例，对非特异性免疫无明显影响。

邸志权等以阿胶干预低免疫功能小鼠模型，探讨阿胶的免疫调节机制。结果显示，高剂量阿胶组（3.0g/kg）能够明显升高模型组小鼠血清中的溶血素水平并显著地上调小鼠淋巴细胞中迟发超敏性和辅助性 T 细胞的百分率。提示阿胶免疫作用的机制或许与促进粒 – 巨噬细胞集落刺激因子（GM–CSF）和肿瘤坏死因子 – α（TNF–α）的相关表达有关，继而上调小鼠的免疫功能，以增强机体的细胞免疫和体液免疫。

张徇等通过皮下注射氢化可的松建立免疫功能低下模型，用阿胶灌胃小鼠后发现，阿胶能显著提高免疫低下模型小鼠的胸腺指数、血清溶血素含量，促进小鼠的迟发型变态反应和脾淋巴细胞的增殖能力，上调小鼠腹腔巨噬细胞对鸡红细胞的吞噬率和吞噬指数，显著提高血清 IL-3 和 IFN-γ 水平，提高 IFN-γ/IL-4 的比值，这提示阿胶能对小鼠特异性及非特异性免疫功能起到调节作用。路承彪等研究了中药阿胶对小鼠细胞免疫功能的影响，结果表明阿胶能提高机体特异玫瑰花率和单核吞噬细胞功能，能对抗氢化可的松所致的细胞免疫抑制作用，对 NK 细胞有促进作用。

阿胶泡腾颗粒是以阿胶为主药制备的泡腾颗粒制剂，研究发现其具有一定的免疫调节作用。宋怡敏等研究了阿胶泡腾颗粒对小鼠免疫功能的影响，通过免疫器官重量法，考察了阿胶泡腾颗粒对小鼠中枢免疫器官和外周免疫器官发育的影响；通过碳廓清试验，考察了阿胶泡腾颗粒对巨噬细胞吞噬功能的影响；通过迟发型变态反应试验，考察了阿胶泡腾颗粒对小鼠细胞免疫功能的影响。结果表明，阿胶泡腾颗粒能增加免疫抑制小鼠的脾脏、胸腺指数，与空白对照组相比有显著差异；高剂量的阿胶泡腾颗粒能显著增加小鼠的碳廓清指数，与空白对照组相比差异极显著；高、中剂量的阿胶泡腾颗粒能明显增加小鼠的足肿胀度，与空白对照组相比有显著差异。表明阿胶泡腾颗粒能增强小鼠的非特异性免疫和细胞免疫功能。

此外，化疗药物导致的白细胞数量减少，鼠伤寒沙门菌在肠道内引发的炎症反应都可以下调正常的免疫功能并导致细胞凋亡，而阿胶能够逆转上述病理变化。

二、抗氧化作用

氧化应激（OS）指的是当机体受到有害刺激后，将产生过多的活性氧自由基（ROS）和活性氮自由基（RNS），细胞内氧化还原平衡被破坏，氧化性产物不能及时被消除，致使细胞膜和重要的生物分子受到氧化损害，包括脱氧核糖核酸（DNA）损伤、蛋白质氧化和脂质过氧化，严重的氧化应激能够导致细胞死亡。现代研究证实阿胶及其水解产物均具有抗氧化作用。

Xu 等发现阿胶经碱性蛋白酶水解后，通过清除·OH、1,1- 二苯基 -2- 三硝基苯肼（DPPH）和 2,2- 联氮 - 二（3- 乙基 - 苯并噻唑 -6- 磺酸）二铵盐（ABTS）自由基来发挥抗氧化活性，且与银杏叶提取物组合使用时，阿胶水解物的抗氧化活性得到提高。Zhang 等通过 DPPH 和 ABTS 自由基阳离子清除活性评价 19 种阿胶的抗氧化活性，结果表明各种阿胶均具有不同程度抗氧化活性。姜一朴等通过研究发现，小分子阿胶能明显降低血清中氧化产物丙二醛（MDA）、脂质过氧化物（LPO）含量。杜博玮等发现，小分子阿胶具有较强的抗氧化活性；高占比的疏水性氨基酸、β-转角和无规卷曲结构与小分子阿胶的高抗氧化活性密切相关。熊雅茹等发现阿胶中的 YQCLKGTGK、CTTPPPSSGP-KYQCLK、LYEEEIR、LASYLDK、MDNPDT-FYSLKYQIK、ANKGFLEEVR、QHASQVLIRR、FAAFIDK、IAVGGFR 这 9 条多肽均有清除 DPPH 和 ABTS 自由基的作用。樊雨梅等研究发现，阿胶经木瓜蛋白酶、胃蛋白酶、菠萝蛋白酶水解后，表现出比阿胶更强的 DPPH 和 ABTS 自由基清除能力和减轻 H_2O_2 诱导的成纤维细胞氧化损伤。

还有学者发现，阿胶通过调节抗氧化酶的活性及氧化应激相关基因的表达，对丙烯酰胺诱导的斑马鱼胚胎氧化应激损伤起到保护作用，表现为显著提高斑马鱼胚胎的存活率和抗氧化酶活性，抑制活性氧（ROS）和丙二醛（MDA）生成。

三、抗衰老作用

Wang 等通过 D-半乳糖建立衰老小鼠模型，观察阿胶的抗衰老作用，并探讨其可能的作用机制。结果表明，阿胶能改善模型组小鼠的食欲、精神状态、体重和脏器状况，提高谷胱甘肽过氧化酶（GSH-Px）、过氧化氢酶（CAT）、超氧化物歧化酶（SOD）活性，降低丙二醛（MDA）水平，调节衰老相关基因的表达。其机制可能是阿胶能上调 Kelch 样环氧氯丙烷相关蛋白-1（Keap1）-核因子 E2 相关因子 2（Nrf2）/抗氧化反应元件（ARE）通路中关键因子 Nrf2 表达，刺激其下游 GSH-Px、NADPH 醌氧化还原酶（NQO1）、Cu/Zn-SOD、CAT、血红素加氧酶-1（HO-1）和 Mn-SOD 基因的表达。由此可以看出，阿胶可能通过增强抗氧化活性、清除自由基、调节衰老相关基因等途径发挥抗衰老作用。

徐晓冰等发现阿胶多肽（SACCH）是阿胶抗氧化的主要活性物质，而银杏叶提取物能有效提高 SACCH 的抗氧化活性，为阿胶的应用提供了新的方法。此外，阿胶的抗氧化活性与香气活性物质有较强的相关性（$r=0.9776$，$P=0.0281$），着眼于阿胶香气活性物质的提取方法和药理学探讨，可能是抗氧化研究的重要策略。

阿胶益寿颗粒是以阿胶为主药的常见制剂，由阿胶、人参、黄芪（蜜炙）、熟地黄、制何首乌、木香、陈皮、甘草等组成。现代研究发现，阿胶益寿颗粒具有一定的抗衰老作用。苗明三等研究了阿胶益寿颗粒对衰老模型小鼠的作用，结果显示，与衰老模型组相比，阿胶益寿颗粒组小鼠血过氧化氢酶（CAT）、超氧化物歧化酶（SOD）和谷胱甘肽过氧化物酶（GSH-Px）活力均显著提高，血浆、脑匀浆和肝匀浆过氧化脂质（LPO）水平显著降低，即阿胶益寿颗粒可改善衰老模型小鼠胸腺及脾脏的萎缩，增加皮质厚度和皮质细胞数，从而起到抗衰老的作用。

第三节　抗疲劳、改善记忆作用

一、抗疲劳作用

疲劳是人体一种极其复杂的生理状态，是指机体生理过程不能将其机能维持在一个特定水平或各器官不能维持其预定的运动强度。疲劳可以导致工作能力和工作效率降低，导致运动能力暂时降低。阿胶及其制剂复方阿胶浆均具有一定的抗疲劳作用。

邸志权将 SD 大鼠随机分为对照组、模型组、实验组，模型组采用乙酰苯肼联合环磷酰胺制备大鼠复合血虚模型，实验组又分为生血丸 1.5g/kg 组和阿胶 1.500、0.750、0.375g/kg 组，灌胃给药 14 天，给药结束于第 15 天称体质量后，将大鼠放入冰水中（$2 \sim 4\,^{\circ}\text{C}$）计时游泳，记录大鼠的力竭时间（以动物上下沉浮多次为限）。结果与模型组比较，阿胶 1.50、0.75g/kg 组能够明显延长大鼠游泳时间（$P < 0.05$、0.01），体力耗竭速度减慢。

李辉等也提出阿胶有显著的抗疲劳功效，并经体内实验对阿胶的抗疲劳成分进行研究和分析。其发现小鼠的负重游泳时间明显延长，而且肝糖原、血乳酸、血清尿素氮等相关指标呈现不同程度的改变，认为可能与阿胶中某些氨基酸和胶原蛋白成分有关，这些成分可上调血红蛋白和肝糖原的含量，抑制血清尿素氮和血乳酸在体内的蓄积，对改善小鼠运动后体力的恢复、增强耐力等方面有一定的作用。

复方阿胶浆是以阿胶为君药的常见制剂，具有一定的抗疲劳作用。张路等研究发现，与对照组相比，复方阿胶浆给药组小鼠运动后血乳酸水平和血浆磷酸肌酸激酶活性显著降低，血清乳酸脱氢酶活力显著提高。表明复方阿胶浆可能通过减少小鼠运动中乳酸的生成，加速乳酸的清除，达到延缓疲劳发生的效果，且能减少长时间运动导致的肌细胞损伤。

二、增强记忆作用

张晓双等将成年雌性小鼠切除双侧卵巢后 45 天，将小鼠随机分为假手术组，模型组，阿胶高（16g/kg）、中（8g/kg）、低（4g/kg）剂量组和阳性对照组（0.4mg/kg），每组 10 只，连续灌胃给药 30 天。采用 Morris 水迷宫检测小鼠学习记忆能力，ELISA 法检测血清雌二醇（E2）的含量，HE 染色观察海马 CA1 区病理组织形态学，免疫组织化学法检测海马 CA1 区 Aβ 的表达。结果表明，阿胶高剂量组第 3、4 天潜伏期与模型组相比明显缩短，阿胶高、中剂量组站台穿越次数明显增加；阿胶高、中剂量组小鼠血清 E2 浓度明显升高，神经细胞核固缩减少，神经元变性程度减轻，完整锥体细胞数明显增多；阿胶高、中剂量组可减少海马 CA1 区 Aβ 阳性细胞数，其海马 Aβ 阳性细胞积分光密度显著减少。提示阿胶能够改善去卵巢小鼠学习记忆的能力，可能与其神经元保护作用和减少 Aβ 沉积有关。李茂进等观察和探讨天麻和阿胶单独及联合给药对染铅大鼠学习记忆损害的拮抗作用，发现天麻和阿胶单用即可减轻铅对大鼠学习记忆的损害作用，二者联用效果更加显著；单用阿胶时可显著提高染铅大鼠小脑的抗氧化能力，并且可以拮抗大鼠小脑 c-fos 表达水平的下降。c-fos 基因表达水平的下降很可能是铅所致大鼠学习记忆能力受到损害的分子机制之一，实验表明阿胶可以拮抗铅对 c-fos 基因表达和学习记忆能力的影响，抵抗铅对脑功能造成的损害。

第四节　抗炎和抗菌作用

古籍中有关于阿胶治疗"虚劳咳嗽，肺痿吐脓"和"久咳肺痈"的记载，还能"补肺气，止嗽止痢，惟久而虚者宜之"。现代对阿胶的抗炎药理研究也主要集中在肺部疾病。有研究表明，阿胶可抑制肺巨噬细胞的增多，并对肺功能减退和病理改变有明显的保护作用。有研究通过氨基酸代谢组学探讨其机制，发现阿胶能够抑制细胞因子 Arg-1 调节人工细颗粒物（aPM2.5）诱导的代谢途径紊乱，如氨基酰 tRNA、精氨酸、氮代谢等生物合成，以减轻炎症反应。

一、抗炎作用

炎症是机体对于包括病原体、刺激物、受损的机体细胞等在内的外界刺激的一种反应，常表现为红、肿、热、痛，被认为是一种机体自发的先天的免疫机制。炎症的主要作用是消除使细胞损伤的有害刺激，达到使组织愈合的目的。阿胶抗炎作用机理主要表现为降低肺组织中 MMP-2、MMP-9、TGF-1 表达，降低 Th17、Treg 细胞比例，降低 IL-17A、IL-6、Foxp3 水平和表达。

张喆等将 C57BL/6 小鼠随机分为对照组、模型组和阿胶组，模型组利用香烟烟雾暴露法建立气道炎症模型，每日 0.2mL 磷酸盐缓冲溶液（PBS）灌胃；阿胶组每日给予 0.2mL 阿胶溶液（0.2g/mL）灌胃；对照组常规饲养。24 周后，观察各组小鼠肺组织病理情况。结果发现，模型组小鼠肺间质有大量炎性细胞浸润，肺泡破裂融合。随后采用流式细胞术检测肺组织 Th17 细胞亚群及 Treg 细胞亚群比例，采用逆转录 PCR 法检测肺组织中 IL-6、IL-17A、Foxp3 mRNA 表达，采用酶联免疫吸附法检测血清 IL-6、IL-17A、Foxp3 水平。结果显示，与对照组相比，模型组小鼠肺间质有大量炎性细胞浸润，肺泡破裂融合，肺组织 Th17 细胞、Treg 细胞比例高，血清 IL-17A、IL-6、Foxp3 水平和肺组织 IL-17A、Foxp3、IL-6 mRNA 表达高（P 均 < 0.05）；与模型组比较，阿胶组小鼠肺组织炎症情况明显改善，肺组织 Th17 细胞、Treg 细胞比例低，血清 IL-17A、IL-6、Foxp3 水平和肺组织 IL-17A、Foxp3、IL-6 mRNA 表达低（P 均 < 0.05）。提示烟尘能导致气道炎症小鼠肺组织 Th17、Treg 亚群比例升高，IL-6、IL-17A、Foxp3 细胞因子表达上调，阿胶通过降低 Th17、Treg 亚群比例及 IL-6、IL-17A、Foxp3 细胞因子表达减轻气道炎症小鼠肺脏炎症。

张喆等研究还发现，阿胶能显著降低被动吸烟小鼠肺脏 Th17 和 Treg 细胞亚群比例及 Foxp3 因子转录水平，显著降低 IL-17A、IL-6、TGF-β 及 RORγt 因子转录水平，表明阿胶可以通过下调 Th17 应答减轻肺脏的局部炎症。阿胶还能显著降低肺泡灌洗液和肺脏组织中 MMP-2、MMP-9 和 TGF-β1 表达水平，通过调节其异常表达，有效抑制气道炎症和气道重塑的发生，结果见表 5-5。

表5-5　阿胶对气道炎症小鼠肺脏 MMP-2、MMP-9 及 TGF-β1 蛋白水平表达影响（$\bar{x} \pm s$，$n=8$）

组别	TGF-β1（ng/L）	MMP-2（ng/L）	MMP-9（ng/L）
空白对照组	31.32±2.75	158.65±12.65	56.35±10.61
模型组	39.58±3.96[*]	209.24±21.53[*]	69.27±12.49[*]
阿胶组	33.33±3.14[△]	162.98±13.76[△]	58.96±11.64[△]

注：[△]与对照组比较，$P < 0.01$ 或 $P < 0.05$；[*]与模型组比较，$P < 0.01$ 或 $P < 0.05$。

另外，有学者将 SD 大鼠随机分成对照组、模型组、实验组，模型组采用卷烟烟雾暴露法造模，烟雾浓度为（1100±10）mg/m³，每日 1 次，每次 90 分钟，连续 48 周；实验组设阿胶低、中、高剂量组，每日灌胃服药，连续 28 天后，用动物肺功能仪检测肺功能，HE 染色观察肺组织病理。结果发现，与模型组相比，阿胶高剂量组呼气持续时间（Te）、松弛时间（RT）、支气管收缩程度（Penh）显著下降（$P < 0.05$），每分钟通气量（MV）、吸气峰流速（PIF）、呼出 50% 潮气量时呼气流速（EF50）显著增加（$P < 0.05$）；肺部炎性细胞浸润减少；肺泡扩张减轻；肺大泡减少；肺气肿程度减轻；肺组织病理损伤明显缓解。提示阿胶可以改善慢性阻塞性肺疾病（COPD）大鼠肺功能，减轻肺组织炎性反应。赵福东等研究结果显示，阿胶可以使大鼠血清中 IL-4 水平明显降低，而 IFN-γ 水平有升高趋势，大鼠肺组织嗜酸性细胞浸润程度明显减轻。说明阿胶可能通过抑制哮喘大鼠存在的 Th2 细胞优势反应，从而调节 Th1/Th2 细胞因子平衡，同时减轻哮喘大鼠肺组织嗜酸性细胞炎症反应。

二、抗菌作用

Cheng 等研究发现，阿胶肽 - 铁螯合物可显著改善贫血小鼠结肠组织黏膜溃疡、炎性细胞浸润和减少氧化应激；与传统补铁剂相比，高剂量阿胶肽 - 铁螯合物不会导致致病菌增加、有益菌减少，具有更高的安全性，可以更稳定地维持肠道环境平衡。Park 等通过琼脂试验发现，阿胶醇提物最小抑制鼠伤寒沙门菌的浓度为 0.78mg/mL，最小杀菌浓度为 1.56mg/mL；而且阿胶醇提物在体内外均可发挥抗菌活性，可通过抑制入侵蛋白 SipA、SipB 和 SipC 来减少鼠伤寒沙门菌入侵细菌，降低小鼠小肠染菌的概率。

第五节　对妇科疾病的药理作用

一、对子宫肌瘤的影响

杨敏春等将雌性 SD 大鼠随机分为空白组，模型组，米非司酮组［2.92mg/（kg·d）］，阿胶低、高剂量［0.31g/（kg·d）、0.94g/（kg·d）］组，鳖甲胶低、高剂量［0.94g/（kg·d）、2.5g/（kg·d）］组。除空白组，各组均采用雌孕激素负荷法构建雌性大鼠子宫肌瘤模型，造模为期 8 周。于第 5 周起经口给予纯水、阿胶煎液、鳖甲胶煎液和米非司酮药液，为期 8 周。给药结束后，通过比较子宫系数、血液流变学参数、血清雌激素（E2）、孕激素（P）、促卵泡生长激素（FSH）和促黄体生成素水平（LH）来评价阿胶对模型大鼠子宫肌瘤的作用。结果表明，与模型组相比，阿胶高剂量组能显著降低子宫系数，显著下调子宫分角根部直径；阿胶高剂量能显著改善子宫组织的病理状况；阿胶高剂量组能显著降低全血高切/低切黏度、红细胞聚集指数、红细胞电泳时间、卡松黏度和 E2，显著上调 FSH 和 LH。提示高剂量的阿胶可能通过改善血液流变学、降低 E2、上调 FSH 和 LH 起到治疗子宫肌瘤的作用。

二、对促排卵大鼠模型子宫内膜的作用

王芳等将雌性 SD 大鼠随机分成 6 组，即生理盐水组（A 组）、低剂量［0.35g/（100g·d）］阿胶组（B 组）、高剂量［0.7g/（100g·d）］阿胶组（C 组）、低剂量阿胶 + 孕马血清促性腺激素（PMSG）+ 人绒毛膜促性腺激素（HCG）组（D 组）、高剂量阿胶 +PMSG+HCG 组（E 组）、PMSG+HCG 组（F 组），观察各组子宫、卵巢体重指数。抽取排卵后 48 小时的血清，应用微粒子化学发光免疫法测定雌孕激素，采用免疫组化分析各组大鼠子宫内膜雌激素受体（ER）、血管内皮生长因子（VEGF）的表达。结果与生理盐水组比较，低、高剂量阿胶组在子宫、卵巢器官系数和雌激素、孕激素水平上差异无显著性（$P > 0.05$）；低剂量阿胶 +PMSG+HCG 组、高剂量阿胶 +PMSG+HCG 组、PMSG+HCG 组的雌激素、孕激素水平较生理盐水组高，差异有统计学意义（$P < 0.05$）；高剂量阿胶 +PMSG+HCG 组雌激素水平较 PMSG+HCG 组高（$P < 0.05$）。低、高剂

量阿胶组与生理盐水组的 ER 表达差异有统计学意义（$P < 0.05$），高剂量阿胶组 ER 染色强度高于生理盐水组（$P < 0.05$）；低剂量阿胶 +PMSG+HCG 组、高剂量阿胶 +PMSG+HCG 组、PMSG+HCG 组与生理盐水组 ER 表达差异有显著性（$P < 0.05$），低、高剂量阿胶组与生理盐水组 VEGF 的表达差异无统计学意义（$P > 0.05$）；低剂量阿胶 +PMSG+HCG 组、高剂量阿胶 +PMSG+HCG 组 VEGF 表达主要以强阳性（+++）为主，与 PMSG+HCG 组表达差异有统计学意义（$P < 0.05$）。实验结果提示，低、高剂量阿胶均能提高促排卵大鼠模型子宫内膜 ER、VEGF 的表达，改善子宫内膜血流，利于激素发挥生理作用，从而改善子宫内膜的容受性。

三、雌激素样作用

雌激素（Estrogen）是人类及其他高等动物体内重要的激素，具有广泛的生理功能。雌激素调控女性体内内环境的稳定，对其月经周期、生育能力及生命周期等具有重要作用。女性进入围绝经期后，由于卵巢功能衰退，雌激素水平急速下降，会出现一系列围绝经期症状，此时骨质疏松和心血管疾病的发病风险也明显提高。

刘颖等将正常雌性小鼠随机分为空白对照组、阿胶高剂量组、阿胶低剂量组和戊酸雌二醇组，每天灌胃给予相应药物或蒸馏水，连续灌胃 30 天。末次灌胃后称小鼠体质量，计算各组小鼠子宫和卵巢系数，Elisa 法检测各组小鼠血清 E2、FSH、LH 的含量，观察小鼠子宫、卵巢病理学变化。结果与空白对照组比较，阿胶高剂量组和戊酸雌二醇组小鼠子宫系数增大，差异有统计学意义（$P < 0.01$）；阿胶高剂量组和戊酸雌二醇组小鼠血清 E2 水平升高，血清 FSH、LH 水平降低，差异均有统计学意义（$P < 0.05$ 或 $P < 0.01$）。提示阿胶对正常雌性小鼠具有一定的雌激素样作用。

四、保护卵巢作用

汝文文等研究了阿胶对围绝经期大鼠卵巢颗粒细胞凋亡及相关基因 Bcl-2 和 Bax 表达的影响，原位末端核苷酸标记结果显示，阿胶剂量组卵巢细胞凋亡阳性表达低于模型组，表明阿胶延缓卵泡颗粒细胞凋亡从而延缓卵泡闭锁，促进颗粒细胞分泌雌激素，且使卵巢凋亡基因 Bcl-2 表达增强，促凋亡基因 Bax 表达减弱，Bcl-2/Bax 比例增加，改善了卵巢功能。模型组卵巢颗粒细胞凋亡率及凋亡相关因子 Bax 蛋白阳性表达均高于正常组，差异显著（$P < 0.01$）；而 Bcl-2 蛋白的表达低于正常对照组，差异显著（$P < 0.01$）。阿胶高剂量组、阿胶中剂量组颗粒细胞凋亡率及凋亡相关因子 Bax 蛋白阳性表达均降低，差异显著（$P < 0.01$）；Bcl-2 蛋白阳性表达升高，差异显著（$P < 0.01$）。

五、对月经不调和痛经的药理作用

复方阿胶颗粒以阿胶为主药，由阿胶、红参、熟地黄、党参、山楂组成，药理研究发现复方阿胶颗粒对月经不调和痛经有治疗作用。李洪梅等采用灌胃给药，考察复方阿胶颗粒对小鼠性腺发育和雌激素分泌的影响；以雌激素和催产素制造原发性痛经模型，考察复方阿胶颗粒对小鼠痛经模型的影响；采用扭体法，考察复方阿胶颗粒对醋酸致小鼠疼痛反应的影响。结果表明，复方阿胶颗粒高剂量组对幼鼠性腺发育具有促进作用，可明显提高其卵巢指数，对子宫指数和血清中雌激素水平有增高趋势；复方阿胶颗粒对雌激素和催产素所致原发性痛经小鼠的疼痛反应具有明显抑制作用，高、中、低剂量可明显减少扭体次数，与模型对照组比较，差异有统计学意义（$P < 0.05$）；复方阿胶颗粒对醋酸所致小鼠疼痛的扭体反应具有一定抑制作用。提示复方阿胶颗粒具有促进性腺发育、调节激素水平、治疗原发性痛经作用，为其治疗月经不调和痛经提供了一定的药效学基础。

第六节　其他作用

一、皮肤屏障损伤的修复

樊雨梅等通过八肽胆囊收缩素（CCK-8）法测定细胞存活率，酶联免疫吸附检测法（ELISA）测定 I 型胶原蛋白（Col 1）和 IL-1α 含量水平，划痕法测定细胞迁移率，四唑盐比色法（MTT）测定屏障指数（ET_{50}），多方面考察阿胶在皮肤屏障损伤修复方面的作用。结果表明，1% 以下浓度的阿胶对人成纤维细胞（NHDFs）无毒性作用，且对 NHDFs 细胞呈现出促进增殖的作用；1% 阿胶能够显著增加 NHDFs Col 1 的分泌量，但效果弱于 15μmol/L 的抗坏血酸；1% 阿胶能够显著增加 NHDFs 细胞迁移率，效果与 2% 胎牛血清类似。

此外，利用 3D 皮肤模型评价阿胶修复皮肤屏障的效果，研究结果显示，5% 阿胶能够修复皮肤屏障，使刺激物屏障弱化模型的 ET_{50} 从 12.21 分钟延长至

33.60分钟，效果优于地塞米松；5%阿胶对十二烷基硫酸钠（SLS）-EpiKutis损伤模型的IL-1α合成具有抑制作用，IL-1α水平从（323.95±20.92）ρg/mL下降到（255.45±14.18）ρg/mL，与地塞米松效果类似。提示阿胶能够有效修复和缓解SLS造成的皮肤屏障损伤和刺激。

二、促进骨愈合

高云等为揭示阿胶在骨愈合过程中对6种相关基因表达的干预作用，了解阿胶的调节靶点，探索建构中药基因组学的作用途径，将150只大鼠随机分为正常组、模型组和阿胶组，每组50只，模型组和阿胶组大鼠均在胫骨打孔，打孔术后第2天，阿胶组开始灌胃给药，模型组及正常组灌服同等容量、频率的蒸馏水。分别在实验的第4、7、14、21、28天时，采用原位杂交方法检测Ⅰ、Ⅱ、Ⅲ型前胶原mRNA、转化生长因子（TGF-β1 mRNA）、骨形态发生蛋白（BMP-2 mRNA）、血管内皮生长因子（VEGF mRNA）的变化。结果表明，阿胶在骨愈合早、中期可促进Ⅰ、Ⅱ、Ⅲ型前胶原的mRNA、TGF-β1 mRNA的表达，阿胶组的表达高于模型组和正常组；阿胶组和模型组的BMP-2 mRNA及VEGF mRNA的表达量在骨愈合早、中期的表达高于正常组，但在阿胶组和模型组间无显著差异。研究结果提示在骨愈合早期、中期，阿胶可加强巨核细胞的聚集及增强其活性，并可促进软骨细胞、成骨细胞的增殖及合成活性，加快软骨内骨化，促进骨愈合，而对血管形成无明显作用。此外，常德有等以体外培养的大鼠成骨细胞为研究对象，用阿胶含药血清与细胞进行共培养，采用四甲基偶氮唑蓝染色法、ELISA试剂盒法观察阿胶对大鼠成骨细胞增殖、分化能力的影响。实验结果发现，阿胶可以明显促进成骨细胞的分化和成熟，进而提高成骨细胞的骨形成能力。

阿胶强骨口服液和阿胶补肾健骨方是阿胶为主药的常见制剂，两者均有促进骨愈合的作用。沈霖等研究发现，阿胶强骨口服液的含药血清在体外可明显促进胎鼠成骨细胞的增殖，明显升高成骨细胞成骨保护素（OPG）mRNA水平和骨钙素（BGP）的含量。贾玉民研究发现，阿胶补肾健骨方可改善骨质疏松症大鼠常见症状，有类似雌激素样作用，可调节脂代谢。阿胶补肾健骨方能延缓骨量丢失，提高、改善骨超微结构和骨强度；能增加去卵巢大鼠血清中Ⅰ型胶原羧基端肽（PICP）、骨钙素（OCN）、1,25（OH）$_2$D$_3$、25（OH）D$_3$的浓度，同时上调肾中维生素D受体（VDR）的基因表达水平。说明阿胶补肾健骨方对大鼠骨质疏松症有较好的预防和治疗作用，其作用机制体现多靶点、多途径、多环节促进骨钙磷的代谢，促进骨形成和骨重建，抑制破骨细胞增殖、骨细胞和成骨细胞凋亡。

三、抗肿瘤

刘培民等观察了阿胶含药血清对 K562 细胞 P53 基因表达的影响。采用阿胶含药血清作用于体外培养的白血病 K562 细胞，流式细胞仪检测癌细胞 P53 的表达变化。结果发现阿胶可下调肿瘤细胞 P53 基因的表达，表明阿胶对 K562 细胞诱导凋亡的机理可能是通过下调 P53 的表达，诱导细胞中止分裂转入凋亡而取得效果。Xu 等将阿胶经碱性蛋白酶水解后与银杏叶提取物联合使用，可增加对乳腺肿瘤细胞 MCF-7 和 MDA-MB-31 的抑制作用。

复方阿胶浆是以阿胶为主药的常见制剂，由阿胶、红参、熟地黄、党参、山楂等药物组成。现代研究发现，复方阿胶浆具有一定的抗肿瘤作用。Haiyu Xu 等提出复方阿胶浆通过调节细胞生长对肿瘤起到抑制作用，并且因其能增加造血和增强免疫力，可以作为辅助用药。孙叙敏等研究发现复方阿胶浆的抗肿瘤作用可能是通过下调肿瘤组织中 CyclinD1、CD44 的表达水平，从而干预细胞周期、抑制肿瘤的侵袭性，并有可能改善预后。程林林发现复方阿胶浆能减轻化疗后白细胞、中性粒细胞骨髓抑制，改善贫血症状，对血小板和机体免疫功能基本无影响，有助于肿瘤患者的化疗。栗敏等通过小鼠接种肝癌细胞获得荷瘤小鼠模型，采用淋巴转化法、吞噬鸡血红细胞实验法研究阿胶的抗肿瘤作用，实验结果显示，复方阿胶浆可以明显降低 5- 氟尿嘧啶抗小鼠 H_{22} 肝癌化疗的毒性，且具有一定的增效作用。刘培民等研究证明，复方阿胶浆含药血清主要通过改变细胞基因表达，诱导肿瘤细胞凋亡。其具体作用机制为复方阿胶浆含药血清显著下调了 Bcl-2 基因的表达，且剂量越高，Bcl-2 基因下调水平越大。

四、改善阿尔茨海默病

Xiao 等通过体外细胞实验研究证明，酶解阿胶通过抑制神经生长因子分化的神经样 PC12 细胞的乙酰胆碱酯酶活性，防止 H_2O_2 引起的乙酰胆碱酯酶异常恶化，降低 β 淀粉样蛋白（Aβ）的积累来减轻阿尔茨海默病。

五、毒理作用

郭婕等在急性毒性试验中，采用最大给药量法测得阿胶对于雌雄小鼠的半数致死量（LD_{50}）均大于 20.0g/kg。在遗传毒性试验中，Ames 试验、精子畸形试验和微核试验结果均为阴性。在 30 天阿胶喂养试验中，大鼠各项生理指标均在正常范围内，未见明显毒性反应。许红霞等以昆明种小鼠为实验对象，结果显示阿胶的 LD_{50} 大于 21.50g/kg，而其他 3 项遗传毒性试验（Ames 试验、微核试验、精子畸形试验）结果均为阴性。

参考文献

[1] 曲媛鑫，付英杰.阿胶化学成分、质量控制及药理作用研究进展［J］.特产研究，2023，45（3）：136-143.

[2] 潘登善.论阿胶的补血作用［J］.陕西中医，2004，25（11）：1032-1033.

[3] Li Y，He H，Yang L，et al.Therapeutic effect of Colla co-rii asini on improving anemia and hemoglobin compositions in pregnant women with thalassemia［J］. International Jour-nal of Hematology，2016，104（5）：559-565.

[4] Yanfang L，Zhanfeng Z，Lilin Y，et al.Colla corii asini might upregulate ZNF471 and THOC5 by KRAB domain-containing zinc-finger protein pathway and THO complex subunit 5 pathway to improve anemia of pregnant women with β -thalassemia［J］.Annals of hematology，2019，98（8）：1813-1826.

[5] 邸志权，胡金芳，张路，等.阿胶补血、抗疲劳以及止血作用研究［J］.药物评价研究，2018，41（4）：562-566.

[6] 李敏，梁大连，邵珠德，等.阿胶肽 - 铁螯合物对缺铁性贫血小鼠的初步药效学研究［J］.时珍国医国药，2019，30（4）：852-854.

[7] Wu H，Ren C，Yang F，et al.Extraction and identifica-tion of collagen-derived peptides with hematopoietic activity from Colla Corii Asini［J］.J Ethnopharmacol，2016，182（8）：129-136.

[8] ZHANG Y，YE TT，GONG SQ，et al.RNA-sequencing based bone marrow cell transcriptome analysis reveals the potential mechanisms of Ejiao against blood-deficiency in mice［J］.Biomedicine&Pharmacotherapy，2019，118：109291.

[9] TIAN JS，ZHANG X，LIU H，et al. The hematinic effect of Colla corii asini（Ejiao）using ^{1}H-NMR metabolomics coupled with correlation analysis in APH-induced anemic rats［J］.RSC Advances，2017，7（15）：8952-8962.

［10］邓皖利，吴宏忠，徐文，等.阿胶补血活性组分对环磷酰胺所致贫血小鼠骨髓造血微环境的影响［J］.时珍国医国药，2011，22（10）：2542-2544.

［11］吴宏忠，杨帆，崔书亚，等.阿胶有效组分对辐射损伤小鼠造血系统的保护作用研究［J］.中国临床药理学与治疗学，2007，12（4）：417-421.

［12］齐贵阳.鸡血藤提取物与阿胶液体外对化疗大鼠升白细胞计数功效的实验比较［J］.抗感染药学，2016，13（2）：276-277.

［13］郑筱祥，杨勇，叶剑锋，等.东阿阿胶的升白作用及机制研究［J］.中国现代应用药学杂志，2005，22（2）：102-105.

［14］应军，肖百全，杨威，等.鸡血藤与阿胶升白细胞作用的比较研究［J］.中药新药与临床药理，2011，22（2）：175-177.

［15］庞萌萌，李敏，田晨颖，等.阿胶酶解液相对分子质量分布及其补血升白作用［J］.中国实验方剂学杂志，2017，23（12）：13-17.

［16］李敏，庞萌萌，田晨颖，等.不同阿胶酶解液相对分子量分布及补血升白作用对比研究［J］，中国食品添加剂，2017（6）：105-111.

［17］姜一朴，冈志权，延涛，等.小分子阿胶扰疲劳、抗氧化及止血作用研究［J］.中国药理学通报，2019，35（2）：203-208.

［18］熊雅茹，傅红，杨方.阿胶多肽的高分辨质谱鉴定及活性研究［J］.天然产物研究与开发，2020，32（8）：1348-1356.

［19］姚定方，张亚靠，周玉峰.阿胶对内毒素性休克狗血液动力学、流变学及微循环的影响［J］.中国中药杂志，1989，14（1）：44-45.

［20］杨敏春，李清林.阿胶、鳖甲胶对高血脂症大鼠血脂水平及血液流变学的影响［J］.中华中医药学刊，2016，34（4）：849-51.

［21］安梦培，张守元，张淹，等.阿胶对免疫低下模型小鼠免疫功能的影响［J］.药物评价研究，2018，41（4）：567-571.

［22］邸志权，姜一朴，王延涛，等.小分子阿胶对小鼠免疫功能的影响［J］.药物评价研究，2018，41（9）：1602-1605，1667.

［23］李晓，高慧婕，朱桐林，等.阿胶对环磷酰胺所致免疫抑制小鼠的免疫保护作用［J］.济宁医学院学报，2019，42（6）：385-389.

［24］张殉，王静凤，李冰，等.阿胶对小鼠免疫功能的影响［J］.食品工业科技，2011（11）：400-402.

［25］路承彪，童秋声，吴钧.中药阿胶对正常小鼠细胞免疫学功能影响［J］.中

药药理与临床，1991，7（4）：25-26.

［26］宋怡敏，毛跟年，康荣荣，等.阿胶泡腾颗粒对小鼠免疫功能的影响［J］.
动物医学进展，2011，32（9）：73-75.

［27］韩晶.阿胶通过抵抗免疫细胞凋亡起到免疫保护的作用［D］.北京：北京
协和医学院，2018.

［28］Park K-i，Lee M-r，Oh T-w，et al.Antibacterial activity and effects of Colla
corii asini on Salmonella typhimurium invasion in vitro and in vivo［J］.
BioMed Central，2017，17（1）：520.

［29］XU XB，CUO SW，HAO XH，et al. Improving antioxidant and
antiproliferative activities of Colla corii asini hydrolysates using Ginkgo biloba
extracts［J］.Food Sci Nutr，2018，6（4）：765-772.

［30］ZHANG S，XU L，LIU YX，et al.Characterization of aroma-ac-tive
components and antioxidant activity analysis of E-Jiao（Collacorii asini）from
different geographical origins［J］. Nat Prod Bio-prospect，2018，8（2）：
71-82.

［31］许红霞，高晓黎，冯崴，等.阿胶铁口服液毒理学安全性评价［J］.现代预
防医学，2008，35（18）：3602-3604.

［32］杜博玮，徐晓冰，郭尚伟，等.高抗氧化性小分子阿胶的研究［J］.北京化
工大学学报（自然科学版），2019，46（6）：15-20.

［33］樊雨梅，汝文文，史传超，等.阿胶低聚肽的成分分析及其抗氧化活性
［J］.食品工业科技，2020，41（18）：314-318.

［34］曹菲薇，汝文文，和娴娴，等.阿胶对丙烯酰胺诱导的斑马鱼胚胎氧化应
激损伤的保护作用［J］.中国食品学报，2020，20（11）：35-44.

［35］Wang D，Liu M，Cao J，et al.Effect of Colla corii asini（E jiao）on D-galactose
induced aging mice［J］.Biol Pharm Bull，2012，35（12）：2128-2132.

［36］曹菲薇.阿胶糕及其主要原料阿胶的抗氧化作用及机理研究［D］.杭州：
浙江大学，2019.

［37］徐晓冰.提高阿胶多肽抗氧化性能的研究［D］.北京：北京化工大学，
2018.

［38］Zhang S，Xu L，LiuY-X，et al.Characterization of Aro-ma-Active Components
and Antioxidant Activity Analysisof E-jiao（Colla Corii Asini）from Different

Geograph-ical Origins［J］. Springer Singapore，2018，8（2）：71-82.

［39］苗明三，顾丽亚，方晓艳，等.阿胶益寿颗粒对小鼠衰老模型的影响［J］.
中国中药杂志，2004，29（8）：817.

［40］李辉，王静凤，赵芹，等.阿胶的活性成分及其对运动小鼠的抗疲劳作用
研究［J］.食品工业科技，2011，32（8）：374-376，379.

［41］张路，朱海芳，陈慧慧，等.复方阿胶浆对小鼠抗疲劳能力的影响［J］.中
国实验方剂学杂志，2013，19（19）：254-257.

［42］张晓双，白黎明，白璐.阿胶对去卵巢小鼠学习记忆及海马 Aβ 影响的研
究［J］.中南药学，2021，19（8）：1600-1604.

［43］李茂进，胡俊峰，张春玲，等.天麻和阿胶对铅所致大鼠脑功能损害的保
护作用［J］.劳动医学，2001，18（5）：269-274.

［44］张飘飘，凌亚豪，阎晓丹，等，阿胶对人工细颗粒物所致大鼠呼吸系统损
伤的保护作用［J］.癌变·畸变·突变，2017，29（5）：346-351.

［45］Liu T，Zhang P，Ling Y，et al.Protective Effect of Colla corii asini against
Lung Injuries Induced by Intratracheal Instillation of Artificial Fine Particles in
Rats［J］. Int.J.Mol.Sci，2019，20（1）：55.

［46］张喆，马云，胡晶红，等.阿胶对气道炎症小鼠 Th17/Treg 亚群失衡的逆转
作用［J］.山东医药，2018，58（6）：11-14.

［47］张喆，胡晶红，姚成芳，等.阿胶、黄明胶对被动吸烟小鼠肺脏 Th17/
Treg 细胞亚群分化及相关细胞因子表达的影响差异［J］.中国免疫学杂志，
2019，35（1）：35-40.

［48］张喆，李娜，刘谦，等.阿胶对 COPD 模型小鼠的保护作用以及对 MMP-
2、MMP-9、TGF-β1 水平的影响［J］.基因组学与应用生物学，2018，37（4）：
1813-1819.

［49］那扎开提·艾尼瓦尔，胡广，张田甜，等.阿胶对慢性阻塞性肺疾病大鼠
肺功能及肺组织病理损伤的影响［J］.基础医学与临床，2021，41（7）：
970-974.

［50］赵福东，董竞成，崔焱，等.阿胶对哮喘大鼠气道炎症及外周血 I 型 / 亚型
T 辅助细胞因子的影响［J］.中国实验方剂学杂志，2006，12（6）：5961.

［51］CHENG X R，GUAN L J，MUSKAT M N，et al.Effects of Ejiao peptide-iron
chelates on intestinal inflammation and gut microbiota in iron deficiency anemic

mice［J］.Food& Func-tion, 2021, 12（21）: 10887-10902.

［52］杨敏春, 李清林, 彭芳, 等."阿胶-鳖甲胶"对大鼠子宫肌瘤的影响研究［J］.中华中医药学刊, 2021, 39（11）: 9-12, 259-260.

［53］王芳, 温勤坚.阿胶对正常大鼠及超促排卵大鼠子宫内膜的作用［J］.延安大学学报（医学科学版）, 2018, 16（1）: 1-7.

［54］刘颖, 胡锐, 白璐, 等.阿胶对正常雌性小鼠雌激素样作用研究［J］.山东中医杂志, 2018, 37（8）: 681-683, 687.

［55］汝文文, 和娴娴, 铃莉研, 等.阿胶对围绝经期大鼠卵巢颗粒细胞凋亡及Bcl-2和Bax表达的影响［J］.药物研究, 2015, 32（3）: 147-150.

［56］李洪梅, 孙建辉, 赵婷婷, 等.复方阿胶颗粒对月经不调和痛经的药理作用研究［J］.中医药导报, 2016, 22（12）: 48-50.

［57］樊雨梅, 帖航, 赵海晴, 等.阿胶对皮肤屏障损伤的修复作用［J］.日用化学品科学, 2021, 44（12）: 18-22.

［58］高云, 董福慧, 郑军.阿胶对骨愈合过程中相关基因表达影响［J］.中国骨伤, 2004, 17（9）: 520-523.

［59］常德有, 杨靖, 董福慧.阿胶对体外培养大鼠成骨细胞增殖、分化功能的影响［J］.中国老年学杂志, 2009, 29（12）: 3230-3232.

［60］沈霖, 武嘉林, 夏远军, 等.胎鼠成骨细胞骨保护素及其配体mRNA表达与阿胶强骨口服液含药血清的影响［J］.中国临床康复, 2005, 9（42）: 146-148.

［61］贾玉民.阿胶补肾健骨方治疗大鼠骨质疏松症的作用机制研究［D］.武汉: 湖北中医药大学, 2013.

［62］刘培民, 蔡宝昌, 解锡军, 等.阿胶含药血清对白血病K562细胞P53基因表达的影响［J］.中药药理与临床, 2005, 21（6）: 33-35.

［63］XU XB, CUO SW, HAO XH, et al. Improving antioxidant and antiproliferative activities of Colla corii asini hydrolysates using Ginkgo biloba extracts［J］.Food Sci Nutr, 2018, 6（4）: 765-772.

［64］Hai-Yu X U, Wang S S, Yang H J, et al.Study on action mechanism of adjuvant therapeutic effect compound Ejiao slurry in treating cancers based on network pharmacology［J］.Zhongguo Zhong Yao Za Zhi, 2014, 39（16）: 3148-3151.

［65］孙叙敏，陈信义.复方阿胶浆对小鼠 lewis 肺癌 CyclinD1、CD44 表达的影
　　　响［J］.世界中医药，2013，8（3）：318-321.

［66］程林林.复方阿胶浆对肺癌患者化疗后骨髓保护作用和 T 细胞亚群影响的
　　　临床观察分析［D］.泰安：泰山医学院，2016.

［67］栗敏，马洪宇，沈继朵，等.复方阿胶浆对 H_{22} 肝癌荷瘤小鼠 5-FU 化疗的
　　　增效减毒作用［J］.中国实验方剂学杂志，2012，18（20）：216-219.

［68］刘培民，田守生，尤金花，等.复方阿胶浆对体外培养人肺癌 PG 细胞的
　　　凋亡作用实验［J］.时珍国医国药，2006，17（1）：48.

［69］XIAO L，LIAO F，IDE R，et al.Enzyme-digested Colla Corii Asini（Ejiao）
　　　prevents hydrogen peroxide-induced cell death and accelerates amyloid beta
　　　clearance in neuronal-like PC12 cells［J］.Neural Regen Res，2020，15（12）：
　　　2270-2272.

［70］郭婕，谢玮，颜燕，等.阿胶的毒理学安全性评价［J］.毒理学杂志，
　　　2013，27（4）：314-316.

第六章 阿胶的临床应用

阿胶是药用和食用价值兼备的传统名贵滋补药材，为马科动物驴的干燥皮或鲜皮经煎煮、浓缩制成的固体胶，主产于山东。其最早记载于《神农本草经》中，被列为上品。明代《本草纲目》将阿胶、鹿茸、人参合称"中药三宝"。阿胶味甘性平，归肺、肝、肾经，具有补血、滋阴、润燥、止血的功效。阿胶在妇产科疾病（子宫出血、保胎、不孕症、月经病、围绝经期疾病等）、血液系统疾病（贫血、骨髓抑制）、精神类疾病（失眠、焦虑）、心血管疾病（心律失常、冠心病）、消化系统疾病（消化性溃疡、溃疡性结肠炎、结直肠癌）、儿科疾病（哮喘、佝偻病）等方面应用广泛。本品可单用，亦可配伍使用，临床研究较多的方剂和中成药包括黄连阿胶汤、寿胎丸、炙甘草汤、补肺阿胶汤、复方阿胶浆、阿胶牡蛎口服液等。

第一节 妇产科疾病

一、异常子宫出血

异常子宫出血包括月经频发、月经过多、经期延长、不规律月经、月经过少、月经稀发、经间期出血等，属中医学"月经病"范畴。大量临床研究表明，阿胶对异常子宫出血有良好的疗效，可调节性激素，降低子宫内膜厚度，增加血红蛋白，有助于恢复月经周期。

20世纪60年代，王云铭总结了195例崩漏证的治疗分析，按临床表现将病例分为脾虚型、血热型、气郁型和血瘀型四类。其中脾虚型使用归脾汤加减，血热型使用清热止血汤，气郁型采用丹栀逍遥散加减，血瘀型采用逐瘀止崩汤加减；四种汤剂中均加入阿胶补血止血。结果195例患者中痊愈173例，好转7例，总有效率92.31%。

邵爱玲等介绍黄芪阿胶汤治疗崩漏 368 例，基本方为黄芪 30g，阿胶（炖服）、当归、党参、益母草各 15g，五灵脂、蒲黄各 10g，三七 3g，甘草 5g。随证加减：阴虚加女贞子、旱莲草、熟地黄；阳虚加附子、肉苁蓉、巴戟天；血虚加白芍、首乌；血热加大黄炭、茜草、生地炭；气郁加陈皮、柴胡、枳壳；腹痛加香附、延胡索；纳差加鸡内金、麦芽。服用 6～12 剂，月经周期、经量、行经时间等疗效指标恢复正常。按停药后维持 3 个正常月经周期以上为痊愈；月经周期、经量、行经时间虽恢复正常，但停药后不能维持 3 个月经周期为有效；阴道出血断续未止，月经周期、经量及行经时间无好转为无效。结果 368 例患者中痊愈 321 例，有效 41 例，总有效率 98%。

翟红卫对阿胶黄芪口服液联合复方炔诺酮治疗功能失调性子宫出血进行临床研究，观察组采用阿胶黄芪口服液联合复方炔诺酮治疗，对照组采用复方炔诺酮治疗，疗程为 3 个月经周期。患者月经周期、经期、经量恢复正常，停药后维持 3 个正常月经周期以上为治愈；患者月经周期、经期、经量减少原来的 1/3～1/2，停药后能维持 1～2 个正常月经周期为好转；月经周期、经期、经量均无改善为无效。结果显示观察组子宫内膜厚度、血清卵泡刺激素（FSH）、雌二醇（E2）水平降低程度均较对照组高，血红蛋白升高程度较高。观察组总治愈率 94.87%，显著高于对照组（67.44%）。

马彩玲等报告了黄连阿胶汤加味治疗青春期子宫出血 58 例，患者平均年龄 15.3 岁，均证属阴虚火旺、任冲不固。方药组成为黄连 6g，黄芩 9g，芍药 15g，阿胶（烊化）15g，鸡子黄（冲服）2 枚，生地黄 15g，淫羊藿 15g，巴戟天 15g，肉苁蓉 10g。加减：①小腹胀痛，出血量少，色黯，质稠有块，下则痛减属血瘀者，去阿胶，加炒蒲黄、炒五灵脂各 15g；②兼肝郁气滞者，加郁金 10g，香附 12g，柴胡 10g；③兼气虚者，加太子参 15g，生黄芪 20g。症状、体征消失为痊愈；症状基本消失、体征大部分消失为显效；症状或体征有所改善为好转；症状、体征无变化为无效。结果 58 例患者经治疗后痊愈 38 例（65.52%）；显效 9 例（15.52%）；好转 9 例（15.52%）；无效 2 例（3.45%）。

吴艳敏等研究黄连阿胶汤加味治疗血热型月经过多的临床疗效。中医证候标准为：①经色深红、质稠或有血块；②心烦；③口渴；④便干、尿黄；⑤舌红苔黄；⑥脉数。第①项必备，且具备②～⑥之 3 项者，诊断为血热型。将 70 例患者随机分为治疗组 35 例及对照组 35 例，治疗组服用加味黄连阿胶汤，方剂组成为阿胶 15g，黄连 10g，黄芩 10g，黄柏 10g，栀子 8g，生白芍 15g，生地黄 20g，川芎 10g，当归 15g，女贞子 12g，墨旱莲 12g。经血黏稠有臭味、黄带多、下腹坠痛者加败酱草 30g，薏苡仁 30g，马齿苋 30g，白果 10g；口干渴者，加玄参 15g，麦冬 15g，天花粉 15g；小便频数者加白茅根 30g，小蓟 15g。每日 1 剂，分 2 次热水冲服。对照组口服葆宫止血颗粒。两组于月经来潮第 1 天开始服药，连服 1 周，连用 3 个月经周期。疗程为 3 个月经周期，疗程结束 3 个月后统计疗效。结果显示，对照组治愈 21 例（60.00%），好转 5 例（14.29%），总有效率 74.29%；治疗组治愈 25 例（71.43%），好转 8 例（22.86%），总有效率 94.29%，显著高于对照组。

张小明采用黄连阿胶汤加味联合米非司酮治疗心肾不交型围绝经期功能失调性子宫出血患者。主症包括月经淋漓不尽，心神不宁，夜寐不安、多梦；次症包括腰膝酸软，腹胀痛，大便干稀不调；舌脉象为舌红，苔少或无苔，脉细数。符合任意 2 项主症加 1 项次症结合舌脉即辨证心肾不交。对照组于月经来潮第 5 天或诊刮术后口服米非司酮片，观察组在对照组治疗基础上加服黄连阿胶汤加味：黄芩、黄连各 12g，白芍、阿胶（烊化后汤药冲服）各 9g，鸡子黄 2 枚（早晚温服时各加 1 枚）。食少腹胀、疲劳乏力者加黄芪 15g，党参 12g；易怒、心情不畅者加柴胡 9g，香附 15g；小腹疼痛拒按、经血有块者加桃仁、红花各 9g；高热、神志障碍者加益母草 20g；心悸口燥咽干、五心烦热者加鳖甲、龟甲各 9g，牡丹皮 12g。两组均持续治疗 12 周。治疗后，观察组总有效率 93.22%，高于对照组 76.27%；出血控制时间、完全止血时间和腹痛缓解时间均较对照组缩短。观察组治疗后子宫内膜厚度、中医证候积分低于对照组，子宫平滑肌收缩幅度及频率高于对照组；两组 E2、FSH、促黄体生成素水平均较治疗前降低，其中观察组低于对照组。

二、不孕症

不孕症是由多种病因导致的生育障碍状态，女性无避孕性生活至少 12 个月而未孕称为不孕症。我国不孕症发病率为 7% ~ 10%。中医学认为女性不孕症主要病机为肾气不足，冲任气血失调，常见证型包括肾虚、肝气郁结、痰湿内阻、瘀滞胞宫等，其中肾虚又分为肾气虚、肾阳虚和肾阴虚。治疗以温养肾气、调理气血为主，强调分型论治。

李晶晶等报道了复方阿胶浆对排卵障碍性不孕患者促排周期子宫内膜及卵泡发育的影响，将 65 例排卵障碍性不孕患者随机分为治疗组（34 例，59 个周期）

和对照组（31 例，58 个周期），对照组月经周期第 2 ～ 5 天口服克罗米芬 50mg，每天 1 次；周期第 9 天加用尿促性腺激素（HMG），并根据卵泡大小调整 HMG 用量，直至卵泡成熟，若周期第 20 天仍无优势卵泡发育则停用 HMG；在优势卵泡日肌注 5000U 或 10000U 绒毛膜促性腺激素（HCG），若直径 ≥ 16mm 的卵泡多于 3 个则不用 HCG。排卵后予以口服地屈孕酮片 10mg，每天 2 次，黄体支持，连服 12 天。治疗组在对照组的基础上加服复方阿胶浆，自月经周期第 5 天开始口服 20mL，每天 3 次，服至 HCG 日或周期第 20 天停药。结果发现治疗组 HMG 周期用量、未破裂卵泡黄素化综合征周期率明显低于对照组；HCG 日子宫内膜厚度、单卵泡发育周期率、周期排卵率明显优于对照组。最终治疗组 34 例患者妊娠 15 例，妊娠率 44.12%，显著高于对照组的 6 例（19.35%）。两组均流产 1 例，无显著差异。

黎晓静报道了左归饮加黄连阿胶汤联合针刺治疗多囊卵巢综合征不孕症的临床观察。研究纳入肾阴虚证者 66 例，主症为月经量少、月经推迟或闭经；次症包括面部痤疮，腰膝酸软，口燥咽干，形体消瘦，五心烦热，失眠多梦；舌脉相为舌红苔少，脉沉细数。除具备主症以外，必须具备次症中 2 个以上或具备舌脉表现。观察组给予左归饮联合黄连阿胶汤加减配合针刺疗法治疗，对照组给予氯米芬治疗。黄连阿胶汤加减组成：熟地黄 15g，山茱萸 10g，黄连 6g，莲子心 5g，阿胶 15g（烊化），山药 10g，茯苓 10g，合欢皮 10g，香附 10g，炙甘草 5g。汗多者加浮小麦 15g；失眠甚者加夜交藤 15g；乳房胀痛者加郁金 10g；血瘀者加丹参 15g。针刺治疗，穴位选取关元、气海、肾俞、太溪、子宫、三阴交。治疗 3 个月后，两组患者 FSH、黄体生成激素（LH）、E2、睾酮含量、子宫内膜厚度均明显改善，且观察组改善程度优于对照组。观察组患者的中医证候积分明显改善，而对照组无显著变化。治疗 1 年后随访，观察组妊娠率为 66.67%（22/33），排卵恢复率为 90.91%（30/33），月经正常率为 93.94%（31/33），流产率为 9.09%（2/33）；对照组妊娠率为 39.39%（13/33），排卵恢复率为 69.70%（23/33），月经正常率为 72.73%（24/33），流产率为 30.77%（4/33）。观察组妊娠率、排卵恢复率、月经正常率及流产率均显著优于对照组。

三、先兆流产

胚胎或胎儿尚未具有生存能力而妊娠终止者，称为流产。先兆流产为自然流产发展的阶段之一，在中医学中属于"胎漏""胎动不安"范畴。中医学认为胎漏、胎动不安的主要发病机理是冲任气血失调，胎元不固。胎漏以气虚、血虚兼见血热、肾虚、血瘀更多见。两者既有单一病因，又常有脏腑、气血、经络等虚实错杂的复合病机。常见证型包括肾虚证、气血虚弱证、血热证、血瘀证与湿热证。以补肾固冲为治疗大法，并依据不同证型采用固肾、益气、养血、清热、利湿、化瘀等法。

李明道等分享了1971～1996年以加味寿胎丸为主治疗先兆流产63例，方剂组成为川续断、桑寄生各20g，菟丝子、黄芪各30g，阿胶10g（烊化服）。气虚加人参（或党参）、白术6～10g；血虚加熟地黄24g，白芍12g；阴虚血热加生地黄24g，苎麻根20g，黄芩12g；跌仆损伤加三七粉3g，茜草炭15g；肾虚腰痛加杜仲、枸杞子各12g；气滞腹痛加香附12g，苏梗9g，砂仁6g。日1剂，水煎分3次服,30天为1疗程。经1～3个疗程治疗，按出血腰酸腹坠痛感消失，子宫无收缩，妊娠继续并按期安全分娩者为显效；诸症无好转，出现早期或晚期流产而妊娠中断者为无效。结果63例患者中显效62例，因染色体方面的缺陷而未能获效1例，总有效率98.5%。

林爱民也分享了寿胎丸加减治疗先兆流产68例，其中47例分型为脾肾阳虚，21例分型为肝肾阴虚。前者方剂组成为菟丝子、党参各20g，桑寄生、续断、阿胶、黄芪、巴戟天、白术各15g，炙甘草5g。出血较多加鹿角霜15g，艾叶10g；腰腹坠痛较甚加杜仲15g，砂仁5g。后者方剂组成为生地黄、山药各30g，阿胶20g，山茱萸、女贞子、墨旱莲各15g，白芍、桑寄生、菟丝子、续断各10g。出血明显加地榆、仙鹤草各15g；大便秘结加肉苁蓉15g，柏子仁10g。7天为1个疗程，用药1～3个疗程。结果68例患者中治愈59例，无效9例，治愈率86.8%。

张涟等报道熟大黄合阿胶养血汤治疗反复阴道流血或伴宫内积血、宫内感染的先兆流产患者38例。患者均有不规则阴道流血伴下腹疼痛，可伴有腰痛、口干喜饮（夜间尤甚）、嘴唇干燥、大便干结、舌质较红、苔薄脉细滑，中医辨证属血热型胎动不安，其中32例B超检查宫内有出血暗区。熟大黄合阿胶养血汤组成：熟大黄9g，生地炭12g，阿胶珠12g，北沙参12g，麦冬12g，墨旱莲15g，桑叶12g，桑寄生12g，苎麻根30g，黄芩12g，杭白芍15g，炙甘草5g。大便干结加瓜蒌仁12g，或鲜竹沥1支；口干加川石斛15g，或铁皮枫斗晶1包；防宫内感染加蒲公英15g，金银花12g；出血多加藕节30g，仙鹤草30g；心烦不寐加龙骨30g，川黄连5g。结果12例患者治疗15～20天阴道出血停止、宫内暗区消失、胚胎发育正常；20 例患者 1 个月内阴道出血停止，宫内出血暗区减小或消失，胚胎发育正常；3 例患者阴道反复出血，宫内暗区不吸收，伴下腹疼痛而行清宫术；胎儿肾积水 2 例；短肢 1 例行引产术。

杨石慧等报道了黄连阿胶汤加味治疗血热型先兆流产并发绒毛膜下血肿的临床研究。血热型辨证主要证候为少量阴道出血，出血颜色为鲜红色或深红色；小腹痛或腰痛；口干、咽干。次要证候包括心烦少寐，手脚心热，小便短黄，大便秘结。舌脉相为舌质红、薄黄苔或黄腻苔，脉弦滑或滑数。将 70 例血热型先兆流产并发绒毛膜下血肿患者随机分为观察组和对照组，对照组给予地屈孕酮片口服，观察组在对照组基础上合用黄连阿胶汤加味。方药组成为黄连、甘草各 5g，黄芩、阿胶、白及各 10g，白芍 20g，生地黄、藕节炭、海螵蛸各 15g，苎麻根、仙鹤草各 30g，大黄炭 9g。以上中药颗粒剂每日 1 剂，开水冲服，另鸡子黄 1 个打入汤剂，连服用 14 天。结果显示，治疗后观察组绒毛膜下血肿消退情况较对照组佳，绒毛膜下血肿面积减少程度、中医证候积分改善程度均较对照组高。

郭焱等报道了芎归胶艾汤加减联合黄体酮胶囊治疗早期先兆流产的研究，将 160 例早期先兆流产患者随机分为观察组和对照组，每组各 80 例。对照组口服黄体酮治疗，观察组在对照组的基础上服用芎归胶艾汤加减：阿胶、当归、清酒各 18g，川芎 10g，甘草 5g，白芍、艾叶各 30g，生地黄 20g。气虚者加黄芪 40g，人参 20g；肾虚严重者加桑椹、杜仲、巴戟天各 20g；血热者加清热凉血药如白茅根 30g，藕节 30g；屡孕屡堕者加白术、山萸肉、杜仲各 18g。每日 1 剂，连用 2 周。小腹疼痛、阴道出血等症状消失，按 B 超示胚胎大小与孕周符合为显效；小腹疼痛、阴道出血等症状显著减轻，B 超示胚胎大小与孕周基本符合为有效；小腹疼痛、阴道出血等症状变化不明显，甚有加重，B 超示胚胎大小不符合孕周大小为无效。结果显示两组患者治疗后各项中医证候积分低于治疗前，且观察组显著低于对照组；两组患者治疗后孕酮、HCG 水平高于本组治疗前，且观察组高于对照组；观察组临床有效率为 97.50%，高于对照组（81.25%）。

四、原发性痛经

痛经为常见的妇科症状，原发性痛经指生殖器无器质性病变的痛经，占痛经发病率的 90% 以上。临床特征是伴随月经周期而发作，表现为小腹疼痛，或伴腰骶酸痛。中医学认为痛经病因有生活所伤、情志不和、六淫为害，病位在冲任与胞宫。病因病机可概括为"不荣则痛"或"不通则痛"。痛经的中医治疗根据证候在气、在血，寒热、虚实不同，以止痛为核心，以调理胞宫、冲任气血为主，或补气，或活血，或散寒，或清热，或补虚，或泻实。经期重在调血止痛，平素辨证求因治本。

何慧仪等报道了复方阿胶浆治疗原发性痛经的随机对照临床研究，将100例原发性痛经患者随机分为治疗组60例和对照组40例，治疗组经前1周至经期结束口服复方阿胶浆20mL，对照组口服吲哚美辛片25mg，每天3次。两组均治疗3个月经周期，采用VAS评分法对痛经程度进行评估。按痛经症状及伴随症状完全消失，VAS评分降为0分，停药后连续3个月经周期未复发为痊愈；痛经症状明显减轻，伴随症状明显改善，VAS评分较前下降2分以上为好转；痛经症状及伴随症状均无改善，VAS评分无下降为无效。结果显示，治疗组60例患者中治愈34例（56.7%），好转21例（35.0%），无效5例（8.3%），总有效率为91.7%；对照组40例治愈19例（47.5%），好转12例（30.0%），无效9例（22.5%），总有效率77.5%，治疗组疗效优于对照组。

倪晓容报告了复方阿胶浆治疗原发性痛经的疗效观察，50例患者中辨证为气滞血瘀型21例，寒凝胞中型13例，湿热蕴结型2例，气血虚弱型14例。所有患者均服用复方阿胶浆口服液1支，每天3次，其中气滞血瘀型加用逍遥丸8g，每天2次；湿热蕴结型加用妇科千金片4片，每天3次；寒凝胞中型及气血虚弱型不加药。经前7天开始服药，10天为1个疗程，治疗3个疗程。按痛经诸症完全消失为治愈；痛经诸症明显减轻，其余症状明显改善为好转；痛经诸症无明显改善为无效。结果50例患者中治愈26例，占52.0%；好转22例，占44.0%；无效2例，占4.0%；总有效率96.0%。

顾建军等报道了复方阿胶浆用于女性月经周期的调查分析，研究采取问卷调查方式，调研国内7所院校的女学生及适龄女教师共4353人，每人服用复方阿胶浆1支，每天2次，于经期前、后各服用6天为一个周期。分别在服用前、服用一个周期、服用两个周期后进行问卷调查。最终服用1个周期3994人，服用2个周期3238人，服用3个周期1477人。服用复方阿胶浆前，人群主要的经期不适症状有"腰膝酸软""小腹坠痛""疲倦乏力"；服用复方阿胶浆1个周期后，三者的改善率分别为48.7%、60.6%、67.8%；服用2个周期后的改善率分别为60.7%、66.3%、78.6%。调研人群主要出现的不良反应为口干，服用1个周期和2个周期后的发生率分别为24.8%和18.8%；其次为咽燥，发生率分别为12.4%和10.0%。

五、绝经综合征

绝经综合征指妇女绝经前后出现性激素波动或减少所致的一系列躯体及精神心理症状。中医学将此病称为"绝经前后诸证"，指妇女在绝经期前后出现烘热汗出、烦躁易怒、潮热面红、失眠健忘、精神倦怠、头晕目眩、耳鸣心悸、腰背酸痛、手足心热，或伴月经紊乱等与绝经有关的症状。中医学认为本病之本在肾，常累及心、肝、脾等脏，致使本病证候复杂。病因病机包括肾阴虚、肾阳虚、肾阴阳两虚、心肾不交。治疗应注重固护肾气，清热不宜过于苦寒，祛寒不宜过于温燥，更不可妄用克伐，强调分型论治。

我国名老中医、著名中医妇科专家丁启后有经验方"加味黄连阿胶汤"用于治疗围绝经期综合征。病例1，年龄48岁，就诊时颜面发红，两颧较甚，两手臂皮肤有抓痕，颜面皮肤瘙痒干燥，口干心烦，并有失眠多梦等症状。舌红苔薄黄少津，脉细数。中医诊断为绝经前后顽固性皮肤瘙痒症。辨为肝肾阴虚，心肾不交。处方：北沙参15g，玉竹15g，麦冬15g，阿胶珠15g，牡丹皮12g，酸枣仁15g，柏子仁15g，钩藤15g，黄连15g，地骨皮15g，连翘15g，远志10g，金银花15g，淡竹叶15g，赤芍15g，火麻仁15g，甘草6g。服药一周后患者面部皮肤发红发痒症状明显减轻，仍失眠多梦、口干心烦。上方去金银花、连翘，加珍珠母30g，酸枣仁改30g，玄参15g，生地黄15g，续服3周后瘙痒症状好转，面色正常，余症好转。巩固治疗1周，3个月后随访未复发。案例2为44岁女性，1年前无明显诱因出现双目干涩胀痛，进行性加重，闭眼休息不能缓解，双目可见血丝，入睡困难，同时伴有潮热盗汗，严重时能渗湿衣服，神疲乏力，失眠多梦，咽干口燥，小腹隐痛，白带量少，腰膝酸痛，乳房胀痛，心烦易怒。月经稀发2年。中医诊断为绝经前后顽固性眼干症，辨为肝肾阴亏，肝阳上亢。采用加味黄连阿胶汤：生地黄、麦冬、玉竹、阿胶珠各15g，生龙骨、生牡蛎各30g，白芍15g，炙甘草6g，酸枣仁15g，五味子12g，莲子心6g，浮小麦、黄连、钩藤、菊花、百合、石斛各15g。服药1周后患者双目干涩症状减轻，潮热盗汗减轻。上方随证加减服用1个月后双目干涩胀痛好转，盗汗症状等改善。

邹迎春报告加味黄连阿胶汤治疗绝经期综合征78例，患者均有烦躁易怒，失眠多梦，伴有不同程度的月经紊乱、潮热面红、烘热汗出。其中兼月经紊乱为主者32例，兼潮热面赤为主者25例，兼烘热汗出为主者21例。加味黄连阿胶汤组成：黄连10g，黄芩10g，白芍30g，阿胶15g，鸡子黄1枚，酸枣仁15g，煅龙齿 15g，煅牡蛎 40g，炙龟甲 12g，浮小麦 30g，生地黄 20g。烦躁易怒者加牡丹皮 10g，栀子 10g；心烦失眠、夜寐不安较剧者加合欢皮 10g，夜交藤 15g；面赤潮热明显者加地骨皮 12g。7 天为 1 疗程。按心烦失眠、月经紊乱、潮热面赤、烘热汗出等症状消除为治愈；心烦失眠、月经紊乱、潮热面赤、烘热汗出等症状明显改善或部分消失为有效；诸症无变化为无效。78 例患者最短服药 1 个疗程，最长者 3 个疗程，结果治愈 48 例，随访 1 年无复发；有效 27 例；无效 3 例，总有效率 96.2%。

韩锐等研究黄连阿胶汤合百合地黄汤加减对绝经综合征神经内分泌网络的调节作用，纳入辨证为阴虚火旺的患者 148 例，随机分为对照组和观察组各 74 例。对照组口服雌二醇 / 醋酸炔诺酮片；观察组在西药基础上加用黄连阿胶汤合百合地黄汤加减：百合、生地黄、熟地黄各 20g，黄连 3g，白芍 15g，黄芩、阿胶（烊化）、甘草、大枣各 10g，浮小麦 30g，女贞子、麦冬 20g。烘热汗出、口干咽燥者加知母、黄柏各 10g；心悸不宁者加莲子心、酸枣仁、牡丹皮各 10g；烦躁易怒者加钩藤、北柴胡、枳壳各 10g；失眠多梦者加合欢皮、夜交藤、茯神各 15g；腰膝酸软、头晕耳鸣者加山茱萸、菟丝子各 10g，桑寄生 20g。疗程 3 个月。研究期间对照组脱落、失访 5 例，剔除 2 例，完成 67 例；观察组脱落、失访 7 例，剔除 1 例，完成 66 例。结果显示观察组治疗后 1、2、3 个月 Kupperman 绝经症状指数评分低于同期对照组，且评分下降幅度大于对照组；观察组绝经期生存质量量表各个维度评分，抑郁自评量表、焦虑自评量表、匹兹堡睡眠质量指数量表评分均低于对照组。治疗后观察组患者 E2 水平高于对照组，FSH、LH 水平均低于对照组；观察组患者 5- 羟色胺、肾上腺素、一氧化氮水平均高于对照组；内皮素 -1 和降钙素基因相关肽等与潮热症状相关的因子水平均低于对照组。

第二节 血液系统疾病

一、贫血

贫血是指人体外周血红细胞容量减少，低于正常范围下限的一种常见临床症状。中医学认为，血分为有形之血和无形之血，中医之血通过与气结合，盈缺于五脏与脉道，通达全身，其来源于中焦水谷精微的化生。中医之血由气而化之，具有补气作用的中药一般均具补血之功。阿胶乃驴皮，肺主气司呼吸，在体为皮，其华在毛，因而阿胶本属肺金之气化生而成，入肺补气，兼具滋阴，具有补血止血、滋阴润燥之功。相关研究表明，阿胶可通过提高机体外周血细胞数，提高机体免疫力，改善机体血虚的状态，促进机体造血机制，从而改善机体的血虚状态，治疗血液系统疾病。

1. 缺铁性贫血　缺铁性贫血是营养性贫血的常见类型，是因体内贮存铁不足或缺乏引起的疾病，发病率高，危害大，不仅对患者健康造成严重影响，而且会增加医疗成本。中医学认为缺铁性贫血属"萎黄"的范畴，其病因病机为脾胃虚弱、运化失常、水谷精微缺乏，与西医学的缺铁性贫血发病特点基本一致。

张文琴等报道，以妇产科 127 例缺铁性贫血患者作为研究对象，随机分为两组，对照组（n=62）采用硫酸亚铁和维生素 C 片进行常规治疗，观察组（n=65）采用琥珀酸亚铁联合阿胶进行治疗。观察并分析两组患者治疗后的血红蛋白（Hb）、红细胞比容（Hct）、血清铁蛋白（SF）及血清转铁蛋白饱和度（TSAT）指标的变化情况，比较两种治疗方法下的临床总有效率和不良反应率差异。结果显示，治疗后两组患者的 Hb、Hct、SF、TSAT 指标均明显提高，且观察组的上升幅度更高。观察组的临床治疗总有效率高达 95.38%（62/65），不良反应率 7.69%（5/65），均显著优于对照组的 82.26%（51/62）、25.81%（16/62），两组间差异均有统计学意义（$P < 0.05$）。相关研究表明，琥珀酸亚铁联合阿胶治疗妇产科缺铁性贫血的临床疗效显著，安全性高，其效果显著优于常规治疗。

2. 再生障碍性贫血　再生障碍性贫血是一种骨髓造血衰竭性疾病，以骨髓造血干细胞减少和全血细胞减少为特征。本病归属于中医学的"血证""虚劳""髓枯""血虚"等范畴。近年来，再生障碍性贫血的发病率逐渐升高，中医药在该病的治疗中具有独特的优势。

曹露萍等报道，将慢性再生障碍性贫血患者 30 例随机分为治疗组 16 例和对照组 14 例，两组均用司坦唑醇片及环孢素治疗，治疗组加阿胶 15g，每天 2 次，烊化服用。治疗 3 个月后观察疗效。结果显示，应用阿胶治疗后，治疗组总有效率高于对照组（$P < 0.05$），治疗组外周血象（白细胞、血红蛋白、血小板、网织红细胞）升高优于对照组（$P < 0.05$）。相关研究表明，阿胶辅治慢性再生障碍性贫血有较好疗效。

3. 地中海贫血　地中海贫血又称海洋性贫血，是一种血红蛋白异常的疾病，是由于常染色体基因缺陷导致的一种遗传性疾病。中医学将地中海贫血归于"血虚""血证""虚黄""童子劳"等范畴，认为其病因与先天禀赋不足、后天失养相关，主要累及肾、脾、心、肝等脏腑。从气血阴阳辨证，患者首发证候多为气血两虚，到疾病晚期，可转化为阴阳两虚。妊娠后母体脏腑经络的阴血下注冲任，以养胎元，出现阴血聚于下，阳气浮于上，甚至阳气偏亢的状态，即妊娠期间整个机体出现"血分不足，气偏有余"的生理特点。

李艳芳等将 68 例受试者按比例随机分配为治疗组 42 例，对照组 26 例。治疗组孕妇予口服阿胶粉，每日 15g，温开水冲服；对照组口服阿胶模拟剂，每日 15g，温开水冲服。两组受试者均每日服药，连续治疗 4 周。随后检测阿胶治疗前后地中海贫血孕妇基因表达的变化，再通过实施随机对照研究，验证转录组测序结果。结果显示，口服阿胶治疗 4 周后，治疗组孕妇外周血 Hb 浓度、热休克蛋白 70（HSP70）mRNA 和蛋白水平均显著高于对照组（$P < 0.05$，$P < 0.01$）；且治疗前后 Hb 浓度差值与 HSP70 mRNA 和蛋白表达量差值存在显著正相关关系（$P < 0.01$）。相关研究表明，口服阿胶治疗能有效改善部分地中海贫血孕妇的贫血症状，同时上调 HSP70 表达，推测阿胶的消化产物，如多肽和氨基酸等，可能作为底物与 HSP70 等分子伴侣结合，通过蛋白－蛋白相互作用发挥抗贫血作用。

李艳芳在另一项研究中选取 72 名符合纳入标准的轻度和中度 β 地中海贫血孕妇为研究对象，随机分配到治疗组和对照组。所有患者均为单胎妊娠，在入组前患有轻度贫血（$80g/L \leqslant Hb < 110g/L$），且近 12 周内未接受过输血或任何形式的常规药物或中医抗贫血治疗。治疗组患者给予 15g 阿胶粉剂，连续 4 周。如果患者出现牙龈肿胀、喉咙干燥或疼痛、口腔溃疡、局部湿疹，则将剂量调整为每天 10g，连续 6 周。治疗前后测定 Hb、血清铁（SI）、血清铁蛋白（SF）和三种血红蛋白成分［成人血红蛋白（HbA）、胎儿血红蛋白（HbF）、成人次要血红蛋白（HbA2）］水平。结果显示，阿胶治疗组 Hb 显著增加，其中改变的主要 Hb 成分是 HbA，而 HbA2 和 HbF 水平在治疗后均下降；治疗组和对照组之间，治疗后三个 Hb 成分的差异显著（$P < 0.001$）。相关研究表明，阿胶可以改善地中海贫血孕妇的贫血症状并优化 Hb 成分，而不影响铁储备。

4. 产后贫血 产后贫血是指在产褥期内发生的贫血，是由于分娩过程失血过多造成的贫血。产后贫血在发达国家育龄期女性中的发病率为 30%，在发展中国家的发病率高达 50%～80%。中医学认为产时失血、气随血耗，导致产后气血不足以滋脏腑和安神魂，以致贫血产妇出现头晕、眼花、乏力、疲惫、失眠、多梦、健忘、烦躁等症状，严重者甚至出现神志恍惚、产后抑郁，影响产妇的躯体和肢体活动能力、精力和精神健康，降低产妇的生活质量。

李艳芳等人将顺产分娩的符合条件的 275 例产后贫血患者（70g/L ≤ Hb < 100g/L），按 1∶1 比例随机分入试验组和对照组。两组患者均在产后 48 小时抽血检测血液分析及铁代谢指标，并完成生活质量量表 SF–36 简表的填写。试验组给予口服复方阿胶浆治疗，对照组予口服多糖铁复合物治疗，分别于治疗后 2 周和治疗后 6 周随访，复查血液分析和铁代谢指标，并填写生活质量量表。结果显示，最终共有 252 例患者完成试验，试验组 133 例，对照组 119 例。治疗 2 周后，试验组 Hb 浓度和未成熟网织红细胞比率（IRF）的有效率明显高于对照组（$P < 0.05$）；两组产妇治疗前后 SI 和 SF 水平的变化无统计学差异（$P_{SI}=0.867$，$P_{SF}=0.085$）；试验组产妇总体生活质量及生理机能（PF）、精力（VI）、情感职能（RE）3 个维度的改善情况显著优于对照组（$P=0.026$，$P_{PF}=0.002$，$P_{VI}=0.0001$，$P_{RE}=0.038$）。治疗 6 周后，试验组 Hb 浓度和 IRF 的有效率均稍高于对照组，但两组间的差别无统计学意义；对照组产妇的 SI 和 SF 水平较试验组升高更明显（$P_{SI} < 0.001$；$P_{SF} < 0.001$）；试验组产妇总体生活质量及精力、情感职能两个维度的改善情况明显优于对照组（$P=0.019$，$P_{VI}=0.008$，$P_{RE}=0.012$）。相关分析发现，Hb 浓度与贫血产妇的总生活质量评分、精力和情感职能两个维度评分之间存在正相关关系（$P < 0.05$）。相关研究表明，与口服铁剂相比，复方阿胶浆能更快、更显著地纠正气血两虚证产妇的贫血状态，从而提高产妇的生活质量。

徐绍君等将 210 例患者随机分为联合用药组（复方阿胶浆联合琥珀酸亚铁）、单纯复方阿胶浆组、单纯琥珀酸亚铁组各 70 例，3 组疗程均为 4 个月。联合用药组：给予复方阿胶浆 20mL，3 次 /d，琥珀酸亚铁 4 片 / 次，3 次 /d；单纯复方阿胶浆组：给予复方阿胶浆 20mL，3 次 /d；单纯琥珀酸亚铁组：琥珀酸亚铁 4 片 / 次，3 次 /d。三组均给药 2 个月。治疗前、后 1 个月均检测 Hb、HCT、SF。三组孕妇均避免同时服用其他抗贫血药物，所有孕妇均检测血常规及血清铁蛋白。血常规测定采用全自动血液分析仪，血清铁蛋白测定采用全自动化学发光免疫分析仪。比较三组治疗前后 Hb、SF、HCT 水平。结果发现，三组治疗前 Hb 比较差异无统计学意义（$P > 0.05$）；三组治疗后 1、2 个月 Hb、SF、HCT 水平均高于治疗前，差异有统计学意义（$P < 0.05$）；观察组治疗 1、2 个月后 3 项指标均高于其他两组，差异有统计学意义（$P < 0.05$）。相关研究表明，复方阿胶浆联合琥珀酸亚铁治疗妊娠期贫血较单用复方阿胶浆或琥珀酸亚铁长期疗效更

好，作用更持久。

李梅等将138例产后贫血患者随机分为对照组和观察组，各69例，对照组患者给予蔗糖铁注射液治疗，观察组患者在对照组基础上加用复方阿胶浆治疗，蔗糖铁注射液治疗3天，复方阿胶浆治疗4周。分别观察治疗前后红细胞（RBC）、Hb、HCT、SF、总铁结合力（TIBC）等指标的变化，结合患者症状和体征的改善情况评价疗效，并观察不良反应发生情况。结果显示，对照组总有效率65.22%，低于观察组的79.71%（$P < 0.05$）；两组患者治疗后的RBC、Hb、HCT均较治疗前显著上升（$P < 0.05$），且观察组患者升高更明显（$P < 0.05$）；两组患者治疗后的SF较治疗前有显著上升（$P < 0.05$），而TIBC较治疗前显著下降（$P < 0.05$），且观察组患者SF升高较对照组更明显，而TIBC下降更多（$P < 0.05$）；两组患者不良反应发生率比较无明显差异。相关研究表明，蔗糖铁注射液联合复方阿胶浆治疗产后贫血临床疗效良好，能有效促进红系造血、改善患者贫血症状，且不良反应小，值得临床推广。

党纪红选取104例产后贫血患者为研究对象，随机分为对照组和观察组各52例，两组均给予高蛋白饮食、吸氧等常规治疗。对照组给予蔗糖铁注射液5mL，加入0.9%氯化钠注射液500mL稀释后静脉滴注，1次/d，持续治疗3天；观察组在对照组基础上给予复方阿胶浆口服，20mL/次，3次/d，持续治疗28天。比较两组临床疗效及血常规相关指标（RBC、Hb、HCT），比较两组治疗前后生活质量评分。结果显示，观察组临床治疗总有效率高于对照组（$P < 0.05$）；治疗前两组血常规相关指标及生活质量评分比较无显著性差异（$P > 0.05$）；治疗后观察组RBC、Hb、HCT及生活质量评分均高于对照组（$P < 0.05$）。相关研究表明，蔗糖铁注射液联合复方阿胶浆治疗产后贫血效果显著，可改善患者贫血症状，提高生活质量，有利于疾病的转归和预后。

5. 放化疗相关性贫血 放化疗相关性贫血是由抗肿瘤治疗毒性作用所引起的化疗相关性贫血。中医学认为，癌症是由于气血失常，郁结壅塞形成余赘所致，癌症本身耗伤气血，而癌毒又导致气血运行受阻、瘀血内生。化疗在杀伤肿瘤的同时更伤正气，导致脾胃受损，不能受纳水谷，水谷精微不能化生气血，日久血虚造成贫血。

宋腾等将92例恶性肿瘤患者随机分为3组，对照组30例，低剂量治疗组33例，高剂量治疗组29例。所有患者均接受常规化疗，低剂量组联合复方阿胶浆（由阿胶、熟地黄、人参、党参、山楂组成）20mL、3次/d口服治疗；高剂量组联合复方阿胶浆 40mL、3 次 /d 治疗。治疗 42 天期间，观察 3 组的总体疗效及不良反应。结果显示，治疗前各组疗效指标无统计学差异；治疗后低、高剂量治疗组 Hb 分别为（109.68±18.95）g/L 和（112.95±19.59）g/L，与对照组（99.56±8.29）g/L 相比有统计学差异（$P < 0.05$）；低、高剂量治疗组中医证候评分分别为 5.29±2.37 和 9.48±4.40，与对照组（11.34±3.55）比较具有统计学差异（$P < 0.05$）。组内疗效比较，对照组 Hb 较化疗前减低，下降均值为（6.34±1.27）g/L；中医证候评分升高，上升均值为 4.89±0.56，具有统计学差异（$P < 0.05$）。治疗组化疗后未见明显差异（$P > 0.05$）；高剂量组第 28 天 Hb、RBC、血小板计数分别为（116.95±18.11）g/L、（3.93±0.72）×10^{12}/L、（229.55±80.62）×10^9/L，均显著高于低剂量组（$P < 0.05$），但白细胞计数无明显差异（$P > 0.05$）；治疗组癌性疲乏较对照组明显减低；药物不良反应发生率低，主要表现为轻度的便秘、腹泻及胃部不适等。相关研究表明，复方阿胶浆可在一定程度上改善放化疗相关性贫血，并可提高患者生活质量。

二、血虚

血虚为中医概念，指体内阴血亏损的病理现象，可由失血过多，或久病阴血虚耗，或脾胃功能失常，水谷精微不能化生血液等所致。临床上，血虚主要表现为面色苍白、唇舌淡白、头晕眼花、心悸、失眠、手足发麻等症状。

Li Zhang 等共选取 210 名符合纳入标准的参与者（其中 187 名为女性），并按 1∶2 的比例随机分为安慰剂对照组和阿胶治疗组。患者年龄在 18 ～ 60 岁，中医辨证为血虚，并在 3 个月内未服用过抗贫血食品或药物，且无严重心、肝、肾及血液系统疾病。患者服用阿胶胶囊或模拟阿胶胶囊的安慰剂，每天 6g，持续治疗 56 天。结果显示，阿胶治疗 8 周后头晕症状明显改善（$P < 0.05$）。在检测的 24 项血液生化参数中，安慰剂对照组的血细胞比容和红细胞数量下降，但阿胶治疗组下降幅度明显较小；阿胶组白细胞和中性粒细胞计数有所增加，但均在正常范围内；阿胶组自我评估健康状况问卷中得分显著更高，热证评分及其他安全参数无显著变化。结果表明，阿胶对血虚女性有良好的疗效，且没有明显的副作用。

三、化疗后骨髓抑制

对于进展期胃癌患者，多认为无论有无淋巴结转移，术后均需化疗。化疗可以起到提高手术效果，控制原发病灶，延长生存期等作用。进展期胃癌的化疗往往需进行 1 年甚至 2 年，临床上因为白细胞减少和严重贫血等毒副作用造成化疗中断或中止并非鲜见。因而，如何预防和治疗化疗药物的毒副作用正成为顺利进行系统化疗，防止复发，控制原发灶，提高生存期的关键所在。化疗药物虽然种类繁多、机制各异，但均属中医学"药毒"范畴，可侵犯机体、损伤脾胃、耗伤气血，故中医协同化疗的基本原则为健脾和胃，益气养血，同时针对化疗药物导致的具体不良反应进行辨证施治，减少化疗药物对机体的毒副作用，稳定机体内环境，提高化疗效果。化疗后骨髓抑制的病机多为脾肾亏虚，髓海失养，施以健脾补肾，养血生髓。

曾屈波等选择进展期胃癌术后患者 87 例，抽签法设立采用复方阿胶浆加化疗方法的治疗组（45 例）及单纯化疗的对照组（42 例）。全部患者均在住院手术并完成第一次化疗后（2 周）转入门诊治疗。复方阿胶浆是以阿胶为主药，配合党参、熟地黄、山楂等补气养血健脾药物组成的复方制剂，主治气血两亏，白细胞减少症及贫血。给药方法：每次丝裂霉素 4mg，注射用水或生理盐水 10 ～ 20mL 溶解，静脉推注，每周 1 次；5- 氟尿嘧啶 500mg 加入 5％葡萄糖注射液 500mL 中静脉滴注，每周 2 次。10 周为 1 疗程，1 年进行 3 个疗程，每疗程间歇 1 个月，化疗全程总计 2 年。对照组 42 例单纯采用上述治疗方法，治疗组 45 例则在此基础上加用复方阿胶浆辅助治疗，1 次 10mL 口服，1 日 1 ～ 2 次，化疗期及间歇期均坚持用药。分别统计两组顺利完成 1 年化疗、2 年全程化疗的人数，比较两组间治疗完成（有效）率、白细胞计数值和 Hb。结果显示，治疗组顺利完成 1 年化疗者 41 例，占 91.11%，完成 2 年全程化疗者 36 例，占 80%，显著高于对照组的 27 例（64.29%）和 20 例（占 47.62%）。两组化疗前白细胞水平无显著差异，而化疗后白细胞水平有显著意义。虽两组化疗后平均 Hb 无统计学意义，但治疗组无一例出现血红蛋白下降，患者 Hb 均有不同程度上升，升幅最大在 5g/L，平均上升 1.92g/L；而对照组 24 例患者出现血红蛋白下降。研究提示，复方阿胶浆用于胃癌术后化疗的辅助治疗，对预防和治疗化疗药物引起的白细胞减少及改善贫血有较好疗效，对胃癌术后化疗的顺利完成有积极作用。

第三节　精神类疾病

一、失眠

失眠症是指频繁而持续的睡眠起始和维持困难，表现为入睡困难、睡眠时间减少、睡眠质量下降及记忆减退等认知功能障碍，属于中医学"不寐""目不瞑""不得眠""不得卧"范畴。大量临床研究表明，阿胶或含阿胶的中药复方，主要是黄连阿胶汤，对于各种证型的失眠具有良好的疗效，可以有效延长失眠患者的睡眠时间，提高患者睡眠质量，解除疲劳，提高日常生活能力。

1. 阴虚火旺型失眠　张瑞观察了黄连阿胶鸡子黄汤加减治疗阴虚型失眠的临床效果及对睡眠状态的影响，对照组入睡前口服右佐匹克隆片，观察组服用黄连阿胶鸡子黄汤加味。结果表明，观察组治疗总有效率显著高于对照组，差异具有统计学意义（$P < 0.05$）；治疗后，观察组的匹兹堡睡眠质量指数（PSQI）量表各维度评分低于对照组，差异具有统计学意义（$P < 0.05$）；治疗后，观察组的觉醒次数少于对照组，深睡眠时间、快速动眼（REM）时间均长于对照组，差异具有统计学意义（$P < 0.05$）；治疗后，观察组的 5- 羟色胺（5-HT）、前列腺素 D2（PGD2）水平均高于对照组，差异具有统计学意义（$P < 0.05$）。提示黄连阿胶鸡子黄汤加味在阴虚型失眠中的应用效果显著，有助于改善患者的睡眠状态，也能调节 5-HT、PGD2 水平。

叶稳田考察了黄连阿胶汤加减治疗脑卒中后失眠阴虚火旺证的疗效及复发率，对照组给予阿普唑仑片口服治疗，每次 0.4mg，每晚睡前 1 次，连续治疗 3 周；观察组采用黄连阿胶汤加减治疗。结果治疗后，观察组 PSQI 评分低于对照组，治疗总有效率高于对照组，复发率低于对照组，差异均有统计学意义（$P < 0.05$）。提示黄连阿胶汤加减应用于脑卒中后失眠阴虚火旺证患者效果显著，可明显改善患者临床症状及睡眠质量。

李贞观察了黄连阿胶汤治疗阴虚火旺型失眠伴中轻度焦虑的疗效，对照组采用艾司唑仑治疗，观察组采用黄连阿胶汤加减方治疗。治疗 1 个月后观察两组临床疗效、焦虑自评量表（self-rating anxiety scale，SAS）评分，并在治疗结束 1 个月后进行随访。结果表明，治疗结束时两组睡眠情况、SAS 评分均较前改善，对照组较观察组改善更为明显（$P < 0.05$）；随访时两组临床疗效及 SAS 评分比较差异无统计学意义，观察组不良反应发生率显著低于对照组（$P < 0.05$）。因此，黄连阿胶汤及艾司唑仑均能有效改善失眠及焦虑症状，艾司唑仑起效快，临床疗效更好，但黄连阿胶汤长期效果较好，且不良反应少而轻微，值得推广。

2. 心肾不交型失眠 孟燕开展了加味黄连阿胶汤改善心肾不交型中风后睡眠障碍的临床研究，选取中风后失眠症患者 60 例，随机分为中药组和西药组各 30 例，中药组用加味黄连阿胶汤治疗，西药组用艾司唑仑治疗。4 周后，比较两组临床疗效和中医证候积分，评价睡眠质量，并比较 Flinders 疲劳量表、日常生活能力评分。结果中药组总有效率（86.67%）高于西药组（66.67%），差异有统计学意义（$P < 0.05$）；治疗后，两组中医证候积分、PSQI 指数、Flinders 疲劳量表（FFS）、改良 Barthel 指数均明显改善，差异有统计学意义，中药组 PSQI 指数、FFS 评分、中医证候积分低于西药组，改良 Barthel 指数评分显著高于西药组，组间差异有统计学意义（$P < 0.05$）。提示加味黄连阿胶汤对于心肾不交型中风后睡眠障碍的治疗疗效确切，可提高患者睡眠质量，解除疲劳，提高日常生活能力。

魏智林开展了黄连阿胶鸡子黄汤加减治疗不寐的临床试验研究，选取 44 例包含心脾两虚及心肾不交证在内的精血亏虚相关型不寐患者为研究对象，将其随机平均分为对照组和观察组，其中对照组给予艾司唑仑片镇静催眠治疗，观察组给予黄连阿胶鸡子黄汤加减治疗，观察并对比两组患者的治疗效果、生活质量变化及患者满意度。结果表明，两组临床治疗效果对比，差异无统计学意义；两组生活质量评分及患者满意度对比，差异均有统计学意义（$P < 0.05$）。提示黄连阿胶鸡子黄汤加减治疗精血亏虚相关型不寐具有明显临床优势，值得临床应用推广。

3. 妊娠期与产后失眠 石翎雁将 101 例妊娠期阴虚火旺型失眠患者随机分为 2 组，对照组 50 例给予心理干预，治疗组 51 例在对照组治疗方法的基础上给予黄连阿胶汤加味治疗。7 天为 1 个疗程，1 个疗程后统计 2 组的临床疗效及不良反应发生情况，并于治疗前及治疗后第 8、30 天评定 PSQI 总分。结果治疗组总有效率为 90.20%，对照组为 64.00%，2 组比较差异有统计学意义（$P < 0.01$）；与同组治疗前比较，对照组治疗后第 8 天睡眠质量、日间功能障碍评分及 PSQI 总分均显著下降，差异有统计学意义（$P < 0.05$ 或 $P < 0.01$）；治疗组治疗后第 8、30 天入睡时间、睡眠质量、睡眠时间、睡眠效率、睡眠障碍、日间功能障碍

评分及 PSQI 总分均显著下降，差异有统计学意义（$P < 0.05$ 或 $P < 0.01$），且治疗组各项评分较同期对照组下降更加明显（$P < 0.05$ 或 $P < 0.01$）。2 组治疗过程中均无不良反应、流产、早产病例发生，随访生命体征、血常规、尿常规、生化全项及胎心、胎动、胎儿生长发育均未见异常。提示黄连阿胶汤加味治疗阴虚火旺型妊娠期失眠疗效显著，可提高 PSQI 各项评分，且无不良反应，值得临床推广。

蔡爱华利用黄连阿胶汤加味治疗产后失眠 36 例，经 1 ～ 3 个疗程（每个疗程时间为 1 周）治疗后 20 例获显著疗效，睡眠恢复正常，伴随症状消失，且停药后未见复发；15 例有效，睡眠时间较前延长，伴随症状亦有改善；仅 1 例无效，症状无改善，总有效率 97.22%。

4. 更年期与绝经期失眠　胡丽萍将 60 例更年期失眠患者随机分为对照组与研究组，各 30 例，对照组口服地西泮片治疗，研究组应用黄连阿胶汤联合甘麦大枣汤治疗。评价两组临床疗效与用药期间的不良反应。结果显示，两组治疗总有效率对比，研究组（96.67%）较对照组（73.33%）更高（$P < 0.05$）；在药物不良反应比较中，两组发生率无明显差异（$P > 0.05$）。因此，黄连阿胶汤联合甘麦大枣汤治疗更年期失眠疗效确切，且安全性佳，值得临床推广。

仇燕飞观察了黄连阿胶汤合甘麦大枣汤治疗更年期失眠的临床疗效，将更年期失眠女性患者 100 例作为研究对象，随机分为对照组和观察组，各 50 例，对照组采用常规西医治疗，观察组采用黄连阿胶汤合甘麦大枣汤治疗，观察两组临床疗效及 SAS 评分。结果显示，观察组有效率为 80.00%，对照组有效率为 68.00%，两组有效率比较，差异具有统计学意义（$P < 0.05$）；观察组焦虑症状改善程度明显优于对照组，差异具有统计学意义（$P < 0.05$）。因此黄连阿胶汤合并甘麦大枣汤能显著延长更年期失眠患者的睡眠时间，改善睡眠质量，疗效显著。

赵敏将收治的 80 例围绝经期失眠症患者作为研究对象，以随机数字表法分为参照组和试验组。参照组采用加味安神定志丸治疗，试验组在参照组基础上应用黄连阿胶汤治疗，比较两组治疗效果。结果显示，治疗前，两组 Kupperman 评分及 PSQI 评分比较，差异无统计学意义（$P > 0.05$）；治疗后，试验组 Kupperman 评分及 PSQI 评分均低于参照组，差异有统计学意义（$P < 0.05$）；试验组治疗总有效率高于参照组，差异有统计学意义（$P < 0.05$）；两组不良反应发生率比较，差异无统计学意义。因此，加味安神定志丸联合黄连阿胶汤治疗围

绝经期失眠症的效果显著，可改善患者临床症状及睡眠质量，且不良反应少，安全性高。

5. 老年性失眠 梁艳观察了黄连阿胶汤联合针灸仪治疗老年性失眠症的临床疗效，将 66 例老年失眠患者随机分为研究组和对照组各 33 例，对照组给予艾司唑仑，研究组用黄连阿胶汤及针灸仪治疗。结果两组治疗后临床症状积分及 PSQI 评分均降低（$P < 0.05$），且研究组低于对照组（$P < 0.05$）；研究组总有效率高于对照组（$P < 0.05$）；两组不良反应发生率比较，差异无统计学意义（$P > 0.05$）。因此黄连阿胶汤结合针灸仪治疗失眠症效果较好。

徐广飞考察了黄连阿胶汤加味治疗老年失眠症的疗效，将 160 例阴虚火旺型老年失眠症随机分为治疗组和对照组，每组 80 例。治疗组口服黄连阿胶汤加味，对照组口服地西泮 2.5mg，每晚 1 次，连续服用 8 周。结果治疗组睡眠质量总有效率为 95%，对照组睡眠质量总有效率为 90%，经组间比较，两组间睡眠质量总体疗效有显著性差异（$P < 0.05$）。提示黄连阿胶汤能明显改善老年失眠症的症状。

6. 脑卒中后失眠 周红霞将 156 例脑卒中后失眠阴虚火旺证患者随机分为对照组和治疗组，各 78 例。对照组口服右佐匹克隆 + 安眠补脑口服液，治疗组口服右佐匹克隆 + 黄连阿胶汤加减，疗程均为 2 个月。比较两组患者治疗前后 PSQI 评分、日常生活活动能力量表（Barthel）、神经功能症状缺损评定量表（NDS）和脑卒中后失眠中医辨证阴虚火旺证量表（中医证候）的评分；检测两组患者治疗前后血清白细胞介素 –6（IL-6）、降钙素基因相关肽（CGRP）、多巴胺（DA）和过氧化脂质（LPO）的含量；比较两组有效率、复发率及不良反应发生率。结果表明治疗组总有效率 98.7%，高于对照组的 87.5%（$P < 0.05$）；治疗组 PSQI、Barthel、NDS 和中医证候评分较对照组改善更为明显（$P < 0.05$）；治疗组血清 IL-6、CGRP、DA 和 LPO 的含量改善优于对照组（$P < 0.05$）；治疗组复发率和不良反应发生率低于对照组（$P < 0.05$）。提示黄连阿胶汤加减治疗脑卒中后失眠阴虚火旺证的疗效明显，其作用机制可能与改善 PSQI、Barthel、NDS 中医证候评分及血清 IL-6、CGRP、DA、LPO 的含量有关。

褚爱华观察黄连阿胶汤加减辅以耳穴贴敷治疗卒中后失眠症临床疗效，将 84 例卒中后失眠症患者随机分为两组，每组 42 例。治疗组予黄连阿胶汤加减辅以耳穴贴敷治疗，对照组予地西泮片口服，两组连续治疗 1 个月。结果治疗组 42 例，痊愈 20 例，显效 11 例，有效 7 例，无效 4 例，总有效率 90.47%；对照组 42 例，痊愈 15 例，显效 10 例，有效 4 例，无效 11 例，总有效率 73.8%。两组比较，治疗组疗效优于对照组（$P < 0.05$），因此黄连阿胶汤加减辅以耳穴贴敷治疗卒中后失眠疗效更加满意。

7. 高血压并发失眠 马萍将收治的 80 例老年高血压并发失眠患者分为治疗组及对照组，对照组给予甜梦口服液，治疗组采用黄连阿胶汤加味治疗，对比两组患者的治疗效果。治疗前，两组患者睡眠质量评分（2.75 ± 0.31）分对比（2.66 ± 0.41）分，差异无统计学意义（$P > 0.05$）；治疗后，治疗组患者临床疗效 92.50% 优于对照组 75.50%，治疗组各项睡眠治疗评分分别为（1.23 ± 0.16）分、（1.13 ± 0.47）分、（1.03 ± 0.53）分、（1.03 ± 0.75）分、（1.31 ± 0.64）分，优于对照组的（2.05 ± 0.12）分、（2.08 ± 0.48）分、（1.67 ± 0.75）分、（1.74 ± 0.72）分与（2.08 ± 0.26）分；治疗组各项生活质量指标评分分别为（91.07 ± 8.32）分、（90.18 ± 9.52）分、（71.15 ± 13.04）分与（66.54 ± 13.42）分，均优于对照组的（84.56 ± 16.15）分、（71.46 ± 24.29）分、（60.48 ± 20.02）分和（49.47 ± 21.16）分，以总疗效对比差异有统计学意义（$\chi^2 = 4.5006$，$t = 25.9307$、8.9438、4.4075、4.3191、7.0497、2.2663、4.5382、2.8245、4.3086，$P < 0.05$）。因此黄连阿胶汤加味在老年高血压并发失眠患者中具有良好的临床效果，能够有效提高患者的治疗效果。

徐芝秀将 120 例老年高血压伴失眠患者随机均分成对照组和试验组，在常规降压治疗的基础上，试验组给予黄连阿胶汤加味，300mL/次，每天 2 次；对照组给予脑力清丸，10 丸/次，每天 2 次，均以 28 天为一疗程。记录用药前后患者的 PSQI 评分、动态血压与心肾不交症状改善程度。结果表明，与对照组比较，试验组 PSQI 总评分和睡眠质量、睡眠效率、睡眠时间、睡眠障碍、入睡时间评分均显著降低（$P < 0.05$），各动态血压水平无显著性差异（$P > 0.05$）；腰膝酸软、舌干而红、潮热盗汗改善程度明显提高，心肾不交症状总评分显著降低（$P < 0.05$）。因此黄连阿胶汤加味对心肾不交型老年高血压患者的睡眠质量有提高作用并能稳定血压。

8. 糖尿病合并失眠 郝宗艳将符合阴虚火旺证的 80 例老年糖尿病失眠患者随机分为阿普唑仑组、中医治疗组（黄连阿胶汤联合中药腿足熏蒸），分别在治疗前及治疗 28 天、56 天评估患者的 PQIS、阴虚火旺证评分。结果与治疗前比较，治疗 28 天、56 天时中医治疗组 PSQI 指数、阴虚火旺症状改善明显优于阿普唑仑组（$P < 0.01$）；与治疗 28 天比较，治疗 56 天时中医治疗组 PSQI 指数、阴虚火旺症状改善、疗效明显优于阿普唑仑组（$P < 0.01$），且阿普唑仑对上述 2 组指标无明显改善（$P > 0.05$）。因此黄连阿胶汤联合中药腿足熏蒸较阿普唑仑能更好地降低老年糖尿病失眠患者 PSQI 指数、阴虚火热症状评分，长期应用能持续改善患者生活质量。

余英将 134 例糖尿病合并失眠症患者采用双色球分组法分为对照组及观察组，每组 67 名，2 组患者接受不同的治疗措施，对照组患者接受常规治疗，观察组患者接受黄连阿胶汤加味治疗，观察在不同治疗方式下，2 组患者治疗前后的匹茨堡睡眠质量指数（PSQI）评分、睡眠时长及临床治疗效果。结果观察组患者的 PSQI 评分低于对照组患者，睡眠时间较对照组患者延长，2 组总有效率对比，观察组高于对照组，组间差异具有统计学意义（$P < 0.05$）。因此糖尿病合并失眠症患者接受黄连阿胶汤加味治疗，能有效改善睡眠质量，提升睡眠时长，促进疾病好转，提升临床治疗效果，认为该治疗方式值得在临床上进行推广。

9.顽固性失眠 张媛将 80 例老年顽固性失眠患者随机分成两组，每组 40 例，治疗组以黄连阿胶汤配合经络氧疗进行干预；对照组以舒乐安定进行口服，每次 1mg，每晚睡前 30 分钟服用，连服 30 天。最终症状标准评定结果为治疗组总有效率 87.5%，对照组总有效率 92.5%；PSQI 评定结果为治疗组总有效率 90.0%，对照组总有效率 95.0%。两个评定标准都表明两组结果没有显著性差别（$P > 0.05$）。因此治疗老年顽固性失眠，黄连阿胶汤配合经络氧疗组与舒乐安定组相比，疗效相近，而且具有长远疗效好、无毒副作用的优势。

二、焦虑

焦虑症是一种常见的精神性疾病，中医学中并无此病名，但是诸如"郁病""不寐""脏躁""善恐""百合病""惊悸"等可能包含了现代医学的焦虑症。"郁病"虽然与焦虑症病名不同，但是临床症状却极为相似，因此焦虑症可从中医学的"郁证"进行辨证论治。中医理论认为，焦虑症基本病机为情志失调、肝郁化火并伴脾虚，不外虚、实及虚实夹杂 3 个方面，虚证多为心气不足、心阳虚损、心神失养，或惊恐伤肾，肾之阴不能上达于心而致心肾不交；实证则由情志不畅导致少阳枢机不利，肝气郁结，气滞则血运不畅、心脉瘀阻、心失所养；或因阳虚不能化水，水湿内停，上凌于心而发，属虚实夹杂之证。文献资料显示，黄连阿胶汤在临床上治疗焦虑症安全有效，且没有西药治疗焦虑症所伴随的副反应，值得临床医师与广大患者考虑选用。

1. 广泛性焦虑　刁华琼将84例心肾不交型广泛性焦虑患者随机分为观察组与对照组，各42例，观察组予黄连阿胶汤加减方治疗，对照组予劳拉西泮片治疗，疗程均为2周。比较2组治疗前后汉密尔顿焦虑量表（HAMA）评分和中医证候积分，依据HAMA减分率与疗效指数评价临床疗效，并于治疗结束3个月后随访。结果治疗1周后，2组HAMA评分疗效及中医证候疗效差异均无统计学意义（$P > 0.05$）；治疗2周后，2组HAMA评分疗效差异有统计学意义（$P < 0.05$），中医证候疗效差异有统计学意义（$P < 0.01$），不良反应量表评分差异有统计学意义（$P < 0.01$）；随访结果提示观察组的远期复发率较对照组低。提示黄连阿胶汤加减方能有效改善社区心肾不交型广泛性焦虑患者的焦虑程度与中医证候，治疗相对安全。

张远怀将60例广泛性焦虑症患者随机分为治疗组与对照组，每组30例，治疗组以黄连阿胶汤加味治疗，水煎剂每日一剂，分午后和临睡前2次服用；对照组用劳拉西泮治疗，开始时一次服用0.5mg，每天2次，以后根据病情调整剂量为每天2～6mg，分2次服用，两组疗程均为4周。结果在治疗1周时治疗组总有效率为66.67%，对照组总有效率为56.67%，差异无统计学意义；在治疗2周时治疗组总有效率为86.67%，对照组总有效率为63.33%，差异有统计学意义；在治疗4周时治疗组总有效率为93.33%，对照组总有效率为73.33%，差异有统计学意义。提示黄连阿胶汤加味可以有效治疗广泛性焦虑症，效果优于劳拉西泮。

2. 脑卒中后焦虑　黄坚红观察黄连阿胶汤加味治疗脑卒中后焦虑症的临床疗效与副反应，将脑卒中后焦虑症患者71例随机分为两组，对照组35例以阿普唑仑治疗，治疗组36例以黄连阿胶汤加味治疗，两组均以4周为1疗程，主要观察临床疗效与副反应。结果表明，治疗组总有效率为88.89%，对照组总有效率为85.71%，两组无显著差异（$P > 0.05$）；两组副反应比较，对照组出现嗜睡、乏力、头晕、口干、胃肠道症状、药物依赖等副反应，均显著多于治疗组，差异有显著性意义（$P < 0.01$）。提示黄连阿胶汤加味治疗脑卒中后焦虑症疗效显著，且没有苯二氮䓬类药物的副反应。

余琴华将脑卒中后出现焦虑症状的68例患者随机分为芪棱汤合黄连阿胶汤治疗组及阿普唑仑对照组，每组34例，于治疗前及治疗后4周、8周分别进行汉密尔顿焦虑量表（HAMA）评分、神经功能缺损评分和不良反应情况对比。结果两组神经功能缺损评分和 HAMA 评分均有下降，治疗组的下降程度比对照组高（$P < 0.05$）；治疗 8 周时治疗组临床总有效率达 82.4%，高于对照组的 74.5%（$P < 0.05$）。研究提示芪棱汤合黄连阿胶汤治疗卒中后焦虑有效，不良反应少，对神经功能的恢复也有促进作用。

3. 高血压伴焦虑　张晓羽将住院的高血压伴焦虑状态患者 68 例，随机分成观察组及对照组，在降压基础上分别采用中药黄连阿胶汤加味或氟哌噻吨美利曲辛片治疗，并随访 4 周，观察两组治疗前后焦虑量表评分、血压的变化情况。结果治疗后两组焦虑量表评分均较治疗前降低（$P < 0.05$），组间差异有统计学意义（$P < 0.05$）；治疗后两组血压均较治疗前降低（$P < 0.05$），组间差异无统计学意义（$P > 0.05$）；两组间症状疗效总有效率比较，差异有统计学意义（$P < 0.05$）。研究提示黄连阿胶汤配合西药能有效缓解高血压伴焦虑状态患者的焦虑情绪，可协同降压药物提高降压疗效。

4. 慢性肾衰竭合并焦虑　竭晨观察了加味黄连阿胶汤治疗慢性肾脏病 3～4 期合并焦虑状态、中医辨证属于心肾不交型患者的临床疗效。将 70 例患者通过随机数字表法分为治疗组 35 例、对照组 35 例，两组均给予基础治疗及心理干预，在此基础上，治疗组给予加味黄连阿胶汤，早、晚饭后半小时温服，每次 150mL；对照组给予中成药乌灵胶囊，早、中、晚饭后口服，每次 3 粒，治疗周期为 4 周。观察患者治疗前后的汉密尔顿焦虑量表评分、肾功能［血 Scr、血 BUN、胱抑素 C（CysC）、eGFR］、中医证候积分的变化。结果表明，在焦虑状态方面，治疗后治疗组的有效率为 91.18%，对照组的有效率为 81.82%，治疗组治疗效果优于对照组（$P < 0.05$）；在中医疗效评价方面，治疗后治疗组的有效率为 85.29%，对照组的有效率为 75.76%，差异有统计学意义（$P < 0.05$），治疗组对于慢性肾脏病 3～4 期合并焦虑状态、中医辨证属于心肾不交型患者临床症状的改善优于对照组；治疗组的 HAMA 量表总分、躯体性焦虑因子分、精神性焦虑因子分均低于对照组（$P < 0.05$）；治疗后两组患者的中医证候总积分均较治疗前下降（$P < 0.05$），治疗组总积分低于对照组（$P < 0.05$），治疗组对心烦、失眠、心悸、健忘、腰膝酸软、潮热盗汗 6 项中医症状的改善效果较对照组明显（$P < 0.05$）；治疗后两组患者的血 Scr、血 BUN、Cysc 均较治疗前下降，患者的 eGFR 水平均较治疗前升高（$P < 0.05$），与对照组相比，治疗组对于肾功能指标的改善更明显（$P < 0.05$）。

第四节　心血管疾病

一、心律失常

心律失常指心脏冲动的频率、节律、起源部位、传导速度或激动次序的异常，多见于病理性状态。心律失常属中医学"心悸"范畴，以心中悸动、惊惕不安甚则不能自主为主症，常伴胸闷、气短、失眠、健忘、眩晕、耳鸣等症。病情较轻者为惊悸，多为阵发性；病情较重者为怔忡，可呈持续性。

柯斌等开展了复方阿胶浆联合美托洛尔对冠心病室性期前收缩患者心率变异性及生活质量影响的随机对照研究，将冠心病室性期前收缩患者随机分为治疗组和对照组，对照组 50 例以美托洛尔治疗，12.5～25mg，每天 2 次；治疗组 60 例在此基础上联合复方阿胶浆 20mL，每天 2 次，两组疗程均为 4 周。室性期前收缩疗效评定标准：治疗后 24 小时动态心电图室性期前收缩次数较治疗前减少＞90% 为显效；较治疗前减少＜90%，＞50% 为有效；较治疗前减少＜50% 为无效。结果显示治疗组总有效率为 83.3%，显著优于对照组的 72.0%；治疗组证候疗效改善总有效率为 91.7%，优于对照组的 82%。此外，治疗组心率变异和生活质量的改善程度优于对照组。

胡连根等研究了黄连阿胶汤治疗女性更年期室性早搏的疗效，将患者随机分组，其中对照组 25 例服用美托洛尔联合谷维素，治疗组 25 例服用美托洛尔联合黄连阿胶汤：黄连 6g，黄芩 6g，阿胶 15g，白芍 15g，鸡子黄 1 枚，其中阿胶烊化，鸡子黄冲服。两组均在治疗前及治疗 2 周后检查 24 小时动态心电图。结果显示治疗组治疗前 24 小时平均室性早搏数为（4045±1792）次，治疗后为（459±332）次；对照组治疗前为（4119±1990）次，治疗后为（856±399）次，治疗组室性早搏次数改善明显优于对照组。此外，治疗组临床症状改善总有效率为 88%，优于对照组的 64%。

生辉等分享了黄连阿胶汤治疗心肾阴虚型心悸的案例。患者为 70 岁老年女性，因"间断心悸、胸闷 5 年，伴胸痛加重 3 天"就诊。症见心悸，胸闷憋气，时有心前区疼痛，左侧肩背部疼痛，每于夜间加重，夜寐欠安，偶有反酸，口渴，纳少，二便正常。舌质红，少苔，脉弦细。西医诊断：冠心病心律失常房性期前收缩；中医诊断：心悸，证属心肾阴虚。方用：黄连阿胶汤加减治疗。处方：黄连 10g，白芍 10g，黄芩 12g，阿胶 8g（烊化），桂枝 9g，甘松 10g，炙甘草 10g，鸡子黄 1 枚，合欢皮 30g，生龙骨、生牡蛎各 30g（先煎）。服药一周后患者心悸症状缓解，口干，便溏，原方减黄连至 6g，加生地黄、熟地黄各 15g。继服 7 剂后诸症悉平。

二、冠心病

冠状动脉粥样硬化性心脏病是指冠状动脉发生粥样硬化引起管腔狭窄或闭塞，导致心肌缺血缺氧或坏死而引起的心脏病，简称冠心病。冠心病属中医学"胸痹"范畴，是以胸部闷痛甚则胸痛彻背、喘息不得卧为主症的疾病。轻者仅感胸闷如窒，呼吸欠畅；重者则有胸痛，严重者心痛彻背，背痛彻心。中医治疗一般为先治其标，后治其本，必要时根据虚实标本的主次，兼顾同治。

曹元琪等报道黄连阿胶汤联合西药治疗冠心病的随机临床对照研究，将冠心病患者 78 例随机分为治疗组和对照组各 39 例，对照组采用抑制血小板等常规西医治疗，治疗组在对照组治疗的基础上加用黄连阿胶汤：夜交藤 30g，磁石 30g，黄芩 15g，白芍 15g，黄柏 15g，黄连 12g，炮附子 12g，阿胶（烊）11g，砂仁 9g。伴晨起干呕、烦躁者去附子，加合欢花 15g、制半夏 15g、紫苏叶 9g；伴失眠、盗汗者加浮小麦 30g、远志 15g。疗程为 3 周。症状积分 =（治疗前积分 − 治疗后积分）/ 治疗前积分，主症消失为 0 分，轻为 2 分，中为 4 分，重为 6 分。主症包括心绞痛、胸闷、心悸、口唇暗红、舌质紫暗、脉结代。症状积分减少 70% 以上为显效，症状积分改善 30% ～ 70% 为有效；症状积分改善小于 30% 为无效。结果显示治疗组 39 例患者中显效 27 例，有效 10 例，无效 2 例；对照组显效 22 例，有效 9 例，无效 8 例，治疗组症状改善优于对照组。安全性方面，治疗组 1 例患者出现恶心，无呕吐，休息后好转；对照组无明显不良反应。

赵博涛等分享了炙甘草汤治疗冠心病的 50 例，患者临床主要表现有心悸，气短，虚烦不寐，胸部闷痛，甚则胸痛彻背等，方剂组成为炙甘草、生地黄、当归各 15g，人参、阿胶、麦冬、桂枝、赤芍、川芎各 10g，黄芪、丹参各 20g。胸痛严重并伴唇舌青紫者加三七粉 3g 冲服。结果 50 例患者中治愈 21 例，好转 28 例，无效 1 例，总有效率为 98%。对 49 例有效病例电话随访，有 1 例复发，1 例失访。

第五节 消化系统疾病

一、慢性萎缩性胃炎合并消化性溃疡

慢性萎缩性胃炎是消化内科的常见病，其合并消化性溃疡多见于老年人，且男性多于女性。中医学认为，慢性萎缩性胃炎合并消化性溃疡是气滞、郁热、湿阻、血瘀等多种因素共同作用的结果。

陈柏芳报道，将 2006 年 2 月至 2011 年 1 月收治的 70 例慢性萎缩性胃炎合并消化性溃疡患者（纳入标准：所有患者均经胃镜及病理活检确诊为慢性萎缩性胃炎合并消化性溃疡。临床表现为腹胀、上腹痛、嗳气、反酸、上腹部烧灼感等。排除标准：①心、肝、肾功能不全；②恶性肿瘤；③其他消化道病变，妊娠哺乳期妇女；④既往有腹部手术史者）随机分为治疗组和对照组，每组各 35 例，两组均予胃复春片口服，胃复春的主要成分为香茶菜、枳壳、三七，具有活血解毒、健脾益气、行气除痞的功效，服用方法为 4 片 / 次，3 次 / 天；治疗组同时加用阿胶口服治疗，10g，每晚 1 次，疗程均为 12 周。结果显示，治疗 12 周后，治疗组症状及胃黏膜病理学改善情况均明显优于对照组，组间比较差异有统计学意义（$P < 0.05$ 或 $P < 0.001$）；两组治疗期间均未发生明显不良反应。相关研究表明，阿胶联合胃复春治疗慢性萎缩性胃炎合并消化性溃疡疗效更佳，不良反应小，值得临床推广；进一步发现，阿胶的药效与其特有的聚负离子基结构有关，其所形成的负离子基团在感染、免疫与炎症中使细菌穿孔的阻力增加，形成一个屏障，起到保护胃黏膜的作用。

二、慢性溃疡性结肠炎

慢性溃疡性结肠炎是一种原因不明、易反复发作和比较难治的疾病，归属于中医学"痢疾""泄泻""肠澼"等范畴，具有复发、缓解交替进行的特点，其发病机制复杂，主要责之于肠道湿热蕴滞、气血失和，清热化湿、调和气血为其基本治疗原则。

郭松河报道 200 例临床患者，男 110 例，女 90 例；20 岁以下者 10 例，21 ～ 30 岁 37 例，31 ～ 40 岁 97 例，41 ～ 60 岁 56 例。200 例均有腹痛、腹泻，

反复血便、便中有脓或黏液，多次便培养无致病菌生长，亦未见滴虫和阿米巴原虫。结肠镜检查见肠黏膜充血水肿，有散在小出血点，病变区黏膜较脆，触之易出血，或有 $0.1 \sim 0.3cm$ 溃疡或溃疡融合成片，溃疡表面有黄白色分泌物，活检病理报告为慢性溃疡性结肠炎。治疗方法：将 $20 \sim 30g$ 阿胶放进茶缸内，隔水加热使之软化，软化后取出，剪成重为 $1.5 \sim 2g$ 的阿胶小段，然后再逐块直接放进沸水中，待充分软化后，立即用镊子取出，用手捏制成椭圆形而又光滑的栓剂备用。用时先将阿胶栓一枚放入热水内，待其软化光滑后，让患者采取膝胸卧式或膀胱截石位，将阿胶栓立即塞入肛门，再用肛门管（26 号）送入，送入的深度和枚数以病位高低和病变范围大小、多少而定，一般 $1 \sim 2$ 枚，每日大便后上药 1 次，$7 \sim 10$ 天为 1 个疗程，2 个疗程间停药 4 天。结果显示，118 例患者在 2 个疗程内症状全部消失，内窥镜检查溃疡愈合或留有疤痕，随访 $1 \sim 3$ 年无复发；76 例患者症状减轻，内窥镜检查病变部位变小，部分颗粒状息肉仍存在或停药后 2 个月复发；6 例患者无效。为进一步验证阿胶栓效果，作者采取了随机分组对照方法，对照组 56 例给水杨酸偶氮磺胺吡啶或复方新诺明口服液，部分患者加用输液治疗和激素。结果治疗组有效率为 97%，对照组为 60.6%，两组疗效率比较，差异有显著性意义（$P < 0.05$）。相关研究表明，阿胶栓对慢性溃疡性结肠炎具有较好的治疗作用。

Li Zeng 等将 120 例溃疡性结肠炎（UC）患者随机分为实验组和对照组各 60 例，患者均诊断为肛门缘 15cm 以内有轻、中度病变，经结肠镜、乙状结肠镜、病理证实病变处于活动期。实验组接受高剂量的三七阿胶栓剂（由三七、阿胶、黄柏、地榆、紫草、白头翁、黄连、白蜡树、延胡索、罂粟皮、苦参、白及组成）治疗，每栓含生药 1.0g；对照组接受低剂量的三七阿胶栓剂治疗，每栓含生药 0.8g。两组患者均经直肠给药，给药方法为，治疗第 1 个月，早晨排便后、晚上睡前各使用 2 粒栓剂；治疗第 2 个月，早晨排便后、晚上睡前各使用 1 粒栓剂；治疗第 3 个月，仅晚上睡前使用 1 粒。将栓剂放置在直肠内 5cm 处。治疗 3 个月后，比较两组患者的临床症状评分、炎症因子水平、直肠黏膜评分、免疫功能、复发率、不良反应率及临床疗效。结果显示，治疗后实验组临床症状评分、炎症因子水平、直肠黏膜评分均显著低于对照组（均 $P < 0.001$），免疫功能明显优于对照组（$P < 0.001$）；治疗后 6、8、12 个月时，实验组复发率均显著低于对照组（均 $P < 0.001$），两组不良反应发生率差异无统计学意义（$P > 0.05$），且实验组临床疗效高于对照组（$P < 0.001$）。结果表

明，对于 UC 患者，直肠给药三七阿胶栓剂可对其炎症因子、免疫功能、UC 严重程度、临床症状及康复产生积极影响。此外，较高剂量能产生更好的治疗效果，且不会增加不良事件。

三、结直肠癌

结直肠癌是胃肠道中常见的恶性肿瘤，在古代医药典籍中并无"结直肠癌""大肠癌"的病名记录，临床根据其症状可发现相关类似诊断，如"肠癖""肠风""肠覃""下血""锁肛痔""盘肛痈""瘕"等。中医学认为结直肠癌发病并非单一致病因素，而是与痰、食、气、血、复感寒湿多因素相关。

魏宇森报道，将 100 例晚期结直肠癌患者随机分为对照组和治疗组各 50 例，所有患者均给予 XELOX 方案化疗，治疗组在 XELOX 方案化疗基础上给予复方阿胶浆口服。具体用药：注射用奥沙利铂 130mg/m^2 静脉滴注；卡培他滨片 1000mg/m^2 口服，常规疗程；治疗组同时给予复方阿胶浆（20mL/ 瓶，20mL/ 次，口服，3 次 /d），2 组均完成 4 个周期化疗。4 周期化疗后观察 2 组患者的整体疗效和不良反应发生情况，并比较治疗前后免疫功能指标的差异。结果显示，4 周期化疗后，2 组患者纳差、乏力等症状均有不同程度的改善，治疗组 KPS 评分总有效率明显高于对照组（$P < 0.05$），2 组有效率比较差异无统计学意义（$P > 0.05$），治疗组疾病控制率明显高于对照组（$P < 0.05$）。治疗后治疗组 CD3$^+$、CD4$^+$、CD4$^+$/CD8$^+$ 均明显高于治疗前及对照组治疗后（$P < 0.05$）。治疗期间 2 组患者出现的化疗不良反应主要是骨髓抑制和消化道反应，其中治疗组患者的骨髓抑制主要是轻度反应，而对照组患者的骨髓抑制较治疗组反应重，2 组相比差异有统计学意义（$P < 0.05$）；治疗组患者基本没有消化道反应或是轻度消化道反应，对照组患者消化道反应的发生率高且程度重，2 组比较差异有统计学意义（$P < 0.05$）。相关研究表明，复方阿胶浆联合化疗治疗晚期结直肠癌可以提高疾病控制率，减轻化疗毒副反应，提高机体免疫力和患者生活质量。

第六节　儿科疾病

一、哮喘

支气管哮喘是一种以气道慢性炎症为基本特征的异质性疾病，从中医学角度而言，哮喘属"哮病""喘证""咳嗽"等范畴，是因素体亏虚，宿痰伏肺，遇感引触，痰阻气道，肺失肃降，痰气交阻，气道挛急而出现的发作性痰鸣气喘疾患。以喉中哮鸣有声，呼吸气促，甚至喘息不能平卧等为临床基本特征。临床实践表明，阿胶或含阿胶的中药复方对小儿哮喘收效良好。

黎晓雨将 70 例儿童咳嗽变异性哮喘病例以随机数字表法分组后进行对照试验，其中试验组服用补肺阿胶汤加减，对照组服用孟鲁司特钠联合雾化吸入布地奈德，疗程共 14 天，比较两组临床疗效、中医证候积分、咳嗽症状积分、嗜酸性粒细胞计数（EOS 计数）、复发率等数据。结果治疗后两组中医证候积分、咳嗽症状积分及血清 EOS 计数均较治疗前降低（$P < 0.05$），在咳嗽证候积分、咳嗽症状积分、日间咳嗽积分上，两组之间差异无统计学意义（$P > 0.05$）；而在中医证候积分、咯痰证候积分、次症证候积分、夜间咳嗽积分、血清 EOS 计数方面，试验组明显低于对照组（$P < 0.05$）。治疗后，试验组临床疗效总有效率 96.7%，对照组总有效率 80.0%（$P < 0.05$）。治疗后 1 个月试验组（10%）复发率低于对照组（38.5%）（$P < 0.05$）。提示补肺阿胶汤加减治疗小儿咳嗽变异性哮喘阴虚肺热证的临床总体疗效优于布地奈德及孟鲁司特钠联用，且无明显不良反应，值得推广。

姚丽群利用小阿胶散治疗因感冒诱发、迁延不愈的小儿哮喘，以水煎服，连服 2 个月后，收效满意，且哮喘未见发作。农志飞运用补肺阿胶散治疗小儿咳嗽变异性哮喘 38 例，结果 38 例患儿中显效 18 例，好转 15 例，无效 5 例，总有效率 94.7%，取得满意疗效。

二、佝偻病

佝偻病是骨生成有关的元素（钙、磷等物质）或维生素的摄入与代谢失调造成的慢性骨矿化不良代谢性疾病。中医学本无"佝偻"这一术语，但中医古籍中的夜惊、鸡胸、龟背、龟胸、汗证、五软、五迟等病证，有与本病极为相似的论述。临床实践发现，含阿胶的中药复方（主要是阿胶牡蛎汤或口服液）对小儿佝偻病具有较好的疗效。

贾鑫将收治的维生素 D 缺乏性佝偻病患儿 80 例随机分为观察组和对照组各 40 例，所有患儿均给予维生素 D 常规治疗，在此基础上，对照组给予锌铁钙复合制剂治疗，观察组给予阿胶牡蛎口服液联合锌铁钙复合制剂治疗。治疗 12 周后比较两组患儿临床疗效及骨代谢指标水平。结果显示，治疗 12 周后，观察组患儿临床总有效率为95.0%（38/40），显著高于对照组的77.5%（31/40），差异有统计学意义（$P < 0.05$）。骨代谢指标显示，两组治疗后桡骨、尺骨骨密度和25-（OH）D_3水平显著高于治疗前，骨碱性磷酸酶水平显著低于治疗前，差异有统计学意义（$P < 0.05$）；治疗后观察组患儿桡骨、尺骨骨密度和25-（OH）D_3水平显著高于对照组，骨碱性磷酸酶水平显著低于对照组，差异有统计学意义（$P < 0.05$）。提示在维生素D治疗基础上应用阿胶牡蛎口服液联合锌铁钙复合制剂治疗维生素D缺乏性佝偻病效果良好，能够提高临床疗效，并有效改善患儿骨代谢指标，临床上值得应用。

黄骏涛将94例佝偻病患儿随机分为观察组和对照组，每组47例，两组患儿均给予口服维生素D治疗，观察组在此基础上加用阿胶牡蛎口服液治疗。结果显示，两组患儿身高、体重与治疗前相比均有明显改善（$P < 0.05$），且两组身高体重相比，差异具有统计学意义（$P < 0.05$）；两组患儿骨密度与治疗前相比均有明显改善（$P < 0.05$），且两组骨密度相比，差异具有统计学意义（$P < 0.05$）。提示阿胶牡蛎口服液治疗儿童佝偻病效果显著，可显著改善患儿骨密度，值得在临床上应用和推广。

阿曼古丽对临床诊断为佝偻病的患儿进行骨密度检测后，将结果为严重骨密度不足者随机分为2组，治疗组40例，在服用维生素D的基础上，服用阿胶牡蛎口服液治疗；对照组42例，在服用维生素D的基础上，服用复方葡萄糖酸钙口服液治疗。治疗12周后复诊。结果显示，治疗组、对照组在组内比较，两组佝偻病临床症状和骨密度情况在治疗后都得到改善（$P < 0.05$）；治疗组与对照组比较，治疗后在佝偻病临床症状改善方面差异无显著性，但是骨密度改善程度明显优于对照组（$P < 0.05$）。提示治疗佝偻病应补充适量钙剂；服用阿胶牡蛎口服液治疗佝偻病，可以显著改善佝偻病患儿骨密度。

第七节 其 他

一、糖尿病

糖尿病是一组由多病因引起的以慢性高血糖为特征的代谢性疾病，由胰岛素分泌和（或）利用缺陷所引起。中医学将糖尿病归属为"消渴"范畴。糖尿病属于本虚标实之证，肝肾亏虚为其本，肺胃郁热是其标，治疗必须标本兼顾。临床研究表明，阿胶对糖尿病有疗效，能降低血糖和调节血脂，改善糖代谢，减轻炎症反应，降低氧化应激等从而有助于治疗糖尿病。

20 世纪 80 年代，乔保钧总结了 50 例糖尿病患者的治疗分析，对所有患者给以白虎人参汤合黄连阿胶汤并随证加减。基本方：人参 5g（用党参倍量），知母 10g，生石膏 30g，黄连 9g，阿胶 9g，白芍 15g，天花粉 9g，山药 15g，黄精 15g，蒸首乌 15g，麦冬 9g，地骨皮 9g，鸡子黄 2 枚。偏于上消，症见口干咽燥、多饮、饮不解渴、全身乏、脉细数或弦数、舌质红、少苔或无苔，加百合 9g，乌梅 9g；偏于中消，症见多食易饥、乏力消瘦、脉虚大或弦数、舌质红、苔黄，重用生石膏至 50g，知母 15g；偏于下消，症见溲多、全身极度倦怠、腰膝酸软、皮肤干燥、脉细数、两尺无力、舌质嫩红或暗红、少苔或镜面舌，重用山药 30g，麦冬 25g，另加枸杞子 15g，山萸肉 9g，旱莲草 30g。疗效评定标准：症状基本消失，空腹血糖降至正常，尿糖定性转阴为显效；症状明显减轻，空腹血糖降至 150 毫克 % 以下，尿糖定性维持在 ± ～＋＋之间为有效；经治疗 3 个月以上，症状无明显改善，血糖、尿糖均无明显变化为无效。结果 50 例患者中显效 23 效，有效 21 例，无效 6 例，总有效率 88%。

何涛等基于 Meta 分析和网络药理学研究方法，评价了黄连阿胶汤治疗 2 型糖尿病的临床疗效，初步探索其作用机制。Meta 分析纳入 15 篇随机对照试验（RCTs），共计 1254 例受试者，结果显示在 15 篇 RCTs 文献中，试验组在疗效、血糖、血脂等指标上均显著优于对照组。提示在西药常规治疗的基础上联合使用黄连阿胶汤可显著提高有效率，且降血糖和调血脂效果更优。

周旭升等对黄连阿胶汤治疗阴虚热盛型（咽干口燥，畏热，烦渴多饮，多食易饥，小便短赤，大便干结，舌质红，舌苔黄，脉细滑数或细弦数）2 型糖尿病的疗效及对患者糖代谢的改善情况进行了观察。选取 120 例 2 型糖尿病患者，随机将合格受试者按 1：1 原则分为对照组和观察组，对照组 60 例给予常规西药治疗，观察组 60 例在对照组治疗基础上加服黄连阿胶汤，比较两组总有效率。疗效标准：显效为空腹血糖（FPG）、餐后 2h 血糖（2hPG）下降至正常范围或下降值 ≥ 40%，且糖化血红蛋白（HbAlc）下降幅度 ≥ 30%；有效为 FPG、2hPG 下降值 ≥ 20%，但未至正常范围，HbAlc 下降幅度 ≥ 10%；无效为 FPG、2hPG、HbA1c 中任何一项均未达到有效标准或上升。记录两组中医证候积分、糖代谢指标的变化，观察不良反应。结果显示观察组总有效例数 55 例，总有效率达 91.67%，显著高于对照组（78.33%）；两组 FPG、2hPG、HbA1c、空腹胰岛素

（FINS）显著低于治疗前，同时观察组糖代谢指标较对照组更低；两组咽干口燥、畏热、烦渴多饮、多食易饥、小便短赤、大便干结等中医证候积分均显著低于治疗前，同时观察组中医证候积分较对照组更低。

二、脱发

脱发可分为生理性脱发和病理性脱发，中医学认为脱发属"虚损"范畴，本病发生与精神紧张、工作劳累、思虑过度、睡眠不良、饮食不佳等所致的气血不足、肝肾亏虚、气滞血瘀、风热血燥等因素有关。"发为血之余"，头发的营养来源于血，又为肾之外荣，与肾气强弱及脾胃、肝、肺的盛衰息息相关。补血为主是治疗脱发的根本大法。临床研究表明，阿胶对脱发有疗效，能益肺气、清肺热、补阴血、滋肝肾、滋阴润燥，为补血之良药从而有助于治疗脱发。

黄增强对近年脱发的 36 例患者进行用药观察，观察病例均为女性，年龄 13～55 岁，病程最长 3 年，最短 1 个月，均呈现不同程度的稀疏型脱发。基本组方：阿胶 9g，龙眼肉 15g，枸杞子 15g，黑芝麻 20g，何首乌 25g，白术 15g，白芍 9g，大枣 5 枚。每日 1 剂分 2 次服。临床加减：气血两虚严重者加黄芪 20g，党参、当归各 15g；肝肾亏虚甚者加女贞子 12g，旱莲草 12g，桑椹 15g；风热血燥、皮肤瘙痒者加生地黄 20g，牡丹皮 10g，苦参 15g，蝉蜕 10g，白鲜皮 20g；伴气滞血瘀者加柴胡 9g，红花 15g，桃仁 10g。疗效标准：梳头、洗头掉头发均正常为痊愈；掉头发较以前减少为好转；治疗前后无变化为无效。36 例患者服药后痊愈 28 例，好转 6 例，无效 2 例，总有效率 94.4%。

龚俊华观察加味黄连阿胶汤治疗脂溢性脱发的临床疗效，将 86 例患者随机分为 2 组，治疗组 43 例予加味黄连阿胶汤治疗，对照组 43 例予胱氨酸片及维生素片口服，均以 3 个月为 1 疗程，疗程后判定疗效。疗效标准：梳发试验头发脱落根数较治疗前减少 50% 以上，症状和体征积分减少 60% 以上为显效；梳发试验头发脱落根数较治疗前减少 20%～50%，症状和体征积分减小 30% 以上为有效；头发继续脱落严重，症状和体征没有改善为无效。结果发现治疗组总有效率为 82.6%，对照组为 62.5%，两组疗效有显著差异。

三、青光眼

青光眼是一组以特征性视神经萎缩和视野缺损为共同特征的疾病，病理性眼压增高是其主要的危险因素。中医学将青光眼归为"青风内障"病范畴，以阴虚血少、水不制火、虚火上扰清窍及目窍失养为关键病机。中医治疗则以滋阴养血、降火明目为主。

魏玮等报道了阿胶鸡子黄汤加减治疗开角型青光眼阴虚火旺证的随机对照试验。阴虚火旺证诊断标准为主症：目痛，头痛，胞轮微红，目珠略硬，瞳仁略散大，神色微显昏暗；次症：五心烦热，颧红，口苦，失眠，舌质红，少苔。将76例开角型青光眼阴虚火旺证患者随机分为对照组和观察组各38例，对照组接受马来酸噻吗洛尔滴眼液，早晚各1次，每次1滴；观察组在对照组治疗基础上给予阿胶鸡子黄汤加减：阿胶（烊冲）6g，白芍9g，石决明15g，钩藤6g，生地黄12g，牡蛎12g，络石藤9g，茯神12g，鸡子黄2个，麦冬9g，郁金9g，甘草6g。疗程3个月。疗效标准：临床不适症状消失，10mmHg ≤眼压< 21mmHg为显效；临床不适症状有所好转，21mmHg ≤眼压≤ 25mmHg为有效；临床不适症状无明显改善或加重，眼压> 25mmHg为无效。结果显示，治疗后观察组患者的最佳矫正视力和眼压显著低于对照组；总有效率（94.74%，36/38）显著高于对照组（73.68%，28/38）；患者视网膜中央动脉收缩期峰值血流速度、血流的舒张末期血流速度明显高于对照组，血管阻力指数显著低于对照组。

>>> **参考文献**

[1] 谢幸，孔北华，段涛.妇产科学［M］.9版，北京：人民卫生出版社，2018.

[2] 冯晓玲，张婷婷.中医妇科学［M］.5版，北京：中国中医药出版社，2021.

[3] 黄增强.阿胶龙眼汤治疗女性稀疏型脱发［J］.中国民间疗法,2010,18（1）: 29.

[4] 王云铭.195例崩漏证的治疗分析［J］.山东医药，1973（2）：30-33.

[5] 邵爱玲，张鲜桃.黄芪阿胶汤治疗崩漏368例［J］.陕西中医，2000（12）: 534.

[6] 翟红卫.阿胶黄芪口服液联合复方炔诺酮对功能失调性子宫出血患者的临床疗效［J］.中成药，2019，41（7）：1745-1747.

[7] 马彩玲，张香芬，彭磊.黄连阿胶汤加味治疗青春期子宫出血58例［J］.河南中医药学刊，1997，12（3）：47-48.

[8] 吴艳敏，罗卫.加味黄连阿胶汤治疗血热型月经过多35例临床观察［J］.中医临床研究，2021，13（3）：114-116.

［9］张小明，孙亚京.黄连阿胶汤加味联合米非司酮治疗心肾不交型围绝经期功能失调性子宫出血临床研究［J］.新中医，2023，55（19）：29-33.

［10］李晶晶，谈勇.复方阿胶浆对排卵障碍性不孕患者促排周期子宫内膜及卵泡发育的影响［J］.现代中医药，2014，34（3）：12-14.

［11］黎晓静，张皓，张志玲，等.左归饮加黄连阿胶汤联合针刺治疗多囊卵巢综合征不孕症的临床观察［J］.广州中医药大学学报，2021，38（10）：2145-2151.

［12］李明道，李青.加味寿胎丸治疗流产63例［J］.陕西中医，1997（6）：250.

［13］林爱民.寿胎丸加味治疗先兆流产68例［J］.河北中医，2003，25（12）：923.

［14］张涟.熟军合阿胶养血汤治疗先兆流产38例［J］.中国中医药科技，2000（4）：264.

［15］杨石慧，王玮，胡慧娟.黄连阿胶汤加味治疗血热型先兆流产并发绒毛膜下血肿35例［J］.浙江中医杂志，2023，58（6）：450-451.

［16］郭焱，张水荣，王慧霞.芎归胶艾汤加减联合黄体酮胶囊治疗早期先兆流产80例［J］.河南中医，2020，40（3）：363-366.

［17］何慧仪，王妍，林悦欢.复方阿胶浆治疗原发性痛经的临床观察［J］.国际中医中药杂志，2013，35（3）：252-253.

［18］倪晓容.复方阿胶浆治疗原发性痛经的疗效观察［J］.中国妇幼保健，2009，24（17）：2462.

［19］顾建军，王令仪.复方阿胶浆用于女大学生月经失调及痛经的疗效调查分析［J］.西部中医药，2013，26（11）：86-88.

［20］汪海燕，丁丽仙.丁启后经验方治疗围绝经期综合征验案举隅［J］.医药前沿，2013（16）：295-296.

［21］邹迎春.加味黄连阿胶汤治疗绝经期综合征78例［J］.南华大学学报（医学版），2009，37（5）：611-628.

［22］韩锐，万丹.黄连阿胶汤合百合地黄汤加减对绝经综合征神经内分泌网络的调节作用［J］.中国实验方剂学杂志，2020，26（21）：155-160.

［23］张文琴.琥珀酸亚铁联合阿胶治疗妇产科缺铁性贫血的疗效分析［J］.检验医学与临床，2015，12（19）：2931-2932.

［24］曹露萍，李晓屏，田梦影，等.阿胶辅治慢性再生障碍性贫血临床观察
　　　［J］.实用中医药杂志，2021，37（4）：584-586.

［25］李艳芳，王淑平，周静文，等.阿胶治疗地中海贫血孕妇疗效及对热休克
　　　蛋白70表达的影响［J］.中华中医药杂志，2023，38（4）：1887-1892.

［26］Li Y，He H，Yang L，et al.Therapeutic effect of Colla corii asini on improving
　　　anemia and hemoglobin compositions in pregnant women with thalassemia［J］.
　　　International Journal of Hematology，2016，104（5）：559-565.

［27］李艳芳，李相宜，马丹丽，等.复方阿胶浆治疗133例产后贫血的SF-36
　　　简易生活质量观察［J］.时珍国医国药，2018，29（1）：123-126.

［28］徐绍君，陈双郎.复方阿胶浆联合琥珀酸亚铁治疗妊娠期贫血210例效果
　　　观察［J］.医学信息：医学与计算机应用，2014，27（1）：141.

［29］李梅，苗金辉.蔗糖铁注射液联合复方阿胶浆治疗产后贫血69例［J］.中
　　　国药业，2015，24（6）：83-84.

［30］党纪红.蔗糖铁注射液联合复方阿胶浆对改善产妇产后贫血的影响［J］.实
　　　用中西医结合临床，2017，17（11）：83-84.

［31］宋腾，梁绍平，王华庆，等.复方阿胶浆改善化疗后骨髓抑制的临床疗效
　　　观察［J］.天津医科大学学报，2016，22（1）：24-27.

［32］Zhang L，Xu Z，Jiang T，et al. Efficacy and Safety of Ejiao（Asini Corii
　　　Colla）in Women With Blood Deficient Symptoms：A Randomized，Double-
　　　Blind，and Placebo-Controlled Clinical Trial［J］. Front Pharmacol，2021，
　　　12：718154.

［33］曾屈波，莫瑞祥，廖文胜.复方阿胶浆对胃癌术后化疗完成率及血象的影
　　　响［J］.广西中医学院学报，2000（1）：11-12.

［34］Edinger J D，Bonnet M H，Bootzin R R，et al. Derivation of research
　　　diagnostic criteria for insomnia：report of an American　Academy of Sleep
　　　Medicine Work Group［J］.Sleep，2004，27（8）：1567-1596.

［35］中医科学院失眠症中医临床实践指南课题组.失眠症中医临床实践指南
　　　（WHO/WPO）［J］.世界睡眠医学杂志，2016，3（1）：8-25.

［36］唐启盛，孙文军，曲淼.中国民族医药治疗成人失眠的专家共识［J］.北京
　　　中医药大学学报，2022，45（1）：21-28.

［37］张瑞，李琳.黄连阿胶鸡子黄汤加减治疗阴虚型失眠的临床效果及对睡眠

状态的影响 [J].临床医学研究与实践，2023，8（21）：105-108.

[38] 叶稳田，唐翠云，易珍.黄连阿胶汤加减治疗脑卒中后失眠阴虚火旺证的
疗效及复发率评价 [J].当代医学，2021，27（24）：124-125.

[39] 李贞.黄连阿胶汤治疗阴虚火旺型失眠伴中轻度焦虑25例临床观察 [J].
中国民族民间医药，2019，28（6）：95-97.

[40] 孟燕，闫改霞，周益新，等.加味黄连阿胶汤改善心肾不交型中风后睡眠
障碍的临床研究 [J].山西大同大学学报（自然科学版），2023，39（2）：
73-76.

[41] 魏智林，陈国凯，赵都，等.黄连阿胶鸡子黄汤加减治疗不寐的临床观察
[J].中国民族民间医药，2019，28（3）：90-91.

[42] 石翎雁，石彦霞.黄连阿胶汤加味治疗阴虚火旺型妊娠期失眠51例临床观
察 [J].甘肃中医药大学学报，2017，34（5）：31-34.

[43] 蔡爱华.黄连阿胶汤加味治疗产后失眠36例 [J].中国民间疗法，2001（2）：
42-43.

[44] 胡丽萍.黄连阿胶汤联合甘麦大枣汤治疗更年期失眠的效果分析 [J].内蒙
古中医药，2019，38（12）：49-50.

[45] 仇燕飞.黄连阿胶汤合甘麦大枣汤治疗更年期失眠50例 [J].河南中医，
2015，35（8）：1764-1766.

[46] 赵敏.加味安神定志丸联合黄连阿胶汤治疗围绝经期失眠症的效果观察
[J].中国社区医师，2023，39（14）：64-66.

[47] 梁艳.黄连阿胶汤结合针灸仪治疗失眠症疗效观察 [J].实用中医药杂志，
2021，37（10）：1662-1663.

[48] 徐广飞.黄连阿胶汤加味治疗老年失眠症160例 [J].光明中医，2013，28
（11）：2326-2327.

[49] 周红霞，王彦华，刘向哲，等.黄连阿胶汤加减治疗脑卒中后失眠阴虚火
旺证的疗效观察 [J].中国实验方剂学杂志，2018，24（10）：187-192.

[50] 褚爱华.黄连阿胶汤加减辅以耳穴贴敷治疗卒中后失眠症84例临床观察研
究 [J].中医临床研究，2012，4（7）：70-71.

[51] 马萍，王广勇，颜廷强.老年高血压并发失眠应用黄连阿胶汤加味的治疗
效果研究 [J].系统医学，2019，4（3）：130-132.

[52] 徐芝秀，石苏英，林章根.黄连阿胶汤加味治疗老年高血压失眠患者的临

床观察 [J]. 中国药房, 2013, 24 (19): 1803-1805.

[53] 郝宗艳, 林媛媛, 杨帆, 等. 黄连阿胶汤联合中医外治治疗老年糖尿病失眠临床研究 [J]. 光明中医, 2019, 34 (24): 3736-3737.

[54] 余英, 龙鲜梅. 黄连阿胶汤治疗糖尿病合并失眠症临床研究 [J]. 中国中医药现代远程教育, 2019, 17 (19): 62-63.

[55] 张媛, 卢国珍, 焦黎明. 黄连阿胶汤配合经络氧疗法治疗老年顽固性失眠 40 例 [J]. 光明中医, 2015, 30 (12): 2585-2586.

[56] Stein M B, Sareen J. CLINICAL PRACTICE. Generalized Anxiety Disorder[J]. N Engl J Med, 2015, 373 (21): 2059-2068.

[57] 竭晨. 加味黄连阿胶汤治疗慢性肾衰竭合并焦虑状态的临床观察 [D]. 哈尔滨: 黑龙江中医药大学, 2023.

[58] 陈兆斌, 张博, 刘秀敏, 等. 焦虑症发病机制的研究进展 [J]. 天津中医药, 2018, 35 (4): 316-320.

[59] 刁华琼, 唐启盛, 邵珺, 等. 黄连阿胶汤加减方治疗社区广泛性焦虑症 42 例效果观察 [J]. 北京中医药, 2020, 39 (12): 1225-1228.

[60] 张远怀, 包祖晓, 孙伟. 黄连阿胶汤加味治疗广泛性焦虑症 30 例临床观察 [J]. 实用中医内科杂志, 2008 (1): 61-62.

[61] 黄坚红, 王成银. 黄连阿胶汤加味治疗脑卒中后焦虑症 36 例 [J]. 陕西中医, 2007 (2): 149-151.

[62] 余琴华, 于涛, 蒋红玉, 等. 芪棱汤合黄连阿胶汤治疗脑卒中后焦虑状态的临床观察 [J]. 中国热带医学, 2009, 9 (4): 702-703.

[63] 张晓羽, 赵海滨. 黄连阿胶汤配合西药治疗老年原发性高血压伴焦虑状态疗效观察 [J]. 北京中医药, 2017, 36 (1): 85-88.

[64] 柯斌, 师林, 张俊杰, 等. 复方阿胶浆联合美托洛尔对冠心病室性期前收缩患者心率变异性及生活质量的影响 [J]. 中药材, 2012, 35 (12): 2052-2055.

[65] 胡连根, 陈峰, 欧阳枝磊. 黄连阿胶汤治疗女性更年期室性早搏疗效观察 [J]. 医学信息, 2013 (21): 423.

[66] 生辉, 刘长玉. 黄连阿胶汤治疗心肾阴虚型心悸 [J]. 亚太传统医药, 2017, 13 (13): 81-82.

[67] 曹元琪, 骆雨, 崔涵. 黄连阿胶汤联合西药治疗冠心病的临床疗效 [J]. 西

部中医药，2015，28（7）：105-107.

［68］赵博涛，赵启民.炙甘草汤治疗冠心病50例［J］.陕西中医，2006，27（7）：779-780.

［69］陈柏芳.阿胶联合胃复春治疗慢性萎缩性胃炎合并消化性溃疡的疗效观察［J］.临床和实验医学杂志，2011，10（20）：2.

［70］郭松河.阿胶栓治疗慢性溃疡性结肠炎［J］.中国中西医结合杂志，1989（3）：178.

［71］魏宇森，王宝亮，张俊焕，等.复方阿胶浆联合化疗治疗晚期结直肠癌疗效观察［J］.现代中西医结合杂志，2017，26（35）：3912-3914.

［72］Zeng L，Li X，Bai G，et al. Rectal administration of Panax notoginseng and Colla Corii Asini suppositories in ulcerative colitis：clinical effect and influence on immune function［J］.Am J Transl Res，2022，14（1）：603-611.

［73］中国中西医结合学会呼吸病专业委员会.支气管哮喘中西医结合诊疗中国专家共识［J］.中国中西医结合杂志，2023，43（1）：12-20.

［74］黎晓雨.补肺阿胶汤加减治疗儿童咳嗽变异性哮喘阴虚肺热证的疗效观察［D］.长沙：湖南中医药大学，2023.

［75］姚丽群，钟锬.小阿胶散妙治小儿哮喘［J］.浙江中医杂志，2001（7）：20.

［76］农志飞.补肺阿胶散治疗小儿咳嗽变异性哮喘38例［J］.中医药信息，2000（3）：74.

［77］金贞爱，金正勇.佝偻病的诊治研究进展［J］.中国妇幼保健，2010，25（28）：4161-4164.

［78］丁樱，任献青，韩改霞，等.维生素D缺乏性佝偻病中医诊疗指南［J］.中医儿科杂志，2012，8（1）：1-3.

［79］贾鑫，陈斐斐，林海文.阿胶牡蛎口服液联合锌铁钙复合制剂对维生素D缺乏性佝偻病患儿骨代谢的影响［J］.中国中西医结合儿科学，2018，10（6）：507-509.

［80］黄骏涛.阿胶牡蛎口服液治疗佝偻病疗效观察和对比研究［J］.中国医药导刊，2014，16（5）：871-873.

［81］阿曼古丽，阿衣努，米尔古丽，等.阿胶牡蛎口服液治疗佝偻病疗效观察和对比研究［J］.中国儿童保健杂志，2009，17（4）：470-472.

［82］魏玮，汪德瑾.阿胶鸡子黄汤加减治疗青光眼阴虚火旺证的临床疗效以及对血清 MMP-2、TIMP-2 水平的影响［J］.中华中医药学刊，2021，39（7）：205-207.

［83］何涛，刘传鑫，李文鲜，等.Meta 分析桥接网络药理学的黄连阿胶汤治疗2 型糖尿病临床疗效评价及潜在作用机制初探［J］.中草药，2020，51（22）：5798-5813.

［84］乔保钧，乔振纲.白虎人参汤合黄连阿胶汤化裁治疗糖尿病 50 例疗效观察［J］.河南中医，1987，7（5）：33-34.

［85］周旭升，韩尧，朱旭斌等.黄连阿胶汤治疗阴虚热盛型 2 型糖尿病疗效及对患者糖代谢指标的影响［J］.四川中医，2022，40（4）：114-116.

［86］龚俊华.加味黄连阿胶汤治疗脂溢性脱发 46 例疗效观察［J］.新中医，2013，45（12）：102-103.

第七章 阿胶的药膳食疗

阿胶自古以来就被誉为"补血圣药""滋补国宝"，历代本草皆将其列为"上品"。近年来，随着中医养生保健的热度越来越高，更多的企业开始尝试将中医药与饮食融合，挖掘阿胶丰富的文化内涵，以恢复阿胶补血圣药、滋补上品历史地位的价值为重要任务。自2002年卫生部把阿胶列入药食同源物品名单后，阿胶在药膳食疗上的应用日趋广泛，且因其显著的效果受到越来越多注重养生保健人群的欢迎。

第一节 食疗养生应用概述

阿胶具有补血滋阴、润燥止血的作用，用于血虚萎黄、眩晕心悸、肌痿无力、心烦不眠、虚风内动、肺燥咳嗽、劳嗽咯血、吐血尿血、便血崩漏、妊娠胎漏。阿胶常作为膏方收膏辅料，可以辅助膏方固定成型和增加膏剂的黏稠度，并能发挥它的独特疗效。阿胶合理搭配膳食，可以起到养生保健的作用。我国第一部药物学专著《神农本草经》记载：阿胶"生东平郡，煮牛皮作之，出东阿。"陶弘景《本草经集注》载："阿胶，出东阿，故名东阿阿胶。"阿胶味甘、性平，归肺、肝、肾经，具有养阴、止血、补血、补虚、润燥之功能。李时珍在《本草纲目》中记载：阿胶"和血滋阴，除风润燥，化痰清肺。"《南阳活人书》记有："妊娠下血者加阿胶。"《新修本草》曰：阿胶"主心腹内崩，虚劳羸瘦，阴气不足，脚酸不能久立。养肝气，久服能益气轻身。"

（一）阿胶在日常饮食中的应用

阿胶性平，味甘，入肺、肝、肾诸经，以滋阴养血著称。历代医家视阿胶为妇科良药，民间称阿胶、人参、鹿茸为冬令进补"三宝"。又因阿胶对调治各种妇科病有独特之功，尤得女士们青睐。熬粥时放一些阿胶，不仅能增加阿胶的吸收，还能起到补血养颜的功效。炖汤和酿酒时加入阿胶，可起到补血和美容养颜的功效；特别是产后气血亏虚、月经不调，脾肺亏虚咳嗽等，常用阿胶加黄酒、冰糖制成膏方，或将阿胶粉碎加入牛奶或豆浆融化服用，或者熬汤等，服用方便。

（二）不同体质人群阿胶膳食的合理搭配

阿胶在治疗贫血和妇科疾病方面有很好的疗效，贫血虚弱患者可以熬成膏状并加入黑芝麻、核桃、冰糖等制成阿胶糕食用；月经过少人群可用阿胶加桑白皮、糯米、红糖熬成粥；血虚致肌肤失养人群可用阿胶加牛奶炖溶再加蜂蜜适量调和食用；血虚烦躁人群可用阿胶加鸡腿菇等一起食用；月经不调、痛经或崩漏者都可以坚持服用阿胶，并根据相应症状加人参、当归、地黄炭等，可以取得很好的效果。

亚健康人群食用阿胶可以提高免疫力；特殊职业者比如从事放疗、化疗、微波通讯、计算机及核电站工作的人，因受辐射影响会导致白细胞减少，可以常用阿胶来抵抗辐射，改善不适症状。阿胶还能改善人体内钙的平衡，使低钙血症趋于正常。

（三）不同季节阿胶食疗养生的应用

中医学认为"天人相应"，人体与自然环境有着密切的关系。古往今来的中医养生家们都十分注重顺应四季养生。阿胶味甘性平，不温不燥，四季皆宜。在春夏阳气升发之时，在护养体内阳气的同时，适当地服用滋阴补血的阿胶，可以起到阴中求阳的作用，"阳得阴助则生化无穷"。

春季主风，风伤人，最易损人之肝，尤其易耗人肝阴，使人肝阴不足。肝为风脏，主藏血。肝阴不足则会出现头晕、眼干、目涩、胁肋灼痛、手足蠕动、舌红少津、脉弱细数等，甚至会出现肝风、中风。所以，春季宜食用阿胶补血养肝息风。

夏分初夏和长夏，气候各有特点。初夏主火，火气伤人，心首当其冲，即所谓"火气通于心"。火气伤人，心神最易受扰，因此，人们易出现心烦、失眠，甚至汗多、躁狂等情况，所以初夏要注意养心安神。清代《本草崇原》载："阿胶乃滋补心肺之药也。"南宋医学家杨士瀛则说："阿胶育神，人参益气也。"因此，阿胶是补心育神之佳品。

秋天燥气最强，肺为娇脏，最怕燥气。肺主气，司呼吸，一旦被燥邪所伤，人就容易出现气逆、喘咳、口干鼻干、咳痰黏稠而干等肺燥津亏气逆的病证。许多有咳喘病史的人也容易在秋天加重病情，所以秋天要注意养肺生津。《本草纲目》载，阿胶"疗虚劳咳嗽喘急，肺痿"，"和血滋阴，除风润燥，化痰清肺"。《本草崇原》也说"阿胶乃滋补心肺之药也"。因此，秋季防燥，用阿胶可事半功倍。

冬主寒气，寒气重，则人体易受寒邪入侵。再加上气候多变，体虚之人很容易患病。因此，冬季要注意温补，宜食用温补药阿胶、党参、黄芪等，增强免疫力。气为卫，血为营，血盈则气充，免疫力增强。

（四）阿胶在治未病、慢性病调理领域的应用

阿胶广泛应用于血虚萎黄，眩晕心悸，肌痿无力；多种出血证、阴虚证及燥证等人群。血虚萎黄常用阿胶药膳有阿胶炖肋排、阿胶艾叶炖母鸡等。

阿胶入药或者入膳，善于治疗各种血虚症状，如面色苍白、唇甲泛白、心悸失眠、头晕眼花、月经量少等。阿胶入肝、肾经，能够补益精血，从而强健身体，对筋骨痿软及小儿发育不良、囟门闭合不全、股软行难等病症有一定的治疗效果。此外，服用阿胶可增加体内钙的摄入量，能够有效地改善因缺钙导致的骨钙丢失、钙盐外流、骨质疏松和骨质增生及各类骨折。阿胶上行入肺、下走胞宫，善于治疗各种妇科性疾病，例如月经紊乱、月经过多或过少、功能性子宫出血、经期腹痛、月经不调等。此外，阿胶还可以保胎安胎，用于孕妇妊娠期间的保胎。

阿胶能明显提高人体红细胞及血红蛋白的含量，通过补血而滋润皮肤。长期服用可使脸色红润，肌肤细嫩，有光泽，是滋养皮肤、美容养颜之佳品。阿胶含有明胶原、骨胶原、蛋白质及多种微量元素、多种氨基酸等，这些都是人体营养重要物质，有明显抗衰老、延年益寿的作用。

第二节　阿胶的药膳食疗方

随着生活水平的提高，人们对养生保健越来越重视，中医药养生理念逐渐应用于食品和饮品领域。由于阿胶在食用和药用方面的神奇功效，备受历代帝王的青睐，将其列为贡品之一，至今中医处方尚可见到"贡胶"字样。阿胶作为补益

类药物，可能会引起上火症状，放置陈久的阿胶热性会减弱，更加适合食用。不过，脾胃虚弱、呕吐泄泻、腹胀便溏、咳嗽痰多者需慎用阿胶，感冒患者也不宜服用，孕妇、高血压和糖尿病患者应在医师指导下服用。

（一）膏剂（药膳食疗方）

1. 阿胶贝梨膏　川贝母粉 10g，雪梨汁 1000g，阿胶 500g，蜂蜜适量。将雪梨汁煮沸后，纳入阿胶烊化，再加入川贝母粉、蜂蜜等，煮沸收膏即成。每次 10g，每日 2 次，开水冲饮，或调入稀粥中服食。可滋阴润肺，适用于鼻出血，咳嗽痰少，或痰中带血，口干口渴等。

2. 红枣阿胶膏　红枣 500g，黑胡麻仁、胡桃仁、龙眼肉各 150g，阿胶 100g，蜂蜜 250g，黄酒 800mL。将红枣、黑胡麻仁、胡桃仁、龙眼肉共研末；阿胶置黄酒中浸泡 12 天；将阿胶酒倒入陶瓷容器内，纳入诸药及蜂蜜，煮沸调匀，待凉即成。每次 2～3 汤匙，开水冲饮，每日晨起冲服。可养血润肤、悦色美颜，适用于病后气血不足、心神不宁、失眠多梦、各种贫血等。

3. 胡桃阿胶糕　阿胶 125g，黄酒 500mL，冰糖 75g，黑芝麻粉 250g，核桃粉 200g，红枣粉 200g，枸杞子粉 50g，玫瑰粉 50g。将阿胶浸泡在黄酒中 2～3 天，然后加冰糖一起煎煮，至阿胶完全烊化、酒精基本挥发，剩余约 250mL 的浓缩液。拌入黑芝麻粉、核桃粉、红枣粉、枸杞子粉、玫瑰粉，密封好后上锅蒸 2～3 小时，晾凉后即可。每次用干燥洁净的勺子取 1～2 勺食用，可疏肝解郁、活血化瘀。

4. 鹿茸胶　鹿茸 500g，阿胶 750g，蜂蜜 250g。取鹿茸加水煎煮 5 次，每次 1.5 小时，合并胶液，过滤，搅拌，静置，取上清液，兑入阿胶（加少量水溶解），浓缩，加入蜂蜜调匀即得。每次 10～15g，每日 2 次，烊化兑服或入汤剂。可益肾填精，温阳散寒，适用于肾阳虚衰，精血不足，腰膝酸软，四肢不温，阳痿早泄，妇女宫寒带下，不孕等。

5. 人参桂圆阿胶膏　阿胶 250g，入黄酒 250mL 中浸泡 3 天左右；阿胶呈海绵状后略加水炖化，加入适量人参煎液或人参粉，配入桂圆肉拌匀，加冰糖蒸 1 小时许，冷却成冻膏。每天早晚各 1～2 汤匙服用。适用于气虚、疲乏无力、心悸畏寒等症。

6. 杏仁膏　光杏仁、紫苏子、阿胶各 60g，酥油 90g，白蜜 500g，生姜汁 50mL。将诸药择净，研细，同入砂锅内，文火熬膏即成。每次 20mL，每日 3

次，温开水适量送服。可润肺止咳，清热化痰，适用于老年津伤，干咳痰稠，喘急胸闷，咳血咯血，大便干结等。

7. 阿胶五汁膏 天冬、麦冬、川贝母、牡丹皮、阿胶各 150g，生地黄、薄荷各 300g，茯苓 120g，水牛角、羚羊角各 75g，梨汁、藕汁、萝卜汁、人乳各 100g，甘蔗汁 50g。将上药择净，共研细末，加水浸泡片刻，水煎取汁，共煎 3 次，3 液合并，浓缩，加入阿胶、五汁，文火熬至黏稠时，加入炼蜜适量和匀，煮沸收膏即成。每服 1 匙，1 日 3 次，开水冲饮，或调入稀粥中服食。适用于肺燥阴虚，低热咽痛，痰中带血，语音不出等。

8. 红枣桂圆阿胶膏 红枣、桂圆各 250g，阿胶 150g，蜂蜜、冰糖各 100g。将红枣、桂圆去核，水煎取汁，共煎 2 次，2 液合并，文火浓缩，纳入阿胶、蜂蜜、冰糖，文火收膏即成。每次 20mL，每日 2 次，温开水冲饮，或调入稀粥中服食。

9. 滋阴凉血膏 麦冬、天冬、生地黄、阿胶、龟胶、鱼鳔胶、蜂蜜各 50g，红枣 100 枚，黄酒 20mL。将麦冬、天冬、生地黄、红枣水煎，留枣去渣取汁，纳入三胶烊化，而后纳入蜂蜜、黄酒慢火收膏。每次服用 20mL，每日 3 次，温开水冲饮，嚼食大枣。可滋阴清热，凉血止血，适用于阴虚内热所致的紫癜散在，颜色紫红，下肢尤甚，时发时止等。

10. 洋参阿胶蜜膏 西洋参 50g，阿胶 100g，白蜜 200g。先取西洋参水煎取汁，共煎 2 次，二液合并，纳入阿胶溶化，加入白蜜，文火收膏即成，装瓶备用。每日 2 次，每次 30～50mL，温开水冲饮，或调入稀粥中服食。可养血益阴，润燥调经，适用于阴血亏虚所致的痛经、闭经。

11. 虫草阿胶白及膏 冬虫夏草 20g，阿胶 60g，白及 30g，蜂蜜 100g。将虫草、白及焙干研末，同置锅中，纳入蜂蜜、阿胶炖至溶化后收膏备用。每次 1～2 汤匙，每日 2～3 次，温开水送服。可润肺清热，凉血止血，适用于肺结核咳嗽，咳血，血色鲜红，胸痛，潮热等。

（二）粥膳

1. 糯米阿胶粥 阿胶 5g，糯米 100g，红糖少许。取糯米加水 800mL，煮粥，待粥将要熟时，把阿胶捣碎置于锅内，边煮边搅拌，待阿胶融化后放入红糖少许，搅拌均匀煮沸即可。每日早晚各一次，温热服食，3 日为一疗程。适用于血虚阴亏、虚劳咳嗽、咯血、吐血、鼻衄、便血、崩漏、月经量过多、胎动不安等。

2. 阿胶白皮粥　阿胶 15g，桑白皮 15g，糯米 15g，红糖 8g。取桑白皮洗净，入砂锅加水煎汁，取汁两次；糯米淘洗干净，入锅，加清水适量，煮 10 分钟后，倒入桑白皮药汁、阿胶，然后加入红糖，煮成粥，温热服食。适用于血虚、肺阴亏虚、阴伤津燥所致的久咳、咯血、便血、月经过少、崩漏、胎动等。

3. 鱼肉阿胶粥　鲤鱼一条（500g 左右），阿胶 50g，粳米 100g，葱、姜、盐、味精各少许。鲤鱼洗净取内脏，切块，粳米洗净入锅，加清水、葱、姜与鲤鱼同煮，至米烂粥稠时加入阿胶，待阿胶溶化后，放入盐、味精调味。适用于伤胎下血。

4. 阿胶瘦肉粥　阿胶 9g，瘦肉 60g，粳米 150g，香葱、生姜各 6g，料酒、食盐各适量。粳米洗净，阿胶捣碎备用；瘦肉洗净、切丝，用适量的食盐、料酒腌制 15 分钟；生姜切末，小葱切段备用。锅中加水放入粳米、阿胶，水开后，放入腌制好的瘦肉，加入食盐，搅拌均匀，继续小火熬制 20 分钟；粥成后，加入姜末、香葱即可。具有养阴生津的功效，适用气虚乏力或者阴虚内燥引起的咳嗽、咽干、皮肤干燥。

5. 龙眼阿胶粥　龙眼肉、阿胶各 10g，大米 100g，白砂糖适量。将龙眼去皮取肉，大米淘净，与龙眼同放锅中煮为稀粥，待熟时调入捣碎的阿胶，再煮一二沸即成。每日 1～2 剂，喜好甜食者可加白糖适量同煮。可养心安神、健脾补血，适用于产后脱发、心悸、失眠、贫血等病症。

6. 宁神除烦粥　取怀山药 50g，百合、龙眼肉各 15g，银耳、莲子肉、茯苓、淮小麦各 10g，阿胶珠 3g，大枣 5 枚，冰糖少许。加入适量清水，煮成粥，每日早、晚温热食用。本药粥适宜于气阴两虚所致的心悸气短、烦渴神疲、失眠健忘、心神不宁、食欲不振、久咳声低、干咳少痰，以及神经衰弱、癔病、慢性支气管炎、肺气肿、支气管扩张、哮喘等属于气阴亏虚者食用。山药、茯苓健脾利湿；百合、龙眼肉、阿胶珠滋阴养血、宁心安神；大枣、小麦为治"脏躁"之品；银耳为强壮滋补之品；莲子清心宁神。全方共奏滋阴养血、健脾利湿、宁心安神之功效。

7. 当归鸡蛋粥　当归 10g，鸡蛋 2 只，粳米 100g，红糖适量。先将当归切片后入砂锅内熬取汁液备用；粳米洗净后入锅内加清水煮粥，待粥煮至浓稠时兑入当归汁稍煮 10 分钟；再将鸡蛋打入搅匀，用红糖适量调味即可食用。每日 2 次，早晚服用。可以补血养颜。

8. 升白粥　大枣 15g，糯米 15g，西洋参 1g，阿胶粉 15g。将西洋参、大枣、糯米同煮 20 分钟，然后放入阿胶粉，再煮 40 分钟。此为 1 日服用量，可以早餐时空腹 1 次服完，也可分 2 次服。可补气养血，健脾和中。

9. 羊脂阿胶粥　羊脂、蜂胶、大米各 30g，阿胶 10g。将羊脂洗净、切块，放锅中，加清水、大米、葱、姜少许煮沸，待熟时加入捣碎的二胶，拌匀后服食，每日 1 剂。可健脾益气，止痢止泻，适用于脾胃亏虚，运化失司所致的久泻久痢，胃溃疡等。

10. 阿胶山药粥　阿胶 10g，山药 50g，大米适量，食盐或白糖适量。将阿胶捣碎，山药去皮切丁，同大米放锅中加水煮熟，依自己口味加食盐或白糖调味服食。阿胶性平，味甘，入肝、肾、肺经；山药味甘，入脾、肾经。阿胶、山药与大米煮粥，有补脾肺、滋阴润肺的作用，适用于脾肺虚弱人群食用。

11. 阿胶八宝粥　糯米或黄米 250g，花生、冰糖、红小豆各 50g，桂圆、莲子、薏米各 30g，阿胶 15g。把糯米或黄米、花生、红小豆、莲子、薏米、桂圆放入锅中，炖 1.5 小时，加入冰糖、阿胶，待其溶化即可。可滋阴补血，强身益智，延年益寿，适于一般血虚患者及男女老少进补保健。

12. 安神粥　百合、龙眼肉各 10g，阿胶、莲子肉、怀山药各 6g，银耳、扁豆、薏苡仁、小麦各 3g，大枣 5 个，冰糖少许。将大枣去核，龙眼肉切碎，余品均压碎为粗粒，加水 500mL 煎成粥状，早晚各一剂，连渣尽服。有养血柔肝、宁心安神、健脾利湿之效果，可治疗神经衰弱。

13. 黄芪阿胶粥　黄芪 20g，阿胶 30g，糯米 100g，红糖 20g。将阿胶块捣碎，放入锅中炒至黄色，研为细末备用；黄芪与糯米同煮粥，粥熟时调入阿胶粉及红糖，煮开即可。早晚分食。可补气养血。

14. 阿胶小米粥　阿胶适量，枸杞子 10g，小米 100g，盐 2g。将小米泡发、洗净；将阿胶打碎，置于锅中烊化待用；将枸杞子洗净。将锅置于火上，加入适量清水，放入小米，用大火煮开，再倒入枸杞子和已烊化的阿胶；不停地搅动，用小火煮至粥呈浓稠状，调入盐拌匀即可。本品适用于血虚萎黄、眩晕心悸、心烦不眠、肺燥咳嗽、脑部劳累等症。

（三）汤膳

1. 鸡丝阿胶汤　鸡胸脯肉 100g，牛奶 1000mL，阿胶 80g，生姜 10g，盐 2g。将鸡胸脯肉洗净，切成鸡丝；阿胶浸透发开，切小丁，放沸水锅内煮 30 分钟，捞出沥水；生姜洗净，去皮切片。该汤具有温中益气、补精填髓、益五脏、补虚损之功效。

2. 沙参生地汤　沙参 30g，生地黄 20g，麦冬、天冬、百部、山药各 15g，川贝母 10g，茯苓、阿胶各 12g。水煎分 3 次服，每日 1 剂。可滋阴润肺，化痰止咳，用于治疗肺结核，中医辨证属阴虚肺燥型。症见午后潮热，两颧潮红，手足心热，夜间盗汗，皮肤干灼，形体消瘦，唇红咽干，口鼻干燥，干咳少痰或痰黏不易咳出，咳则胸痛或痰中带血。

3. 阿胶炖肉汤　瘦猪肉 100g，阿胶 10g，食盐适量。将瘦肉文火先炖，后纳入阿胶烊化，然后稍加食盐调味，饮汤食肉。具有扶正补虚、滋阴润燥、补血止血之功效。

4. 胶艾鸡汤　母鸡（去头爪）半只，艾叶 15g，阿胶 15g。将母鸡去内脏、洗净，加水煮熟；取鸡汤一碗另煎煮艾叶，5 分钟后下阿胶，待阿胶溶化后立即饮服，每日 1 次。可补血止血，滋阴安神，用治月经淋漓不断，下腹痛，崩漏。

5. 阿胶海底椰鹧鸪汤　将海底椰、鹧鸪和东阿阿胶进行炖煮，可增加汤的胶原蛋白，适合女性在春季喝上一碗，能更好地激发人体气血的生成，补气养血。

6. 阿胶鸡蛋汤　阿胶 10g，鸡蛋 1 个。取阿胶用开水一碗化开；鸡蛋打入阿胶水中煮成蛋花，加入调味料后食用，饭前服。适用于阴血亏虚所致的胎动不安、烦躁不宁等。

7. 阿胶梨蜜汤　梨 1 ～ 2 个，阿胶 12g，白糖或冰糖、蜜各 50g。将梨切成小块后加水煮沸，然后加入阿胶小碎块，用筷子反复搅拌使之溶化，加入白糖或冰糖、蜜。喝汤吃梨。本方滋阴润肺止渴，适用于肺燥咳嗽、久病多痰。

8. 阿胶葱白汤　阿胶 6g，肉苁蓉 15g，葱白 3 根，蜂蜜 2 勺。把阿胶砸碎，先用一碗水煮葱白和肉苁蓉，煮沸后捞去葱白和肉苁蓉，加入阿胶、蜂蜜溶化，睡前温服一碗。阿胶滋补气血，肉苁蓉温润肠道，适用于气虚便秘，特别适合老年人服用。

9. 阿胶百合银耳汤　百合、银耳各 50g，阿胶粉 5 ～ 10g。取百合、银耳置锅内加水适量，加入阿胶粉，煮沸后饮用。可补血润肺、镇静安神。

（四）菜品

1. 药膳阿胶鸡　鸡胸肉 400g，阿胶 150g，枸杞子 150g，米 250g，清水 5L，精盐适量。将鸡胸肉切成片，以 100g 清水和少许的盐腌泡；将 5L 水煮沸，再将洗干净的米倒进水里用慢火煲 1.5 小时；把鸡胸肉和阿胶放进粥里，慢火煮到熟和溶；将枸杞子浸水 10 分钟，过滤后放进粥里，再调盐，即可食用。适合于贫血的女性，身体虚弱、免疫力低的人及产后妇女。

2. 阿胶炖肋排　阿胶 15g，猪肋排 240g，八角 1 枚，茴香、白糖、生姜、大葱、料酒、老抽、盐各适量。先将阿胶在袋中提前敲碎备用；猪肋排洗净后，凉水入锅，水开后焯水 5～10 分钟，捞出，冲净血沫，备用；锅中倒入油，随即加入白糖，用小火慢慢把糖炒化，排骨倒入锅中炒匀；然后加入八角、茴香、生姜、大葱、料酒，补足清水，没过排骨，再加入少量老抽，倒入阿胶；水开后转小火，炖制约 1 小时后，大火收汁，盐调味，关火出锅。本药膳具有健脾补虚、养血美容的功效，适合于脾胃虚弱、气血不足、皮肤干燥的人群食用。

3. 阿胶河车鳝片　鲜鳝鱼片 500g，阿胶 10g，紫河车 15g，料酒 50g，姜葱汁 25g，熟芝麻 20g，味精 3g，精盐 7g，烹调油适量。将鲜鳝鱼片洗净，沥干水，阿胶、紫河车盛入碗内放少许清水蒸化；炒锅内放烹调油烧至八成熟，投入鳝鱼片爆一下，捞起，滗去余油，将鳝鱼片、鲜汤（适量）、精盐、料酒、姜葱汁放入锅内收软，下味精、阿胶河车药汁烧至汁干现油，再下熟芝麻铲均匀，起锅入盆。冷吃热吃均可。适用于气血两虚所致的多种疾病、各类贫血、慢性肠胃炎、肺心病、糖尿病、冠心病、肿瘤等。

4. 二胶炖鹌鹑　鹌鹑 2 只，阿胶、鹿角胶、菟丝子各 15g，川芎、人参各 10g，艾叶 30g。将鹌鹑去毛和内脏；菟丝子、艾叶、川芎、人参水煎去渣取汁 250mL，后将鹌鹑和药汁放蒸碗内，隔水炖烂熟，趁热兑入阿胶、鹿角胶。吃肉喝汤，酌情适量食用。可健脾温肾，养血调经，适用于脾肾阳虚型不孕症。

5. 阿胶羊肝　阿胶 15g，鲜羊肝 50g，水发银耳 3g，青椒片 3g，白糖 5g，胡椒粉 3g，绍酒 10g，酱油 3g，精盐 2g，味精 5g，香油 5g，淀粉 10g，蒜 3g，姜 3g，葱 5g。将阿胶放于碗内，加入白糖和适量清水，上屉蒸化；羊肝切薄片，放入碗内，加入干淀粉搅拌均匀备用；另用 1 小碗，加入精盐、酱油、味精、胡椒粉、淀粉勾兑成汁；炒锅内放入 500g 油，烧五成热时，将肝片下入油内，滑开滑透，倒入漏勺内沥去油；炒锅内留少许底油，放入葱姜蒜炸锅，加入青椒、银耳，烹入绍酒，倒入滑好的肝片、阿胶汁，翻炒几下，再把兑好的芡汁泼入锅内，翻炒均匀，加香油即成。用于肝血亏虚所致的阳痿等病症。

6. 木耳炖黄花鱼　黑木耳 6～10g，香菇 10g，阿胶 10g，黄花鱼 250g，橄榄油 5g，香油 5g，食盐适量，味精适量，姜片 5g，葱花 5g，花椒 5g。将黑木耳、香菇温水发涨，洗净，黄花鱼除去内脏洗净；将黄花鱼、黑木耳、香菇、姜片、花椒一起放入砂锅内炖熟后，趁热加入阿胶溶化，再加入食盐、香油、橄榄油及适量味精即成。佐餐食用。高血压、高血脂、冠心病、脑梗死等心脑血管疾病者可酌情适量食用。

（五）其他药膳食疗品

1. 阿胶酒 放 3 ～ 9g 阿胶于 25mL 黄酒中，炖热烊化即可饮用，可分早晚两次饮用。阿胶有很好的补血、止血、滋阴、润燥的功效。另外，阿胶富含蛋白质降解成分，能通过补血起到滋润皮肤的作用，有利于皮肤保健，常服会使面色红润，肌肤细嫩有光泽，而且有一定的祛斑效果。

2. 阿胶红枣姜汁酸羊奶 将阿胶、红枣、姜汁制成营养液，在营养液中加入经过脱膻的鲜羊奶等制作酸羊奶。不仅保持了酸羊奶的营养成分，还增加了阿胶、红枣和姜汁的营养功能。

3. 阿胶奶酪 在传统奶酪加工的基础上添加阿胶的工艺，丰富了奶酪的风味和营养，可防治便秘和腹泻，对于提高人体免疫力有极大的帮助。

4. 阿胶奶茶 在鲜奶中注入红茶、香甜的红枣汁和阿胶速溶粉，制成阿胶奶茶，还可搭配银耳及桃胶。

5. 膨化食品 用微波炉将阿胶膨化，可得到酥香可口的阿胶珠，直接放口中含化，醇香持久，效果如意。方法先将蛤粉均匀地放入微波炉的载物盘上，约0.5cm 厚，然后将破碎成黄豆粒大小的阿胶丁相互间隔 0.5cm，撒在蛤粉上面，关好微波炉门，启动按键，设定火力"10×"，定时 3 分钟即可。

6. 阿胶蜂蜜羹 葱白 30g，加水一碗煮葱白，沸后煮几分钟，捞去葱白，加入阿胶 6g（打碎）、蜂蜜 2 汤匙，炖化，食前温服。可治疗贫血与血虚便秘。

7. 营养滋补羹 红小豆、白砂糖、琼脂、阿胶、桂圆肉、核桃仁、山楂、大枣、芝麻酱。适用于妇女、老年人、体弱多病者服用，尤其是妇女产后恢复时期服用，堪称保健佳品。

8. 阿胶红糖羹 阿胶、红糖适量。将阿胶烊化后加红糖调味饮之。对血虚所致之面色萎黄、口唇苍白、眩晕等症有良效。

9. 人参阿胶龙眼羹 人参 3g，阿胶（研粉）20g，龙眼肉 30g，赤小豆100g。制作：①先将人参拣杂，洗净，晒干或烘干，切成饮片；阿胶敲碎后研成细末，备用。②将赤小豆、龙眼肉择洗干净，同时放入砂锅。③加水适量，大火煮沸，改用小火煨煮 1 小时，待赤小豆烂熟如酥、羹糊将成时，调入阿胶细末，并加入人参片，再煨煮至沸，拌合均匀即成。用法：早晚两次分服，饮羹汁，嚼食人参片及龙眼肉。功效：益气养血。

10. 阿胶红枣黄芪山楂糕　以阿胶、红枣、黄芪为原料，在此基础上制作复合裱花蛋糕。该产品具有较高的营养价值、保健价值、食用价值。

11. 阿胶枣　以红枣为原料，添加中药阿胶，有的还添加桂花、陈皮等制作而成。有益气健脾、滋阴养血之功效，适用于气血亏虚、面色无华的人食用，可以起养颜的作用。

12. 速溶阿胶红豆薏米粉　以阿胶低肽粉、红豆、薏米为主要原料，麦芽糊精、木糖醇、β‐环糊精为辅料。红豆和薏米具有类似功效，配伍使用可以起到祛湿、健脾胃、助脾运的作用；同时作为粗粮，红豆和薏米还可以中和阿胶本身的滋腻之性。

13. 东阿阿胶桃花姬　阿胶 1 碗，芝麻 1 盏，白米红馅蜜钱。制作流程：浸泡、融化、挂旗、加料、冷却、切块、封存、武火至沸、文火慢熬。

14. 阿胶猫爪软糖　含有阿胶红枣，枣香味浓郁，酸甜可口，每粒糖含150mg 阿胶红枣汁、100mg 鱼胶原蛋白肽、14.8mg 维生素 C，能补血润燥，增加肌肤弹性。

15. 阿胶黑芝麻丸　主要成分为黑芝麻、麦芽糖醇液、腰果、桑椹、红枣、黑豆、黑果枸杞、阿胶，营养价值丰富，还有大量的钙、铁、锌等微量元素。本品可以补充身体所需的营养，对增强身体免疫能力有很大的帮助。

16. 阿胶黑芝麻糊　阿胶 150g，黑芝麻 50g，核桃仁 100g，冰糖 200g，水适量。将上述原料一同放入瓷质容器内，烧开后再上锅蒸 20 分钟，取出待凉，加盖放置。阿胶滋阴补血，特别适合于女性。肠内滞留的毒素会造成皮肤的损害，使皮肤粗糙并出现黑斑，而黑芝麻具有滑肠的功效，有助于排除毒素。

17. 阿胶粉　将胶液直接喷雾干燥成粉，更科学、卫生，易溶解。

>> **参考文献**

[1] 李金洋，胡婷婷，俞莹，等.阿胶的本草考证［J］.辽宁中医药大学学报，2024，26（5）：156-162.

[2] 褚夏燕，孙梦茹，贾贵华，等.基于 nano LC-Q-Exactive-MS/MS 技术分析

阿胶中的蛋白多肽类物质［J］.中国中药杂志，2021，46（24）：6422-6434.

［3］吴永.中华老字号东阿阿胶焕发新生机［J］.中国食品工业，2023（6）26-27.

［4］张国伟，马俊华，梁玉景，等.阿胶化学成分及保健作用研究进展［J］.食品科技，2021，46（3）：39-43.

［5］李素素，王庆其，陈正.经典名方中阿胶功效及临床运用探析［J］.中医文献杂志，2023，41（4）：26-31.

［6］庞清洋，刘成祥，庞保珍，等.弘扬中药道地药材优势提高药膳食疗养生水平［J］.光明中医，2015，30（10）：2230-2233.

［7］张晖，陈竞纬.基于数据挖掘探析《张聿青医案》膏方用药规律［J］.中医药通报，2022，21（9）：44-47+60.

［8］杨铭窈，杨敏春.膏方胶类的选配策略［J］.中华中医药杂志，2022，37（12）：7283-7287.

［9］程博琳，苗明三.阿胶的现代研究及特点［J］.中医学报，2015，30（3）：415-417.

［10］钟卫红.5碗药膳润肤养颜［J］.家庭医药.快乐养生，2018（12）：44.

［11］周玲.鸡腿菇菜谱［J］.食用菌，2018，40（3）：77.

［12］江兵权.参芪阿胶乌血汤治疗崩漏238例［J］.四川中医，2003（7）：70.

［13］颜丽丽.治疗月经不调单验方［J］.中国民间疗法，2015，23（11）：14.

［14］李峰，王宁.治疗月经不调偏方［J］.中国民间疗法，2015，23（11）：50.

［15］赵绍琴.补心安神膏［J］.中医杂志，1988（7）：59.

［16］胡献国.鼻出血蜜膏方［J］.蜜蜂杂志，2018，38（9）：42.

［17］胡献国.补肺蜜膏方［J］.蜜蜂杂志，2020，40（5）：44-45.

［18］胡献国.骨性关节炎蜜膏方［J］.蜜蜂杂志，2021，41（7）：45.

［19］胡皓.骨折疼痛蜜膏方［J］.蜜蜂杂志，2018，38（11）：38.

［20］钱伟.进补用阿胶食用方法多［J］.家庭医学（下半月），2016（2）：58.

［21］胡献国.历代本草止咳蜜膏方（一）［J］.蜜蜂杂志，2020，40（9）：36-37.

［22］陈汝意.萝卜蜜膏养生汇编［J］.蜜蜂杂志，2019，39（2）：45-46.

［23］肖伟.经方膏方三首［J］.家庭科技，2018（12）：30-31.

［24］王红梅.癌症患者的辨证施膳［J］.时珍国医国药，2000（8）：749-750.

［25］苏新民.阿胶补血"粥"最佳［J］.健康生活，2019（12）：29-30.

［26］马凤岐.阿胶瘦肉粥［J］.湖南中医杂志，2022，38（6）：8.

［27］郭红.产后脱发粥疗有方［J］.农村百事通，2015（15）：65.

［28］于丽萍.女性补血驻颜药粥方［J］.山东食品科技，2002（11）：18.

［29］高继明.升白粥［J］.湖南中医杂志，2022，38（3）：27.

［30］朝文.数九寒天养生多喝粥［J］.劳动保障世界，2010（12）：61.

［31］王书香.安神粥治疗神经衰弱［J］.新中医，1993（11）：6.

［32］欧阳军.三款汤品，助你驱寒取暖［J］.养生月刊，2022，43（1）：38-39.

［33］沙参生地汤［J］.林业与生态，2016（7）：28.

［34］王贞虎.药膳阿胶鸡［J］.开卷有益-求医问药，2020（8）：9-10.

［35］李峰，王宁.治疗月经不调偏方［J］.中国民间疗法，2015，23（11）：50.

［36］居正.身患贫血症食疗可纠正［J］.家庭中医药，2021，28（4）：20-22.

［37］张伟，綦翠华.营养滋补羊羹的研制［J］.中国商办工业，1999（12）：
35-36.

［38］金陵.养颜美酒自酿有方［J］.农家参谋，2012（5）：18.

［39］马凤岐，陈永灿.阿胶炖肋排［J］.湖南中医杂志，2022，38（6）：55.

［40］徐霞飞.阿胶清音茶的临床应用［J］.山东医药工业，1997，（3）：55.

［41］周玲.佳肴——鳝鱼［J］.家庭医学，1998（7）：41.

［42］柴海强.滋补养生话阿胶［M］.北京：中国中医药出版社，2017.

［43］药膳坊［J］.家庭百事通，2021（8）：2+65.

［44］曹恒炎，江艳华.巧用食疗补血养颜［J］.中药材，2001（8）：622.

第八章 阿胶在膏方中的应用

膏方，又名膏滋，是中药膏剂中的一种，是在中医药理论指导下，按照中医辨证论治确定处方，以普通中药饮片为基本材料，配以参茸等高档贵细药材，加入适量的胶、糖等辅料，通过传统制剂工艺方法加工制备而成的，为满足预防与治疗疾病需要的一类中药制品。

中药膏剂自古就有，起于先秦《山海经》的外用膏，是中药传统剂型之一。膏剂主要分为外用和内服两大类，其中外用膏剂作为中医外治法中的常用剂型，可进一步细分为软膏、硬膏两种类型。软膏，又称药膏，是将药物细粉与适宜的基质制成具有适当稠度的半固体外用制剂；硬膏，又称膏药，是将药材以植物油煎至一定程度去渣，煎至滴水成珠，加入黄丹等搅拌，冷却制成。内服膏剂，多指煎膏，也就是膏方。膏方最早记载于东汉张仲景的《金匮要略》，是指将中药饮片加水多次煎煮，去渣取汁，经蒸发浓缩后，加阿胶等动物胶质及黄酒、炼蜜或炼糖制成的半流体状制剂。

胶类作为膏方的重要辅料之一，是制作膏方的重要基质和赋形剂。胶类既有帮助膏方收膏的固定成型作用，同时也兼具其独特的治疗作用。阿胶作为名贵滋补中药，许多古籍记载的膏剂处方均有使用，如明代孙一奎《赤水玄珠》卷十中记录的养颜补真膏，用于治疗虚损劳怯。现代常用的胶类有阿胶、龟甲胶、鳖甲胶、鹿角胶等，分别以驴皮、龟甲、鳖甲、鹿角等材料为基础熬制加工而成。不同材料熬制的胶性味功效各有不同，适用于不同体质和症状的人群，依病情辨证选用。

阿胶作为膏方中应用较为广泛的胶类，其味甘、性平，归肺、肝、肾经，具有补血滋阴、润燥、止血的功能，用于阴津亏损、精血不足等，对于血虚、阴虚等各类疾病均有调治作用。诗人白居易曾经这样描写杨贵妃的皮肤，"春寒赐浴华清池，温泉水滑洗凝脂"，凝脂就是说杨贵妃的皮肤非常细嫩光滑。杨贵妃收藏了很多保养美容秘方，素有"补血圣药"之称的阿胶制成的阿胶糕，便是其珍藏秘方之一。龟甲胶味咸甘、性凉，具有滋阴潜阳、补肾强骨等作用，对于阴虚血虚之人可以合理地使用。鳖甲胶味咸、性微寒，具有滋阴潜阳、软坚散结等功效，适用于各种阴虚内热、肝脾肿大、肝病患者等。鹿角胶味甘咸、性温，有滋补肝肾、活血补精等功效，对于阳虚内寒、精髓不足等患者具有较好的调补作用。

　　古代中医最早使用的阿胶是用牛皮熬制的胶，因其产地"东阿"而得名。由于唐代时期官方对牛皮管控严格，逐渐出现使用驴皮替代牛皮熬制阿胶。后来慢慢地发展为把驴皮制成的称为"阿胶"，用牛皮制成的称为"黄明胶"。黄明胶性平补，《本草备要》云："黄明胶，功效与阿胶相似，亦可代用。"因为膏方制备时常选用 1～3 种胶类配伍，且立法讲究阴阳平调，阿胶与黄明胶性平，龟甲胶性凉，鳖甲胶微寒，鹿角胶性温，所以在膏方的胶类配伍中更多使用了阿胶与黄明胶。

第一节　阿胶的膏方应用

一、阿胶在膏方制备中的形式

　　在膏方的组成中，按照药物的性质一般可分为三部分，即中药饮片、胶类、糖或代糖类。中药饮片是起主要治疗作用的药效基础，需辨证施治，个体化配伍。胶类一方面在制作过程中发挥收膏作用，另一方面在膏方药效中发挥滋补作用，如阿胶养血止血、滋阴润肺。一般来说，传统膏方制备中使用胶类药材时，先用黄酒浸泡原药生品胶块后再进行烊化，一般需要 10 小时以上才能融化。随着时代的发展，如今有各种类型的粉碎机供人们使用，大大缩短了胶类药材的前处理时间。根据《医疗机构岭南膏方的制备与合理使用专家共识》介绍，制备膏方前，阿胶需预捣碎成丁状，用粉碎机打成细粉（胶粉）后，便于用药液溶胶，大大提升工作效率。如需加黄酒，可先用黄酒浸泡溶解胶粉，然后置于容器内加热至完全烊化；或将黄酒与胶粉一起兑入药液中。待浓缩至收膏过程中，混入提前处理好的胶粉或烊化液。

　　阿胶的炮制多种多样，有蛤粉炒、草灰炒、糯米炒等，《中国药典》中记载的有生品胶块（丁）和蛤粉炒的阿胶珠。阿胶切成丁后，用蛤粉烫至成珠即为阿胶珠。阿胶经过炮制之后降低了滋腻之性，质变酥脆，同时也矫正了不良气味，善于益肺润燥。在膏方制备中，也可以采用阿胶珠收膏。阿胶与阿胶珠的对比见表 8-1。

表 8-1　阿胶与阿胶珠的对比

项目	阿胶	阿胶珠
功能	补血滋阴，润燥，止血	补血滋阴，润肺，止血
主治	善于滋阴补血，用于血虚萎黄，眩晕心悸，心烦失眠，虚风内动，温燥伤肺，干咳无痰	经蛤粉烫制后，增强润肺功效，善于益肺润燥。用于阴虚咳嗽，久咳少痰或痰中带血
性状	长方形块、方形块或丁状。棕色至黑褐色，有光泽。质硬而脆，断面光亮，碎片对光照视呈棕色半透明状。气微，味微甘	类球形。表面棕黄色或灰白色，附有白色粉末。体轻，质酥，易碎。断面中空或多孔状，淡黄色至棕色。气微，味微甜
制法	马科动物驴的干燥皮或鲜皮经煎煮、浓缩制成	取阿胶，烘软，切成 1cm 左右的丁，用蛤粉烫至成珠，内无溏心时，取出，筛去蛤粉，放凉

由于阿胶珠较为酥脆，因此在膏方制备的前处理中，比片块状的阿胶更容易处理，节省时间。另外，经过蛤粉炮制的阿胶珠降低了阿胶本身的滋腻之性，不会额外增加膏方的滋腻程度，避免增加肠胃的负担，从而减少服用膏方后引起肠胃不适的不良反应。但是，在岭南协定膏方的大批量实践中发现，阿胶珠替代阿胶粉会有碍于膏方的制作，原因主要是阿胶珠表面常常有蛤粉，批量生产时这些矿物质蛤粉容易成混悬状态，在凉膏时沉淀析出产生了颗粒口感，降低了膏方服用感受。

制备膏方一般选用新阿胶，但在许多医药古籍、经典名方里也有不少关于陈阿胶的治疗应用记载，如清代《重订通俗伤寒论》用于治疗妇女血虚；清末《丁甘仁先生家传珍方》用于治疗年迈妇人骤然血海大崩不止；清代叶天士《种福堂公选良方》用于治疗腹中攻痛，面黄肌瘦。何谓新阿胶和陈阿胶呢？新阿胶指的是新制作完成的阿胶，颜色较为鲜艳，质地坚硬，气味与口感浓郁，有一定的燥热之性。陈阿胶指的是存放时间较长的阿胶，颜色因氧化而变深色，质地较脆，气味与口感醇厚。陈阿胶与阿胶的性质相近，但在临床使用上也有一些差异，新阿胶与陈阿胶的对比见表 8-2。

表 8-2　新阿胶与陈阿胶对比

项目	新阿胶	陈阿胶
年份	新近生产，3 年内	经过一段时间存放，通常为 3 年以上
有效成分	驴皮提取物，含有蛋白质、氨基酸、微量元素等	成分与新阿胶相似，但因存放时间而有所变化，去火毒后部分成分可能更易吸收
功效	补血、止血、滋阴润燥	与新阿胶相似，但可能更易被人体吸收，效果更温和
适用人群	血虚、出血、肺阴虚燥咳、肾阴虚等人群	血虚、出血、肺阴虚燥咳、肾阴虚等人群，特别是需要温和滋补的人群

陈阿胶由于经过长时间放置，其性较新阿胶缓和，当中的有益成分更加利于患者吸收，故有"陈酒不上头，陈胶不上火"之说。新阿胶放上 5 年，温性就会减半，如果放上 10 年，就会变成平性，这是由于阿胶在炼制过程中用了太多火，久放能让火气徐徐散去。服用存放 5 ～ 10 年的阿胶不上火，一直是中医对陈阿胶的共知。2001 年 5 月 18 日，国家药品监督管理局发布了《关于公布第二批国家非处方药目录的通知》，阿胶被列入该目录的中成药部分，自此以后生产的阿胶按照中成药管理标注有效期，最长 5 年。现在陈阿胶在市场上已踪迹难寻，对于陈阿胶的临床用药困境，值得中医药专家共同探讨和提出修改建议。陈阿胶价格高，数量少，而制备膏方使用的阿胶数量较大，从这一点来说，陈阿胶不一定适用于膏方制作。

阿胶在膏方制备过程中的应用，通常是烊化后在收膏阶段均匀加入。在传统的制备工艺流程中，阿胶首先使用黄酒或水浸泡软化，再隔水炖溶备用，也可以研磨成细粉，在收膏时加入溶化。岭南膏方的制备则结合了岭南高节奏生活特点，应用阿胶时多采用提前打粉的方式，粉碎后的阿胶粉与糖类、浓缩液汁混合热熔，通过 80 目筛滤过后再共同收膏。这种方法省略了炼蜜步骤，缩短了膏方的制作时间，通过筛滤杂质，使膏方口感更加丝滑。含有阿胶基质的膏方，膏体密度达到 1.25 ～ 1.30（100℃）时最佳，不含有阿胶等基质的素膏膏体在 1.15 ～ 1.20（100℃）时即可。

二、阿胶在膏方中的组方特性

膏方的制定需通过辨证论治，分析其病因病机、阴阳偏盛、正邪盛衰。立法讲求阴阳平调，攻补兼施，固本清源，顾护脾肾；用药要求轻灵平稳，剂量适度，口感适宜。如此方能达到防病祛病、增强体质、延年益寿的目的。膏方组方用药重视动静配合，一般动药主行，善走动，药性雄烈，起效快，作用范围广；静药主守，性凝滞，起效慢，作用范围局限。其中静药种类多于动药，以静制动的特点与膏方补虚功效相呼应。在静药选配的过程中，阿胶作为治疗药物配伍或作为基质赋形剂，在膏方组方中扮演着不可或缺的关键角色。

阿胶在临床治疗中主要用于止血补血、安胎保胎和滋阴润肺三大方面，尤其在妇产科相关疾病治疗使用的膏方中配伍应用最广。阿胶性平滋阴，是膏方组方体系中的"静药"，补益力强但易阻气机，因此经常会配伍胶类的"动药"鳖甲胶、鹿角胶或行气中药，以达到攻补兼施的效果。一般热性体质慎用阿胶，或用鹿角胶调和。阿胶、鹿角胶、龟甲胶合称为"三胶"，常相须而用，阿胶性平、鹿角胶性温、龟甲胶性凉，三者阴阳互根，动静结合，加强补益肝肾、滋阴养血的作用。

对于体型肥胖，血脂、尿酸较高，肾功能不全的患者可以降低胶类药物用量。

三、阿胶在膏方应用中的质量控制

膏方制备是一个复杂而重要的过程，膏方的质量控制涉及原料选择、制作工艺、成品控制三大方面。阿胶是膏方基质应用最广的胶类，是不可或缺的一部分，其质量的好坏决定了膏方品质的高低。

（一）阿胶来源的质量控制

阿胶作为膏方的主要成分，其原料的质量直接影响膏方的品质。阿胶的主要原料是驴皮，优质的阿胶必须来源于健康、无病的驴皮。在选择原料时需要严格把关，确保原料的质量、来源和合法性。此外，对于原料的存储和运输，也需要采取适当的措施，避免受潮、霉变等问题，确保原料的品质不受影响。

阿胶生产企业的质量管理体系和认证情况也是影响阿胶来源质量的重要因素。优秀的阿胶生产企业应该具备完善的质量管理体系，并通过相关的质量认证，如产品通过国家食品药品监督局的 SC 认证、国际质量管理体系 ISO9001 认证，以及符合相关的药事法律法规要求等。这些认证可以确保企业在生产过程中遵循严格的质量标准和操作规程，完善阿胶制作的每个环节，确保质量和安全。目前市面上公认优质的阿胶生产企业如东阿阿胶等，其阿胶品质控制稳定。

（二）阿胶运用的质量控制

膏方的制作过程中，阿胶的用量、溶胶烊化方式都直接影响收膏的质量和整体药效，需要严格控制。

1. 阿胶在膏方中的用量　用量主要取决于膏方的具体配方和患者的体质。一般来说，阿胶的用量会根据膏方的整体药效和患者的需求进行调整。经方中阿胶的用量范围为 13.8 ～ 41.4g，现代医家临床应用经验中阿胶的用量多为 3 ～ 62.5g。名中医李学铭认为常规的阿胶用量为 300g 左右，阴虚血虚者可加至 400g，夹痰夹湿或腑运欠利者则减至 200g。阿胶用量的增加可能会导致膏方过于滋腻，影响消化吸收，因此需要在实践中根据具体情况进行适量调整和配伍行气消食类中药来平衡药效。

2. 阿胶的溶胶烊化方式　阿胶的性状是固体，必须充分溶解烊化后方能融入膏方体系中发挥治疗和基质的作用。传统的阿胶会使用适量黄酒或水软化、隔水烊化或是打成细粉后加入收膏流程中。阿胶加热融化一般需要 30 ～ 60 分钟，具体时间也会根据阿胶的质量和用量进行调整。加热过程中须保持适当的火候，避免火候过大导致阿胶烧焦或火候过小影响阿胶粉的溶解。阿胶另溶或收膏过程中均需要进行搅拌操作，以防止阿胶和其他药物沉淀在锅底。

阿胶制成的膏方成品，无疑是一种兼具口感与药效的精致中药制品。加工道地、质量上乘的膏方，其膏体呈半固体状，稠厚适中，外观细腻，常呈现深褐色或黑褐色，黑润而有光泽，质地细腻且均匀，并且嗅之具有独特的阿胶香味。这种香味既不过于浓烈，也不过于淡薄，恰到好处地展现了阿胶的独特风味，兼有药物的清香。

3. 膏方中阿胶有效成分的质量控制　阿胶的主要化学成分有大量的动物蛋白、肽、氨基酸和丰富的微量元素，其蛋白类占总成分的 60% ～ 80%，其中含有的骨胶原可水解得到多种氨基酸，如精氨酸、赖氨酸、胱氨酸等。此外，阿胶是一种极易吸收的铁补充剂，长期服用可以增加机体内铁元素的摄入量。

为了确保膏方成品的疗效和用药安全，需要测定膏方中的有效成分含量，一般采用分级过滤法来测定膏方中阿胶的有效成分含量。这种方法利用半透膜的原理，将大分子物质如蛋白质和不溶性杂质留在膜的一侧，而允许糖、无机盐等小分子物质透过。通过这种方法，可以分离和测定出膏方中的小分子物质含量，从而间接反映出阿胶的有效成分含量。

除了分级过滤法，还可以采用其他化学或仪器分析方法，如高效液相色谱法（HPLC）、气相色谱法（GC）等，来精确测定膏方中的氨基酸、蛋白质等具体成分的含量。这些方法具有高度的灵敏度和准确性，可以为膏方的质量控制提供可靠的数据支持。

四、阿胶在膏方应用中的经济效益

含有阿胶的膏方在市场上具有较高的价值和需求，以阿胶为主要胶类的膏方价格也紧随上涨。近年来，随着下游市场对阿胶的需求逐渐提高，为了降低膏方的制作成本，一些单位开始从制备的用料上寻找阿胶的替代品，对解决膏方价格日趋高昂问题进行了探索。

牛皮相对驴皮更容易获取，价格也更低廉，黄明胶相对阿胶而言价格更实惠。与阿胶相比，黄明胶的氨基酸总含量相对较高，而必需氨基酸总量较低，虽然黄明胶补血止血之力不及阿胶，但是黄明胶补而不腻，温而不热，不易上火，不易滞腻脾胃，故脾胃虚弱者可选用黄明胶或阿胶与黄明胶各半配伍来替代阿胶。因此膏方常通过阿胶－黄明胶配伍，达到降低膏方总体费用而不减膏方疗效、不影响膏方固形的目的。

除了常规替代的黄明胶外，还有动物猪的皮经煎煮、浓缩制成的新阿胶（pig-hide gelatin，PHG），收载于《中华人民共和国卫生部药品标准·中药成方制剂》。临床证明，新阿胶具有滋补阴虚、养血、止血功效，可用于治疗体弱贫血，月经失调，吐血，衄血，血小板、白细胞减少，利于改善人体免疫水平。但其药理作用及临床疗效与阿胶还是有差距，临床仍较少选用。

尽管这些替代品在成本上可能有一定优势，但它们在品质、功效和口感等方面与真正的阿胶仍存在一定差距。因此，在选择阿胶或者膏方时，消费者仍需根据自身需求和预算等方面权衡考虑。

五、阿胶在膏方中的治疗作用

胶类药在膏方中起着补益虚损的作用，同时有利于膏方制剂的固定成型。在组方配伍应用中，要根据病情、体质等特点，辨证选择某种或几种胶类药并用，灵活多变。在一剂膏方中，胶类药的总用量通常为200～500g，以便保证收膏成型的要求。

阿胶由驴皮通过水煎、滤过、浓缩至稠膏状而成，具有滋阴补血、止血的功效；清代著名医家张聿青在膏方中善用阿胶，常与地黄、当归、枸杞子、党参等同用，以增强补肾填精、益气养血的功效，对于虚损、血证、产后等阴阳气血亏虚之证尤为合适。

　　阿胶由蛋白质、多肽、氨基酸、硫酸皮肤素、透明质酸、生物酸及 16 种微量元素等成分组成。蛋白质含量为 60%～80%，包括人体必需的多种氨基酸，以甘氨酸、脯氨酸、丙氨酸、谷氨酸和精氨酸为主，占总氨基酸含量的 7% 以上。现代药理作用研究表明，阿胶能促进贫血小鼠外周血白细胞和红细胞的升高，起到补血作用；阿胶能通过提高血液中血小板的含量，缩短血液的凝固时间，起止血作用；阿胶有提高免疫力、抗肿瘤、抗疲劳、耐缺氧、抗衰老、增强记忆力、抑制哮喘和抗辐射等作用；另外，阿胶还具有治疗钙代谢疾病的作用，如治疗骨质疏松。许多药理作用与其中的硫酸皮肤素和生物酸有关。阿胶因其特殊的胶质及补益作用，当之无愧地成为膏方中的第一要药。阿胶在膏方中作为治疗药物使用时，主要基于其功能主治和现代药理学作用；作为基质使用时，考虑合用胶类的性味归经情况。

　　阿胶在膏方中的治疗作用主要体现在其补血、滋阴润燥的药理特性，以及与其他药材的协同作用上。膏方通常由多种药材组成，阿胶与其他药材共同配伍，能够增强药效，扩大治疗范围。例如，阿胶与党参、黄芪等药材配伍，能够益气健脾，增强膏方的滋补作用；与白芍、枸杞子等药材配伍，能够养血调经，滋阴润肺，进一步增强膏方的综合调理效果。阿胶是血肉有情之品，其滋补作用强，胶质黏滞脾胃，影响运化，多用有碍心血管疾病。因此，膏方组方药对合理，气机升降正常，补而不滞，脾胃运化得力，方可发挥膏方的作用。

第二节　含有阿胶的膏方举例

现代膏方品种繁多，根据其主要功效分为以下几类。

一、扶正解表膏方

小儿感冒阿胶膏

【药物组成】煅龙骨、煅牡蛎、核桃肉、大红枣、东阿阿胶、白冰糖各200g，炙黄芪 150g，潞党参、太子参、云茯苓、野於术（白术）、菟丝子、麦冬、白扁豆、怀山药、制黄精、枸杞子、炙鸡内金、山楂肉、香谷芽、炙甘草各

100g，青防风、川厚朴、广陈皮、姜半夏、杏仁、麻黄根、山萸肉各 50g，桑椹子 60g。

【制作方法】除东阿阿胶、白冰糖外，上药需浸一宿，以武火煎取三汁，沉淀沥清；文火收膏，加入东阿阿胶（陈酒烊化）、白冰糖，最后加大红枣、核桃肉，熬至滴水成珠为度。

【服用方法】口服。每日清晨口服 10mL，温开水调送。

【功效】疏风祛湿，调和营卫，益气固表。

【临床应用】适用于形气未充，表卫不固，营卫失和证。多用于小儿，以症见素体禀赋不足，反复易感，汗出浸衣，夜寐尤甚，面色欠华，纳谷欠馨，舌质淡红，苔薄白，脉细软为辨证要点。临床多用于治疗反复发作的急性支气管炎、支气管肺炎、支气管哮喘等上呼吸道感染疾病；亦可用于症见流涕、喷嚏，随季节气候变化间歇性加重的过敏性鼻炎、慢性鼻炎、鼻窦炎等五官科疾病。

二、温中祛寒膏方

理中小建中膏

【药物组成】阿胶、炮姜、木香、陈皮、甘草各 6g，党参、白术、桂枝各 10g，白芍 15g，红枣 5 枚，饴糖 1 匙（冲）。

【制作方法】上药除阿胶外，余药加水煎煮 3 次，滤汁去渣，合并滤液，加热浓缩为清膏，再将阿胶加适量黄酒浸泡后隔水炖烊，冲入清膏和匀，再加蜂蜜、饴糖 200g，文火煎煮收膏即成。贮瓶备用。

【服用方法】口服。1 次 15～30g，1 日 2 次，开水调服。

【功效】温中补虚，和里缓急。

【临床应用】本膏方适用于脾胃虚寒证。以症见胃脘胀痛隐痛，遇寒痛甚，喜按、喜热饮，纳差，便溏，神疲乏力，懒言，舌质淡或舌边有齿痕，苔薄白，脉细弱为辨证要点。可用于慢性胃炎、胃肠痉挛、胆汁反流性胃炎、萎缩性胃炎、胃扩张、胃下垂、胃黏膜脱垂、胃溃疡、十二指肠溃疡、功能性消化不良、急慢性肠炎、痢疾、食物中毒、慢性结肠炎、克罗恩病等消化系统疾病；神经衰弱、再生障碍性贫血、失血性贫血、白细胞减少症、功能性子宫出血等以心中悸动、面色无华为主要表现者；功能性发热、围绝经期综合征、白塞综合征、震颤症、小儿腹痛、小儿遗尿等以手足烦热、咽干口燥为主要表现者；消化性溃疡出血、血小板减少性紫癜等以出血为主要表现者；还可用于慢性肾功能不全、后循环缺血、脑动脉硬化、贫血、慢性肝炎、小儿慢惊风、小儿肺炎肺不张、小儿痞积、小儿肠痉挛、小儿多涎症、盆腔炎、子宫脱垂、白带过多、阳痿遗精、妊娠恶阻、慢性口腔溃疡、鼻衄、急性咽喉炎、手心发痒、神经性皮炎、胆囊炎、术后胆汁分泌过多、胆道蛔虫、慢性阑尾炎等疾病。

三、止咳平喘化痰膏方

九味咽喉膏

【药物组成】党参、阿胶、五味子、乌梅、款冬花、浙贝母、桔梗、桑白皮、罂粟壳各120g。

【制作方法】上药除阿胶外，余药加水煎煮3次，滤汁去渣，合并滤液，加热浓缩为清膏；将阿胶加适量黄酒浸泡后隔水炖烊，冲入清膏和匀；再加蜂蜜适量，文火煎煮，滴水为度，收膏即成。贮瓶备用。

【服用方法】口服。1日15～20g，1日2次，白开水调服。

【功效】清肺化痰，益气养阴。

【临床应用】适用于气阴两虚证。以症见咳嗽日久不已，甚则气喘自汗，痰少而黏，脉虚数为辨证要点。可用于平素久咳、干咳症状的保健调理。临床可用于顽固性咳嗽、血管紧张素转化酶抑制剂（ACEI）类降压药引起的刺激性呛咳、喉源性咳嗽、慢性咽炎、变异性咳嗽、支气管哮喘、上呼吸道感染、流行性感冒、支原体肺炎、急性支气管炎、慢性支气管炎急性发作期、慢性阻塞性肺气肿、支气管扩张症、晚期肺癌、矽肺、糖尿病并肺结核、百日咳、肺源性心脏病等疾病，以及长期需要呼吸机辅助呼吸者。本膏方源自九仙散，《卫生宝鉴》曰："治一切咳嗽。"《中医治法与方剂》曰："久咳不已导致肺气不敛，法当敛肺；肺气不敛导致肺气虚损，又当补肺，只有补敛同施，才合肺气耗散病情。故方用乌梅、五味子、罂粟壳三味酸涩药物为主，收敛耗散的肺气，党参、阿胶补肺之气阴，五药专为肺气耗散而设。咳是肺气宣降失调与肺津凝结不布所致，若只补敛而不宣降肺气，止咳化痰，则肺仍不能复。故配桔梗、桑皮宣降肺气，冬花、贝母止咳化痰，四药两调津气，专为调理肺脏功能而设。九药合用，呈敛肺与宣肺并用，补肺与泻肺同施的结构，将两类功效对立药物合成一方，反映了矛盾对立的统一，是结构较为复杂的一种配伍形式。"

四、行气膏方

阿胶柴胡疏肝膏

【药物组成】阿胶、柴胡、枳壳、青皮、木香、甘草各6g，香附、白芍、川楝子、延胡索、香橼皮各10g。

【制作方法】上药除阿胶外，余药加水煎煮3次，滤汁去渣，合并滤液，加热浓缩为清膏，再将阿胶加适量黄酒浸泡后隔水炖烊，冲入清膏和匀，再加蜂蜜、饴糖200g，文火煎煮，滴水为度，收膏即成。贮瓶备用。

【服用方法】口服。每次15～30g，每日2次，开水调服。

【功效】疏肝解郁，行气导滞。

【临床应用】适用于肝郁气滞证者。症见胃痛吞酸，嗳气频频，脘腹胀满，口苦口干，烦躁易怒，两胁肋部胀痛，每遇情志不遂时则加重，舌质淡红，苔白，脉弦等。临床多用于以消化系统病变为主的急慢性胃炎、功能消化不良、酒精肝、慢性乙型肝炎、肝硬化、肝癌、胆囊炎、胆结石等；以及其他如焦虑障碍、更年期综合征、抑郁症等。阿胶是由驴皮加工制作而成的一味传统中药，具有补血止血、滋阴润肺的功效。现代研究表明，阿胶对缺血性动物的红细胞、血红蛋白等有显著的促进作用，能够促进机体造血干细胞的增殖和分化，刺激白细胞生长因子生成；同时具有抑瘤增效、提高机体免疫力等作用，故可作为保健品长期服用。本方是由柴胡疏肝散化裁而得，现代研究表明，柴胡疏肝散还能有效减轻脂肪肝患者肝脏脂质蓄积，改善肝功能和增强脂质代谢，能较好地防治非酒精性脂肪肝病。

【注意事项】服药期间，忌辛辣油腻、烟酒、海鲜等刺激之物；多与亲人或朋友交流，保持情志舒畅。

五、活血祛瘀膏方

鳖甲煎膏

【药物组成】鳖甲（炙）3.6g，乌扇（烧）0.9g，黄芩0.9g，柴胡1.8g，鼠妇（熬）0.9g，干姜0.9g，大黄0.9g，芍药1.5g，桂枝0.9g，葶苈子（熬）0.3g，石韦（去毛）0.9g，厚朴0.9g，牡丹（去心）1.5g，瞿麦0.6g，紫葳0.9g，半夏0.3g，人参0.3g，䗪虫（熬）1.5g，阿胶（炙）0.9g，蜂窠（炙）1.2g，赤硝3.6g，蜣螂（熬）1.8g，桃仁0.6g。

【制作方法】以上 23 味，研末，取煅灶下灰 2000mL，清酒 3000mL，浸灰，候酒尽一半，着鳖甲于中，煮令泛烂如胶漆，绞取汁，内诸药，加适量蜂蜜，文火煎煮，滴水为度，收膏即成。贮瓶备用。

【服用方法】口服。每次 5 ～ 10g，1 日 3 次，空腹，开水调服。

【功效】行气活血，祛湿化痰，软坚消癥。

【临床应用】适用于疟母，以及各种癥积证者。症见疟疾日久不愈，胁下癖块，按之坚硬，推之不移，或时作疼痛，或时有寒热，以及癥瘕积聚，腹中疼痛，肌肉消瘦，饮食减少，时有寒热，或女子月经闭止等。临床多用于血吸虫病肝脾肿大、慢性肝炎、迁延性肝炎、肝硬化腹水、肝癌、子宫肌瘤、卵巢囊肿等；气滞血瘀型心绞痛、高脂血症、脑出血、颅内血肿、动脉硬化等病证的稳定期、恢复期的调治与康复，以及高脂血症等；其他，如白血病、黄褐斑、前列腺癌等。本方为消癥化瘕之名方，以胁下癖块，触之疼痛，推之不移，舌黯无华，脉弦细为证治要点。

【注意事项】

（1）本方药力较强，不宜大量久服；由于本方长于消瘤散结，扶正之力不足，若瘕结而正气虚甚者慎用，同时需定期检查肝肾功能；忌食鸡蛋、豆面、坚果及生冷。

（2）孕妇忌服。

六、平抑肝阳膏方

阿胶三甲复脉膏

【药物组成】羚羊角粉 3g，生地黄、白芍、麦冬、龟甲、鳖甲各 60g，牡蛎 150g，麻仁、黄芩、栀子各 45g，黄连 15g，甘草 30g。

【制作方法】上药加水煎煮 3 次，滤汁去渣，合并 3 次滤液，加热浓缩滤液，再加入烊化阿胶适量调和，至滴水成珠，即可收膏。贮瓶备用。

【服用方法】口服。每次 5g，1 日 3 次，开水调服。

【功效】滋阴潜阳。

【临床应用】适用于阴虚阳亢证者。症见躁动不安，循衣摸床，狂叫乱语，遂转昏迷，口鼻干臭，两手震颤或抽搐，舌干唇燥，脉弦细等。临床多用于以脑病为主的帕金森病、脑梗死、血管性痴呆、高血压性脑病、眩晕、癫痫等；以心血管病变为主的冠心病室性心律失常、病毒性心肌炎心律失常、高血压性心脏病、单纯收缩压期高血压、心绞痛、室性早搏、动脉硬化症等；以骨科病变为主的骨质疏松症、退行性骨关节炎等；以及其他如产后津伤血虚痉病、桥本甲状腺炎、甲亢性突眼、寻常型痤疮、小儿多汗症等。由于"年四十阴气自半矣"，"五八，肾气衰，发堕齿槁"，中老年人往往肾气不足，又因"乙癸同源"，久则肝肾阴精亏虚，阴不制阳，终致肝阳亢逆。老年患者多伴肝肾阴亏，阴不制阳，肝阳亢扰于上表现上实下虚（本虚标实）证，即所谓的高血压病。治疗应用阿胶三甲复脉汤滋养下焦之元阴，三甲介贝镇摄上焦之阳亢，阴长阳消，使阴阳平衡，血压平稳下降。骨质疏松症多见于中老年患者，这是因为中老年人饮食减少，钙质摄入量不足，肠道对钙的吸收率仅为年轻人的1/3左右；再加上中老年女性雌激素分泌减少，影响骨的代谢，使新骨形成减少，骨质吸收增多，继而导致骨质疏松。本方中生龟甲、生鳖甲、生牡蛎为血肉有情之品，且介壳含钙较高，能补肾壮骨，增加钙源，故临床上用本方治疗各种骨质疏松症。

【注意事项】

（1）用此膏之前患者需神志较为清楚，未能吞咽口服者禁用。

（2）服药期间忌浓茶、咖啡、海鲜、辛辣、烟酒等刺激之物。

七、润下膏方

润肠通便固元膏

【药物组成】阿胶、黑芝麻、核桃仁、红枣、杏仁、黄酒各适量。

【制作方法】加水煎3次，过滤，合并滤液，浓缩，加炼蜜240g，和匀，收膏。

【服用方法】口服。每天1～2次，每次一勺，开水调服。

【功效】养血润肠通便。

【临床应用】适用于血虚肠燥证者。以大便秘结，面色萎黄或苍白、头目眩晕，舌淡苔白，脉细为辨证要点。可用于体质虚弱、经常性便秘的人群；可用于老年性便秘属上述辨证情形的日常保健调理；临床上亦可用于老年性便秘、习惯性便秘、慢传输型便秘、心衰性便秘、产后便秘、药物所致便秘、肿瘤所致便秘等疾病。

八、补阳膏方

肾阳虚型膏

【药物组成】菟丝子300g，鹿角胶、阿胶各200g，杜仲、山茱萸、熟地黄、怀山药、枸杞子、何首乌、桑寄生、淫羊藿各150g，仙茅、龟甲胶各100g，当归50g。

【制作方法】上药除阿胶、鹿角胶、龟甲胶外，余药加水煎煮3次，滤汁去渣，合并滤液，加热浓缩为清膏；再将阿胶、鹿角胶、龟甲胶加适量黄酒浸泡后隔水炖烊，冲入清膏和匀；最后加蜂蜜300g，文火煎煮，滴水为度，收膏即成。贮瓶备用。

【服用方法】口服。每次15～30g，1日2次，开水调服。

【功效】补肾阳，强腰肾。

【临床应用】适用于肾阳虚衰证者。症见虚烦不宁，面色晦暗，面目水肿，精神萎靡，腰酸腿软，手足不温等。临床多用于以泌尿系统病变为主的前列腺增生、老年性尿频、各种慢性肾炎、尿毒症等；以血液系统病变为主的再生障碍性贫血、红细胞减少症、白细胞减少症等；以生殖系统病变为主的月经不调、更年期综合征、闭经、不孕、阳痿、不育等；以神经系统病变为主的自主神经功能紊乱、失眠症、脑血管意外后遗症、后循环缺血等；以全身病变为主的营养不良、恶病质、骨质疏松症等。本方为右归丸化裁而得，正如著名医学家张介宾所言："善补阳者，必于阴中求阳，则阳得阴助，而生化无穷。"故在补阳方药中应用大量滋阴之药，体现了中医"阴阳互根互用"的哲学思想，是中医药治疗的一大特色。蜂蜜作为中药，《神农本草经》记载了其可以"安五脏，益气补中，止痛解毒，除百病，和百药，久服轻身延年"。在现代中医临床应用中，蜂蜜有解毒、抗菌消炎、促进组织再生、提高免疫力、润肠通便、促进消化、保肝、抗疲劳、保护心血管、润肺止咳等作用。本书中提及的膏方也大多应用蜂蜜调制。

【注意事项】阴虚体质者慎用。服药期间忌食辛辣油腻、海鲜等刺激之物。

九、补气膏方

参苓阿胶复方膏

【药物组成】人参90g，怀山药150g，阿胶90g，枸杞子100g，乌梅60g，大枣100g，茯苓150g，陈皮60g，砂仁60g，甘草100g，无糖蜂蜜适量。

【制作方法】加入8倍量的冷水将枸杞子、乌梅、大枣、陈皮、砂仁、茯苓、甘草等浸泡1小时；用高速粉碎机将人参、怀山药、阿胶粉碎，过60目筛。药材浸泡一段时间之后用武火煮沸再用文火慢煮，使其保持微沸状态约30小时，将药渣滤去，稍微冷却后再向药渣中加入8倍量的冷水再次煮沸，文火微沸30

分钟，合并 2 次所得药液继续文火浓缩；药液量减少一半时，加入阿胶、人参、怀山药粉末及蜂蜜继续浓缩，最后浓缩至 500mL，制成相当于生药 2g/mL 的药膏，收膏，装入砂锅中，冷却，用保鲜膜密封，放入冰箱中备用。

【服用方法】口服。每次 15 ～ 30g，1 日 2 次，开水调服。

【功效】补益肝肾，养血调经。

【临床应用】适用于气虚型体质者，临床表现为免疫力低下，代谢功能紊乱，进而导致抗氧化能力降低，易疲劳，易衰老。《内经》指出气虚的治疗原则是"劳则温之""损者益之"。阿胶、大枣补血，人参、山药、茯苓健脾益气，乌梅、陈皮、砂仁行气消食化津液，枸杞子滋肝补肾，甘草健脾渗湿，理论上能补血补气、养元生津，起到改善气虚体质的作用。实验研究也表明其对气虚小鼠血糖、血清 MDA 含量起降低作用，对小鼠 SOD 活性、GSH-Px 活性、脾脏指数、胸腺指数起提升作用。

【注意事项】

（1）不孕者，宜夫妻双方先明确病因，然后辅助中药治疗。

（2）经期患者慎用。

（3）服药期间忌辛辣油腻、烟酒、海鲜等刺激之物；适当锻炼，劳逸结合，调畅情志。

十、补血膏方

1. 复孕膏

【药物组成】生地黄、熟地黄、杭白芍、当归身、陈阿胶、炒远志、鹿角胶、巴戟天各 100g，醋柴胡、酒川芎各 50g，川杜仲、川续断、蕲艾叶各 60g，炒山萸肉 120g，肉苁蓉 200g，炙甘草 30g。

【制作方法】除阿胶、鹿角胶外，余药加水煎煮，滤汁去渣，合并滤液，加热浓缩为清膏；再将阿胶、鹿角胶加适量黄酒浸泡后隔水炖烊，冲入清膏和匀；然后加蜂蜜 300g，文火煎煮，滴水为度，收膏即成。贮瓶备用。

【服用方法】口服。每次 15 ～ 30g，1 日 2 次，开水调服。

【功效】补益肝肾，养血调经。

【临床应用】主要用于肝肾亏损、血海空虚、冲任失调、提摄无力之不孕症者。症见经行无定期、时前时后、月经每至经量多，只能睡卧不能行动，时有带下、腰酸、身倦、目眩、耳鸣、睡不安、多噩梦、婚后多年不孕、舌淡、脉沉细而软等。临床主要用于不孕症；也可用于营养不良、小儿生长发育缓慢、贫血、各种慢性消耗性疾病等。

【注意事项】

（1）结婚不孕者，宜夫妻双方先明确病因，然后辅助中药治疗。

（2）经期患者慎用。

（3）服药期间忌辛辣油腻、烟酒、海鲜等刺激之物；适当锻炼，劳逸结合，条畅情志。

2. 阿胶补血膏

【药物组成】阿胶、熟地黄、党参、黄芪、枸杞子、白术等份。

【制作方法】上药研末，另加麦芽糖、蜂蜜各 60g，糖浆 500g，文火煎煮，滴水为度，收膏即成。贮瓶备用。

【服用方法】口服。每次 15～30g，1 日 2 次，早、晚空腹，开水冲服。

【功效】滋阴补血，补中益气，健脾润肺。

【临床应用】适用于肺脾虚弱证者。症见心悸健忘，面色萎黄，头昏目眩；或短气乏力，多汗自汗；或食欲不振，脘腹虚胀等。临床多用于营养不良、久病体虚、各种癌症中晚期、肺结核、缺铁性贫血、大细胞性贫血、再生障碍性贫血、白细胞减少症、肌萎缩、反复感冒、进行性肌营养不良、重症肌无力等病者。张兴歧等发现阿胶补血膏具有抗疲劳、耐缺氧、抗贫血和增强机体免疫功能的作用。朱路平等研究发现采用本方制成的胶囊剂——阿胶补血软胶囊具有抗贫血功能，能提高小鼠的体力，增加失血性贫血小鼠的红细胞数目和血红蛋白含量，这些作用可能与其增加血中促红细胞生成素含量有关。

【注意事项】

（1）本品为滋腻之品，感冒时暂停服用，防止病邪留滞。

（2）服药期间，忌食辛辣油腻、海鲜等刺激之物，戒烟酒。

3. 九味阿胶膏

【药物组成】阿胶、黄芪、龙眼肉、山药、枸杞子、核桃仁、黑芝麻、山楂、麦芽。

【制作方法】将上述药材加水浸泡后武火煮沸，煮沸后转小火，压榨取出药液，药液过滤后的提取液浓缩，加饴糖制成初步清膏；阿胶为方中君药，烊化后与清膏合并浓缩制成。

【服用方法】口服。每次 15～30g，1 日 2 次，早、晚空腹，开水冲服。

【功效】益气补血，养心安神，健脾和营。

【临床应用】适用于面色苍白或萎黄、头晕眼花、手足发麻、心悸失眠等。轻症者可见于妇女生产、引产、流产、刮产、月经过多及崩漏等，重症者多见于再生障碍性贫血、肿瘤放化疗后。血为气之母，用龙眼肉、阿胶养血和营。杨满琴等研究发现，九味阿胶膏对血虚证小鼠具有明显的补血作用，其机制可能与其调控促造血生长因子的分泌，减轻负向造血因子对造血功能的抑制有关。

【注意事项】

（1）本品为滋腻之品，感冒时暂停服用，防止病邪留滞。

（2）服药期间，忌食辛辣油腻、海鲜等刺激之物，戒烟酒。

十一、补阴膏方

1. 阿龟地黄膏

【药物组成】熟地黄、枸杞子、菟丝子、阿胶、黄精、桑椹子、肉苁蓉、怀山药各150g，何首乌、茯苓各200g，龟甲胶、山茱萸各100g。

【制作方法】除阿胶、龟甲胶外，余药加水煎煮3次，滤汁去渣，合并滤液，加热浓缩成清膏；再将阿胶、龟甲胶加适量黄酒浸泡后隔火炖烊，冲入清膏和匀；加蜂蜜300g，文火煎煮，滴水为度，收膏即成。贮瓶备用。

【服用方法】口服。每次15～30g，1日2～3次，开水调服，1料为1疗程。

【功效】滋补肝肾。

【临床应用】适用于肝肾亏虚证者。症见腰膝酸软，神疲乏力，耳聋耳鸣，头晕，面色苍白或萎黄，视物不清，或伴夜尿多，遗精阳痿等。临床多见于以泌尿生殖系病变为主的慢性肾炎、慢性肾功能不全、前列腺炎、老年性反复泌尿系感染、慢性盆腔炎、带下病等；以及其他如腰椎间盘突出症、腰肌劳损、骨质增生、营养不良、贫血、失眠症、心律不齐、反复发作性咳嗽、癌症后期等病者。本方为六味地黄丸化裁而得，加血肉有情之品阿胶、龟甲胶以滋养阴血，配菟丝子、肉苁蓉温肾助阳，使滋阴而不血滞，补气而不损血，达到综合治理的作用。以本方为基础，临证时可根据患者症状随证加减，广泛适用于内科众多慢性疾病。

【注意事项】服药期间，宜清淡饮食，节房事，畅情志，适当进行体育锻炼。

2. 肾阴虚型膏

【药物组成】熟地黄、怀山药、旱莲草、黑大豆、白芍各300g，生地黄、何首乌、枸杞子、女贞子、龟甲胶、阿胶各 200g，山茱萸、菟丝子、鳖甲胶、川牛膝、酸枣仁、茯苓各 150g，远志 100g。

【制作方法】除阿胶、龟甲胶、鳖甲胶外，余药加水煎煮 3 次，滤汁去渣，合并滤液，加热浓缩为清膏；再将阿胶、龟甲胶、鳖甲胶加适量黄酒浸泡后隔水炖烊，冲入清膏和匀；最后加蜂蜜 300g，文火煎煮，滴水为度，收膏即成。贮瓶备用。

【服用方法】口服。每次 15 ～ 30g，1 日 2 次，开水调服。

【功效】滋补肝肾，养阴潜阳。

【临床应用】适用于绝经前后肾阴衰弱，精血不足，阴不潜阳证者。症见烘热汗出，烦躁易怒，心悸失眠，头晕耳鸣。临床多用于以生殖泌尿系病变为主的更年期综合征、慢性肾炎、糖尿病、肾病、前列腺炎等；以神经或精神病变为主的失眠症、眩晕、后循环缺血、老年性痴呆、帕金森病、高血压性脑病等；其他如慢性胃炎、原发性骨质疏松症、动脉粥样硬化症、营养不良、贫血等。中医学认为，"肾藏精，为先天之本"，肾在中医学藏象学说中占有极其重要的地位。命门学说兴起之后，肾的地位尤其突出。肾阴为命门之水，滋养机体五脏六腑之阴，其主要生理功能是促进机体的滋润、宁静、成形和制约阳热，通过三焦到达全身脏腑、经络、形体、官窍。若肾阴不足，则阴不制阳，临床主要表现为干咳少痰，短气喘息，口燥咽干，甚至可见午后低热，五心烦热，潮热盗汗，头晕耳鸣，眩晕目涩，牙齿松动或疼痛，腰膝酸痛，失眠多梦，遗精早泄，颧红目赤，大便干结，小便短少等。本方能补肾阴之不足，缓解患者肾阴不足症。

【注意事项】

（1）服药期间，忌辛辣、海鲜、烟酒、咖啡、浓茶等刺激之物；保持情志舒畅。

（2）高血压症者，按时服用降压药物。

3. 肝肾阴虚膏

【药物组成】熟地黄、枸杞子、女贞子、怀山药、茯苓、玄参、阿胶各 150g，白芍、鳖甲胶、海藻各 200g，天冬、当归、贝母各 100g，夏枯草 300g，香附 60g。

【制作方法】除鳖甲胶、阿胶外，余药加水煎煮 3 次，滤汁去渣，合并滤液加热浓缩为清膏；再将鳖甲胶、阿胶加适量黄酒浸泡后隔水炖烊，冲入清膏和匀；最后加蜂蜜 300g，文火煎煮，滴水为度，收膏即成。贮瓶备用。

【服用方法】口服。每次 15 ~ 30g，1 日 2 次，开水调服。

【功效】滋补肝肾。

【临床应用】适用于肝肾不足证者。症见乳房胀痛，腰酸乏力，神疲倦怠，月经量少等。临床多用于以心脑血管病变为主的动脉粥样硬化、颈动脉斑块形成、冠心病、各种痴呆、帕金森病、多发性硬化、肌萎缩、失眠症、高血压等；以及其他如更年期综合征、老年性营养不良、久病虚弱、各种慢性消耗性疾病等。

【注意事项】

（1）本品为滋补肝肾之阴方药，阳虚者慎用，临证时需加减治之。

（2）服药期间，忌辛辣油腻、烟酒、海鲜等刺激之物；节房事，劳逸结合。

4. 养阴益胃膏

【药物组成】北沙参、麦冬、玉竹、白芍、石斛、天冬、龟甲胶、阿胶各150g，生地黄 200g，淡竹叶、枸杞子各 100g。

【制作方法】除龟甲胶、阿胶外，余药加水，煎煮 3 次，滤汁去渣，合并滤液，加热浓缩为清膏；再将龟甲胶和阿胶以适量黄酒浸泡后隔水炖烊，冲入清膏和匀；最后加蜂蜜、饴糖各 200g，烊化收膏即成。贮瓶备用。

【服用方法】口服。每次 15 ~ 30g，1 日 2 次，开水调服。

【功效】养阴益胃。

【临床应用】适用于胃阴亏虚证者。症见胃热隐痛，口干舌燥，纳呆干呕，大便干结，舌红少津等。临床多运用于以嗳气、反胃、胀气、胃痛、舌红少苔等胃阴虚证为主要表现的胃部疾病，如慢性萎缩性胃炎、幽门螺杆菌相关胃炎、消化性溃疡、胃下垂、胆汁反流性胃炎等；以食欲不振或减退，食量明显减少，甚至拒食，面色少华，形体偏瘦，但精神尚好为主要表现的脾胃阴虚型厌食症及精神因素引起的厌食症、妊娠恶阻；以口干少津，进硬食需用水冲，大便干结，牙痛，舌红少苔脉细为主要表现的脾胃阴虚证的干燥综合征。配合西药如奥美拉唑尚可治疗胃、十二指肠溃疡等疾病。慢性萎缩性胃炎临床表现以实为主，后期以虚为主，表现出虚实夹杂，气滞瘀生，肝郁化火伤阴或脾失健运，水湿内停，湿热内结，热盛伤阴；或久病失治、误治，或过用香燥劫阴之品，均可导致胃阴不足或肝肾阴虚，血络瘀滞，胃失荣养，故治疗上予养阴益胃。如曾耀明采用本方治疗慢性萎缩性胃炎，总有效率为 78.5%。何文莉采用本方加减治疗小儿厌食症，使患儿临床症状完全消失，饮食恢复如常。田瑞明等采用本方加减治疗腹部手术后和重症急腹症后期胃阴虚证者，能有效提高胰岛素水平，改善血液流变学状态。

【注意事项】本品甘凉清润，故寒证及阳虚证不宜使用；忌饮食失节及生冷、硬物、酒等。

5. 滋阴宁血膏

【药物组成】生地黄、玄参、忍冬藤、板蓝根各150g，棕榈炭、阿胶珠、炒蒲黄、地榆炭各100g。

【制作方法】上药加水煎煮3次，滤汁去渣，合并3次滤液，加热浓缩成清膏；然后加蜂蜜300g，文火煎煮，滴水为度，收膏即成。贮瓶备用。

【服用方法】口服。每次15～30g，1日2次，开水调服。

【功效】补肝肾，滋阴宁血。

【临床应用】适用于肝肾阴虚证者。症见腰膝酸软，小便色赤，视物不清，烦躁易怒，头晕耳鸣，口渴咽干，手足心热，舌红少苔，脉细数等。临床多用于以内分泌病变为主的糖尿病、糖尿病视网膜病变、糖尿病肾病等；以血液系统病变为主的血小板减少性紫癜、再生障碍性贫血、弥散性血管内凝血等；以及其他如月经后期、子宫肌瘤、失眠症、焦虑障碍、冠心病等。杨艳梅等采用本方动物实验表明，高剂量对特发性血小板减少性紫癜模型小鼠血小板系统和免疫相关指标的异常有明显改善、调节作用，低剂量则无明显影响。即本药需要大剂量和长期服用，效果较好。刘焕泰等认为阴伤、燥热、血瘀是消渴目疾的主要病机，故本方能有效治疗糖尿病视网膜病变。

【注意事项】本品为滋阴之方，服药期间忌辛辣油腻、烟酒、海鲜等刺激之物；感冒时应停用，病愈后可继续服用。

十二、气血双补膏方

1. 益母阿胶膏

【药物组成】阿胶、益母草、桃仁、赤芍等13味中药材加工精制而成。

【制作方法】将药材加12倍水浸泡后武火煮沸，煮沸后转小火。第一次煎煮1.5小时，压榨取出药液，药液过滤，再加12倍水煎煮1.5小时，同上过滤，合并两次滤液，滤液再过滤放置。混合过滤后的提取液浓缩，水沸腾后用勺子不断捞去浮沫以免药物煎焦或是溢出，并根据药汁的减少调整火候，火不宜过猛。浓缩至稠糊状，将其滴在干燥白纸上看，内部无水分。益母阿胶膏中阿胶用黄酒浸润融化以除去腥味。在上述浓缩液中加入融化好的阿胶，继续小火加热，充分搅拌，直至"挂旗"。

【服用方法】口服。每次 20～30g，1 日 2～3 次，开水调服。

【功效】补气生血，益气养阴，补血止血。

【临床应用】用于产后气血两虚，促进产后功能恢复。症见：①小腹胀痛或隐隐作痛；②恶露量时多时少，色紫暗有块，块下痛减。次症：①神疲乏力；②面色淡白；③少气懒言；④产后乳汁涩少，乳房胀痛；⑤产后身痛，尤以下肢疼痛；⑥产后宫缩乏力。产后多虚多瘀，抵抗力下降，如果调养不当容易导致产后恶露不绝、产后身痛、产后乳汁稀少等；临床多用于兴奋产妇子宫平滑肌，促进子宫肌肉收缩，排出残留组织，改善内膜层供血，实现祛瘀生新、修复子宫内膜损伤、缩宫止血作用。

【注意事项】服药期间，忌辛辣、海鲜、生冷、烟酒等刺激之物；保持充足睡眠；适当体育锻炼。

2. 阿胶生化膏

【药物组成】阿胶 400g，熟地黄 1000g，黄芪 400g，川芎 300g，路路通500g，赤芍 300g，麦冬 300g，当归 500g，益母草 400g，关木通 200g，桃仁300g，甘草 200g，王不留行 200g。

【制作方法】以上 13 味，除阿胶外，其余熟地黄等 12 味加水煎煮 2 次，每次 2 小时，合并煎液，静置，滤过，滤液浓缩至适量；取黄酒 600g 烊化阿胶；另取红糖 1500g，加热熔化，加入上述浓缩液、烊化阿胶及炼蜜 1500g，搅匀，浓缩至相对密度为 1.29～1.32（80～85℃），即得。

【服用方法】口服。每次 20～30g，1 日 2～3 次，开水调服。

【功效】滋阴养血，祛瘀生新，通乳。

【临床应用】用于产后气血两虚证。症见：妇女产后血虚体弱，瘀血不清，下腹疼痛，乳汁不通。

【注意事项】服药期间，忌辛辣、海鲜、生冷、烟酒等刺激之物；保持充足睡眠；适当体育锻炼。

3. 山东阿胶膏

【药物组成】阿胶 100g，党参、黄芪各 80g，白术、枸杞子各 40g，白芍20g，甘草 40g。

【制作方法】按规定量取党参、黄芪、白术、白芍、甘草及枸杞子加水煎煮两次，第一次煎煮 2 ～ 3 小时，第二次煎煮 1 ～ 2 小时，合并滤液，静置 6 ～ 12 小时取上清液，浓缩至比重 1.20 ～ 1.22 备用；将阿胶打碎，兑入约二倍量水，加热溶化，并不断搅拌，以防焦化，至全部溶解后，过滤，浓缩，备用；取规定量红糖，加约二分之一糖量的水，加热煮沸 30 分钟左右，兑入 0.1% 酒石酸适量，搅匀，微沸 2 小时，过滤备用；取上清膏、胶汁、糖浆混合浓缩，至比重为 1.28 ～ 1.32，兑入防腐剂混匀，即可分装。

【服用方法】口服。每次 20 ～ 30g，1 日 2 ～ 3 次，开水调服。

【功效】补益气血，润燥。

【临床应用】用于气血两虚所致的虚劳咳嗽、吐血、妇女崩漏、胎动不安。方中阿胶补血养阴润燥，黄芪补脾益气生血，两药相伍，气血双补，共为君药。枸杞子滋阴养血而润肺燥，白芍敛阴和营而养阴血，合用助阿胶补血养血润燥；取党参、白术补中益气而健运脾胃，伍用助黄芪益气生血，四药合用为方中臣药。甘草功执两端，既可补中益气，又能调和众品，而为佐使。全方可收补益气血、养阴润燥之功。

【注意事项】服药期间忌辛辣、海鲜、生冷、烟酒等刺激之物；保持充足睡眠；适当体育锻炼。

4. 阿胶三宝膏

【药物组成】阿胶 90g，大枣、黄芪各 300g。

【制作方法】以上 3 味，黄芪、大枣酌予碎断，加水煎煮 3 次，第一次 3 小时，第二次 2 小时，第三次 1 小时，合并煎液，滤过，滤液浓缩至稠膏状；另取蔗糖 240g 和饴糖 90g，加水适量，加热使溶化，滤过；阿胶加水适量化开，与上述稠膏、糖水混合，浓缩至适量，即得。

【服用方法】口服。每次 20 ～ 30g，1 日 2 ～ 3 次，开水调服。

【功效】补气血，健脾胃。

【临床应用】适用于气血两亏、脾胃虚弱证，多因禀赋虚弱，或饮食失调，或久病失养致气短懒言，神疲乏力，食欲不振，面色无华，月经不调，舌淡苔薄，脉细弱；贫血见上述证候者。方中大枣养脾和胃，益气生津，以增强黄芪益气健脾之功；阿胶滋阴养血，以求阳生阴长，气旺血生，两药合用，共为臣药。全方配伍甘润微温，阴中求阳，则阳得阴助而生化无穷；阳中求阴，则阴得阳升而泉源不竭。共奏补气血、健脾胃之功。

【注意事项】服药期间忌辛辣、海鲜、生冷、烟酒等刺激之物；保持充足睡眠；适当体育锻炼。

5. 补益气血膏

【药物组成】熟地黄、当归、炙黄芪、阿胶、山药各300g，党参、白术、白芍、黄精、制首乌、刺五加、绞股蓝、红枣肉、茯苓、龙眼肉、桑椹各200g，枸杞子、川芎各150g，紫河车粉60g，炙甘草50g，野山参粉30g。

【制作方法】慢火熬，滤去渣，加入适量蜂蜜，文火煎煮，滴水为度，收膏即成。贮瓶备用。

【服用方法】口服。每次20～30g，1日2～3次，开水调服。

【功效】补益气血。

【临床应用】适用于气血亏虚之无精证。症见身体消瘦，面色苍白，气虚乏力，舌淡，苔白，脉沉细无力等。临床多用于脑病为主的中风后呃逆、脑血管痴呆、老年性痴呆、颈性眩晕、腔隙性脑梗死等；以血液病变为主的低增生性急性粒细胞白血病、白细胞减少症、再生障碍性贫血、缺铁性贫血等；以及其他如心悸、冠心病、中老年便秘、肝硬化腹水、心律失常、风湿性关节炎、缺铁性贫血、骨折延期愈合、早期先兆流产、中晚期乳腺癌等疾病属气血两虚者。

【注意事项】服药期间，忌辛辣、海鲜、生冷、烟酒等刺激之物；保持充足睡眠；适当体育锻炼。

6. 虚证痛经膏

【药物组成】黄芪、白芍各300g，党参250g，阿胶、龟甲胶、熟地黄各200g，当归、延胡索、川楝子各150g，香附100g，川芎60g，陈皮50g。

【制作方法】上药除龟甲胶、阿胶外，余药加水煎煮3次，滤汁去渣，合并滤液，加热浓缩为清膏；再将阿胶、龟甲胶加适量黄酒浸泡后隔水炖烊，冲入清膏和匀；最后加冰糖300g，烊化收膏即成。贮瓶备用。

【服用方法】口服。每于经前10天开始服用。每次15～30g，1日2～3次，开水调服。可连服3～6个经期。

【功效】滋补肝肾，益气养血。

【临床应用】适用于因气血不足、肝肾两亏证者。症见小腹疼痛而稍缓和，喜按，喜暖，腹痛大多发生在月经后期，月经量少而色淡等。临床主要用于痛经、月经紊乱、更年期综合征等妇科疾病；以及其他如大病后期者、癌症伴疼痛者、白血病等。

【注意事项】服用本方无明显禁忌症；服药期间宜清淡饮食，加强适当功能锻炼。

7. 月经过多虚证膏

【药物组成】阿胶 250g，党参 200g，黄芪 150g，当归 150g，白芍 300g，白术 200g，茯苓 200g，怀山药 300g，黄精 150g，升麻 50g，酸枣仁 100g，木香 15g，仙鹤草 30g，山稔根 200g。

【制作方法】上药除阿胶外，余药加水煎煮 3 次，滤汁去渣，合并滤液，加热浓缩为清膏；再将阿胶加适量黄酒浸泡后隔水炖烊，冲入清膏和匀；最后加冰糖 300g，烊化收膏即成。贮瓶备用。

【服用方法】口服。于经前 2～3 天开始服用，每次 15～30g，1 日 2 次，开水调服。可连服 2～3 个经期。

【功效】益气养血。

【临床应用】适用于体质虚弱，中气不足，气不摄血证者。症见月经量多而色淡质稀，常伴有神疲乏力、面色苍白等。临床多用于以女性疾病为主的功能性子宫出血、经量过多、月经不调、更年期综合征等；以消化道病变为主的功能性消化不良、肠道吸收障碍、老年性肠麻痹、慢性胃肠炎等；以血液系统病变为主的再生障碍性贫血、血小板减少性紫癜、白细胞减少症等；以全身病变为主的营养不良、各种慢性消耗性疾病等。

【注意事项】本品无明显禁忌症，服药期间禁食辛辣油腻、烟酒、海鲜等刺激之物。

8. 阿胶鳖甲膏

【药物组成】阿胶、生鳖甲、白芍、炙甘草、小草、淡菜、西洋参各等份。

【制作方法】上药水浸一宿，浓煎 3 次，滤汁去渣，加麦芽糖、蜂蜜各 60g，糖浆 500g，烊化收膏即成。贮瓶备用。

【服用方法】口服。每次 15～30g，1 日 2 次，早晚空腹，开水冲服。

【功效】滋阴补血。

【临床应用】适用于肝血不足证者。症见心悸健忘，面色萎黄，头昏目眩；或短气乏力，多汗自汗；或食欲不振，脘腹虚胀等。临床多用于营养不良、久病体弱、免疫力低下、缺铁性贫血、放化疗后贫血、阴道出血、胎动不安、更年期综合征、女性头发稀疏、不育症、不孕症、智力低下、发育迟缓等。

【注意事项】

（1）本药滋补作用较强，感冒发热时停服，防止留邪。

（2）服药期间禁食辛辣油腻、海鲜等刺激之物，忌烟酒。

十三、阴阳双补膏方

1. 杜仲寄生膏

【药物组成】杜仲、桑寄生、菟丝子、覆盆子、川续断、党参、炙黄芪各150g，杭白芍、阿胶、陈皮各120g，生甘草60g。

【制作方法】上药除阿胶外，余药加水煎煮3次，滤汁去渣，合并3次滤液，加热浓缩成清膏；再将阿胶加适量黄酒浸泡后，隔水炖烊，冲入清膏和匀；然后加蜂蜜200g，文火煎煮，滴水为度，收膏即成。贮瓶备用。

【服用方法】口服。于上次流产期前一周开始服用，服至度过流产危险期为止。每次15～25g，1日2次，开水调服。

【功效】补肾助阳。

【临床应用】适用于阴阳亏虚证者。症见神疲乏力，腰膝酸软，面色苍白，四肢发冷，或伴消瘦，潮热盗汗，脉沉细等。临床多用于以妇科疾病为主的带下病、宫寒不孕症、习惯性流产、子宫肌瘤、慢性盆腔炎等；以及其他如骨折术后、骨质疏松症、产后、大出血后、恶病质、慢性肾炎、慢性支气管炎等。将本方与独活寄生汤对比研究发现，本方以补肾助阳、强腰膝为主；独活寄生汤则以补肝肾、祛风湿为主。本方重用补气之药，尤其适用于大病、大出血、产后等气血不足症者，因为"气血同源"，"无形之气可以速生，有形之血不可速成"。

【注意事项】

（1）服药期间，忌辛辣、海鲜、烟酒等刺激之物。

（2）本方以补阳补气为主，阴虚盛者慎用，防止燥邪加重阴伤。

2. 扶阳益阴膏

【药物组成】红参、熟附片、炙甘草、石菖蒲、炙远志、五味子各100g，当归、炒白术、阿胶各120g，酸枣仁、茯苓各200g，猪苦胆10个。

【制作方法】上药除红参、阿胶、猪苦胆外，余药加水煎煮3次，滤汁去渣，合并滤液，加热浓缩成清膏，加入研成细末的红参和猪苦胆，和匀；再将阿胶加黄酒适量，浸泡后，隔水炖烊，冲入清膏，拌匀；最后加蜂蜜300g，文火煎煮，滴水为度，收膏即成。贮瓶备用。

【服用方法】口服。每次15～30g，1日2次，开水调服。

【功效】扶阳益阴。

【临床应用】适用于阴阳亏虚证者。症见心悸喘促，大汗淋漓，四肢厥冷，尿少神闭等。临床多用于以心脑血管病变为主的风湿性心脏病、慢性心力衰竭、冠心病、缓慢性心律失常、动脉粥样硬化、短暂性脑缺血发作、眩晕、腔隙性脑梗死、老年性痴呆等；以及其他如再生障碍性贫血、白血病、慢性肾炎、反复感冒、慢性支气管炎、大病后、产后、大出血后、营养不良、恶病质等。

【注意事项】

（1）如遇外感伤风、内伤食滞时停服，病愈后继续服用。

（2）服膏期内，忌食一切辛辣及生冷食品。

十四、养心安神膏方

黄连阿胶膏

【药物组成】黄连60g，黄芩30g，芍药30g，鸡子黄2枚，阿胶45g。

【制作方法】上5味，5倍剂量，黄连、黄芩、芍药煎水取汁，阿胶烊化，搅入鸡蛋黄；加适量蜂蜜，文火煎煮，滴水为度，收膏即成。贮瓶备用。

【服用方法】口服。1次20～30g，1日2次，开水调服。

【功效】滋阴泻火，交通心肾。

【临床应用】适用于少阴病阴虚火旺不寐之证。症见腰膝酸软，骨蒸潮热，耳鸣耳聋，健忘，心悸，心中烦、不得卧，口干咽燥，舌红少苔，脉沉细数等。临床多用于以消瘦为主要表现的乙脑后期、癌症中晚期、结核病、糖尿病；以睡眠障碍为主要表现的顽固性失眠、产后失眠、更年期失眠、神经衰弱、精神分裂症、抑郁症、焦虑症、神经官能症；以心悸为主要表现的冠心病心绞痛、病毒性心肌炎、慢性肺源性心脏病、心律失常；口腔扁平苔藓、牙龈出血、口腔溃疡、复发性口疮、白塞综合征、慢性咽炎、顽固性失音、顽固性舌炎、鼻咽癌、紧张性头痛、神经性晕厥、脑动脉硬化、老年性痴呆、血管性头痛、心律不齐、功能性子宫出血、先兆流产、月经先期、崩漏、胎动不安、更年期综合征、产后发热、小儿慢性细菌性痢疾、小儿营养不良性痢疾、结肠炎、原发性血小板减少性紫癜、特发性癫痫、寻常性干癣、老年性皮肤瘙痒、特应性皮炎、2型糖尿病、阳痿早泄、慢性非细菌性前列腺炎等。王付总结本方在临床运用的疗效，与桂枝甘草龙骨牡蛎汤合方辨治酒精依赖性精神障碍，与百合地黄汤、贝母瓜蒌散合方辨治溶血性贫血，与蛭虻归草汤合方辨治高脂血症，与增液汤与蛭虻归草汤合方辨治多形红斑，与青蒿鳖甲汤合方辨治血汗症，与知柏地黄丸合方辨治性功能亢进，与四逆散、酸枣仁汤合方辨治抑郁症等。

【注意事项】鸡子黄为鸡蛋蛋黄，不包括蛋白。

十五、抗衰老膏方

男女补肾抗衰老阿胶膏

【药物组成】枸杞子、牡蛎、黑芝麻、阿胶、黄精、人参、苏子、鸡内金、山药、茯苓、黄明胶、麦芽糖浆，各适量。

【制作方法】上药除人参、阿胶、黄明胶、麦芽糖浆外，余药加水煎煮3次，滤汁去渣，合并滤液，加热浓缩成清膏，加入研成细末的人参，和匀；再将阿胶、黄明胶加黄酒适量，浸泡后，隔水炖烊，冲入清膏，拌匀；最后加麦芽糖浆，文火煎煮，滴水为度，收膏即成。贮瓶备用。

【功效】补肾抗衰，健脾开胃，平衡气血，美容养颜，温阳固肾。

【临床应用】该膏方特别适合于治疗因长期亚健康导致的腰酸乏力、皮肤暗淡、精神不振、男女肾虚等。

十六、食疗膏方

1. 人参龙眼阿胶膏

【药物组成】阿胶150g，人参、桂圆肉各适量，黄酒350mL。

【制作方法】取阿胶加黄油，浸泡呈海绵状，略加水炖化，加入适量人参煎液或人参粉，配入桂圆肉拌匀，加冰糖蒸1小时许，冷却成冻膏。每天早晚各一至两匙服用。适用于气虚疲乏无力，兼有心悸畏寒等症。

2. 芝麻核桃阿胶膏

【药物组成】阿胶150g，黑芝麻、核桃仁适量，冰糖250g，黄油350mL。

【制作方法】阿胶砸碎，加黄酒浸泡一周。待阿胶呈海绵状，略加水炖化，加入黑芝麻、核桃仁适量，加冰糖蒸1小时，不断搅拌，冷却即成冻膏。每天早晚各一至两匙，温开水冲服。此法对腰酸怕冷、耳鸣和阴虚或肾亏等症有特效。

3. 蜂蜜鸡蛋阿胶膏

【药物组成】阿胶适量，鸡蛋1个，蜂蜜1匙。

【制作方法】将阿胶、蜂蜜、鸡蛋配合服用，阿胶适量炖化，加入鸡蛋、蜂蜜，每日空腹服一次。对于虚疲咳嗽症疗效较好；可以滋阴润肺止咳，用于肺燥咳嗽、久病多痰。

虽然阿胶在膏方中具有多种组方作用，但并非膏方适合所有人群。在使用膏方时，应根据个人的体质和病情来选择合适的配方和剂量，并遵循医嘱服用。同时，也要注意膏方的来源和质量，以确保其安全性和有效性。

▶▶▶ **参考文献**

［1］周端，陈昕琳，朱抗美，等.中医膏方学［M］.北京：中国中医药出版社，2019.

［2］向诚，郭晶磊.皮胶类药物在中医应用中的历史演变［J］.中医药文化，2020，15（5）：46-58.

［3］广东省药学会.医疗机构岭南膏方的制备与合理使用专家共识［J］.今日药学，2019，29（12）：1.

［4］陈思远.基于复合型动物模型研究参苓阿胶复方膏剂对气虚体质型小鼠生理机能的影响［D］.扬州：扬州大学，2015.

［5］张洁，李成网.正交实验法优选九味阿胶膏提取工艺研究［J］.中国医药科学，2015，5（21）：51-53.

［6］杨满琴，谢若男，徐玥玮，等.九味阿胶膏对血虚证小鼠的补血作用及其机制研究［J］.中国药学杂志，2018，53（24）：2096-2101.

［7］孔燕兴，黄亚彬，梁欣健，等.正交试验优选益母阿胶膏的最佳工艺研究［J］.中国中医药现代远程教育，2020，18（4）：109-111.

［8］孔燕兴，韩俊，邓燕芳.益母阿胶膏治疗产后气血两虚产妇的临床疗效［J］.临床合理用药杂志，2020，13（12）：30-31.

［9］李文龙，张淹，刘海滨，等.胶类中药的质量控制方法研究进展［J］.中国中药杂志，2019，44（13）：2748-2752.

［10］张晖，陈竞纬.基于数据挖掘探析《张聿青医案》膏方用药规律［J］.中医药通报，2022，21（9）：44-47.

［11］黄亚博，霍介格，罗兴洪.江苏中医膏方临床应用专家共识（2021）［J］.江苏中医药，2022，54（1）：1-13.

［12］杨铭窈，杨敏春.膏方胶类的选配策略［J］.中华中医药杂志，2022，37（12）：7283-7287.

［13］廖凤霞，贺洪琼，杨红涛，等.不同年份阿胶中5种成分的同时测定［J］.

中成药，2018，40（4）：988-990.

[14] 李文龙，张淹，刘海滨，等.胶类中药的质量控制方法研究进展［J］.中国中药杂志，2019，44（13）：2748-2752.

[15] 白雅黎，韦宇，朱向东，等.阿胶的量效关系及其临床应用［J］.吉林中医药，2020，40（1）：100-103.

[16] 姜云，童桔英，王红卫.阿胶及其制剂治疗围绝经期综合征应用研究［J］.新中医，2019，51（5）：44-46.

第九章　阿胶的综合开发利用与产业发展

第一节　阿胶的综合开发利用

2002 年 2 月 28 日，卫生部公布的《关于进一步规范保健食品原料管理的通知》中规定，阿胶既是食品又是药品，即为药食同源品种。阿胶既作为中药材应用于临床疾病的治疗，又被制成各类保健食品以增强人体免疫功能。阿胶主要分成药用阿胶（药典阿胶）、保健食品（阿胶块、片）和普通食品（即食阿胶）等类型。其中，阿胶保健食品主要有阿胶口服液、阿胶浆、阿胶粉、阿胶颗粒、阿胶糕、阿胶膏、阿胶块、阿胶片、阿胶枣、阿胶胶囊等品种；阿胶普通食品包括阿胶酱油、阿胶黄酒、阿胶鱼块、阿胶药膳粥等产品。阿胶文化底蕴深厚，源远流长，特色鲜明，几千年的阿胶应用史积累了丰富的医药文化、产业文化，其所衍生出的阿胶文化旅游，将文化与经济相联系，将阿胶与旅游相结合，为阿胶文化实现其产业化提供了途径。

一、药用阿胶

阿胶，又称福芝胶、盆盖胶，《本草纲目》载："阿胶，本经上品。"弘景曰："出东阿，故名阿胶。"阿胶属道地药材，是一种传统的名贵中药，在《中国药学大辞典》中对阿胶的原料采集有明确的标注："每年春季，选择纯黑无病健驴，饲东阿镇狮耳山之草，饮狼溪河之水，至冬宰杀取皮，浸狼溪河内四五日，刮毛涤垢，再浸泡数日，取阿井水，用桑柴火，煎炼三昼夜，去渣滤清，再用银锅金铲，加参、芪、归、芎、橘、甘草等药汁再熬制成胶。其色光洁，味甘咸，气清香，此即真阿胶也。"阿胶主要由驴皮熬制，具有补血、滋阴、润肺、止血的功效。阿胶中含有铁、铜、钙、锰等 20 多种微量元素和多达 18 类不同功效的氨基酸，是中国医药界的明星产品。

阿胶作为"补血圣品"和"妇科圣药",历史悠久,应用广泛。阿胶化学成分主要为蛋白质及其降解产物、糖类物质、微量元素、挥发性物质和脂肪酸等。现代医学研究表明,阿胶可促进造血功能、能增加血清钙的含量,并有止血、抗疲劳、抗休克、抗辐射、抗肌萎、耐寒冷、提高机体免疫功能、滋阴补肾、强筋健骨、利尿消肿等作用,因此在临床上既可单味使用,又可以配伍应用。历史上,阿胶始终是皇家贡品的不二选择。它还被评为"本草"中的"上品""滋补国宝",与人参、鹿茸并称为"中药三宝",是我国第一批"药食同源"中药材。

二、阿胶食品

我国阿胶食品又分为阿胶保健食品及阿胶普通食品两类。2021 年我国阿胶食品行业市场规模 365 亿元,其中,阿胶保健食品市场规模 240 亿元,占阿胶食品的 65.75%;阿胶普通食品市场规模 125 亿元,占阿胶食品的 34.25%。据统计,我国以阿胶为原料的保健品批文数为 214 条,功效主要包括改善营养性贫血、增强免疫力、改善睡眠、缓解体力疲劳、祛黄褐斑、免疫调节等。

1. 阿胶膏(固元膏) 阿胶膏属于中国传统药膳食疗中的膏滋类,又称膏方,是按照中医处方,将中药再三煎熬,去渣,煎出汁液后再用微火浓缩,加入阿胶熬制,制成的稠厚半流体状内服剂。在此方法上还衍生出不同口味与针对不同病症的配方,如阿胶蜂蜜膏、阿胶桂圆膏等,属于中医食疗配方,还有阿胶羹、阿胶粥等。阿胶膏多采用补益、强身、活血等药物,对患病者有辅助治疗作用,对健康者能增强体质,保持精力充沛,减少疾病的发生。阿胶膏以传统中医药膳工艺结合营养学技术,精选药食同源食材,如经典食疗配方,以核桃仁、黑芝麻与阿胶精制而成,服用方便,深受人们喜爱。

阿胶膏的特点:①体积小、含量高,口味甜美,便于服用,是一般小儿、老人都愿意接受的剂型。②携带方便,出门在外也能坚持食用,尤其是现代阿胶膏采用独立真空包装,保存时间长,便携易食。③有滋补作用,特别适用于慢性疾病患者和身体虚弱的人长时期服用。阿胶膏的作用:①能够促使疾病早愈,尤其对增加血液中红细胞数和血红蛋白量有一定的帮助,适合需要补血的女性和贫血患者食用。②具有美容养颜的作用,可以改善女性月经不调、经血不止、妊娠出血及产后虚弱。③具有固肾益精的作用,可以改善男性身体虚弱、贫血性心悸、头晕、气急、神经衰弱、失眠多梦。④对老人具有延缓衰老、提高免疫力的作用。⑤对小儿具有改善肺热阴虚、燥咳痰少、咽喉干燥、扶正祛邪、提高免疫力的作用。

2. 阿胶糕　阿胶糕是以阿胶、核桃仁、黑芝麻等为主要原料，添加冰糖、黄酒等辅料，经原料处理、配料、熬制、冷却、切片而成的块状或片状即食产品。阿胶糕属于中医食疗配方，具有方便即食、口味多样的特点。核桃与阿胶制作成糕食用，在近代民间当作寻常食品，与慈禧太后有很大的关系，《清宫叙闻》记载："西太后爱食胡桃阿胶膏，故老年皮肤滑腻，不现垂老之色。"而更早的渊源则出在民间秘方，人称贵妃美容膏，其配方除了胡桃、阿胶，还要加黑芝麻、黄酒及冰糖。据说此方由唐代杨贵妃所创，常服可以养血润肤，头发乌黑。《全唐诗·宫词补遗》曰："铅华洗尽依丰盈，鱼落荷叶珠难停。暗服阿胶不肯道，却说生来为君容。"

最先开始大规模工业化生产阿胶糕的企业主要是东阿阿胶。2001年，东阿阿胶根据江浙一带民间服用阿胶的方法，提炼加工而成。2010年之后，大量企业开始进入这一市场，行业生产规模迅速增长，产销量持续扩大，同时随着其上游的阿胶价格上升，行业的市场规模增长显著，以次充好的市场乱象也不断出现。2013年，山东食品药品监督管理局开始整顿山东的阿胶糕行业；根据国家食品药品监督管理总局的批复，2014年山东食品药品监督管理局明确提出阿胶糕类产品是指以阿胶、核桃仁、黑芝麻、红枣、枸杞或其他可用于食品的普通食品原料为原料，添加冰糖、黄酒等辅料，经原料处理、包装等加工工艺而成的块状或片状，并在食品名称中提及阿胶的即食产品，如阿胶糕、阿胶核桃糕等。我国首个阿胶糕行业标准《阿胶糕》（QB/T 5728-2022）正式发布（以下简称标准），于2022年10月1日正式实施。标准规定了阿胶糕的定义、原辅料、感官、理化指标等。阿胶糕是以阿胶添加或不添加黑芝麻、核桃仁、黄酒等原料和食品添加剂，经原料处理、熬制、冷冻、切制等工艺制成的食品，不应添加黄明胶、明胶等增稠剂，以及猪皮、马（骡）皮或其制品等原料。且在"理化指标"中，明确了"牛皮源、猪皮源、马源成分"不应检出，阿胶含量（以阿胶对照药材计）/（g/100g）应不小于10.0。

随着消费者对阿胶糕认知程度的提升，东阿阿胶的桃花姬阿胶糕销售收入增长，2022年零售药店销售额占阿胶零食类的36.3%，同比增长19.8%。

3. 阿胶粉　阿胶粉是以阿胶原液为原料，采用真空干燥技术成粉的方便型产品，或将阿胶块研磨、粉碎而成，这些被称为原胶粉或纯阿胶粉产品。也有厂家在原胶粉的基础上添加其他辅助配料（如山楂、桂圆或药材等）制成不同口味的阿胶粉产品，原阿胶粉可直接冲服也可再次加工成膏等品类，复方阿胶粉直接冲服。"小金条"阿胶粉是东阿阿胶研发的阿胶即食化产品的代表，阿胶粉来自国家胶类中药工程技术研究中心，于2020年上市。胶液直接喷雾干燥成粉，更科学、卫生，突破了阿胶口服含化创新技术，易溶解，且多元混搭，即冲即饮，方便时尚，解锁了阿胶新玩法。东阿阿胶开创的"阿胶粉+酸奶"等10余种阿胶粉新吃法，给阿胶服用提供了便利性和新体验，也为开拓年轻人群市场奠定了坚实基础。

4. 阿胶浆（口服液） 阿胶浆是以传统配方，采用现代提取、分离、精制技术研制，以阿胶、山楂为主要原料，经科学配料、合理加工，并经离精科技制剂工艺处理开发而成的产品。市场上的阿胶口服液为此类产品，但各个厂家的配方会有所不同。东阿阿胶自行研制开发的葆妍口服液于2006年获得国家食品药品监督管理总局保健食品批准证书。

5. 阿胶枣 古人有"日食三枣、长生不老"之说。阿胶枣是以正宗阿胶和金丝小枣为主要原料加枸杞等中药材精制而成，含多种果糖、维生素、葡萄糖、微量元素，是一种老幼皆宜的保健食品。生产制作：首先熬阿胶浆，取大约5g优质阿胶（山东阿胶最佳）砸成碎末，放入大瓷碗中加3勺水，再加入少量红葡萄酒或者桂花陈酒，放入蒸锅中蒸3～4分钟，待阿胶全部化开后，加入少量红糖搅拌，直至红糖全部溶化，再滴入几滴酒，待用；然后把250g金丝小枣洗净，用微波炉高火加热2分钟后，把小枣上下翻动，再放入微波炉中加热1分钟；最后把小枣和刚刚熬好的阿胶浆混合搅拌，使小枣表面裹上薄薄的一层阿胶浆，这样阿胶枣就做好了，待凉后装入塑料袋放入冰箱中，可随吃随取。

阿胶枣含有多种氨基酸和钙、铁等多种矿物质，阿胶有补血滋阴、润燥、止血等多种功效；红枣营养丰富，含有多种维生素和有机酸。经功能试验证实，长期食用具有益气养肾、滋补养颜、利于消化之功效，适宜体质虚弱、缺血、贫血者。

6. 阿胶药膳粥 药膳系以药物和食物为原料，通过烹饪加工的膳食。取药物之性，用食物之味，二者相辅相成，是一种兼具药物功效和食品美味，具有调养、强身、防病等效果的特殊食品。同福碗粥股份有限公司研发的用阿胶、红枣配糯米及杂粮后熬制成的药膳罐头粥品，食用安全卫生、方便快捷，且能微波加热，长期食用可以起到调节气色、提升精神的效果。

7. 其他阿胶类产品

（1）阿胶酱油　酱油产品是人们日常生活不可缺少的调味佐餐佳品，鉴于阿胶价格较高、食用不便等特点，研制开发阿胶酱油，可增加酱油的保健功能，以满足人们在饮食方面的更高需求。石海英研究发现，在酱油生产过程中添加阿胶是可行的，且从阿胶酱油的口味、指标、成本等综合考虑，阿胶的添加量以0.10%～0.13%为宜，不用改变原酱油生产工艺，易于推广使用。

（2）阿胶黄酒　明代医家李时珍《本草纲目》记载："补血滋阴，除风润燥，化痰清肺，利便润肠，圣药也。"现代科学研究证明，阿胶具有改善人体整体功能平衡，以及增加钙吸收和钙体内驻留的作用。汪建国根据中医保健养生理论并结合现代科学保健理念，以阿胶为原料，辅以大枣、枸杞、桂圆、陈皮等，一起放入烤箱在150℃下烘烤30分钟，取出摊凉，打碎。采用先进研磨式超微粉碎机粉碎，使物料的分散性、溶解性、吸附性得到最大地发挥和利用。最后把植物粉末加入传统生物发酵黄酒中共同参与糖化发酵和陈酿，既保留了天然动植物的生物活性和营养成分，又保持了黄酒中营养物质易于人体消化吸收的特点。

（3）速溶阿胶红豆薏米粉　红豆是豆科杂粮植物，富含蛋白质、碳水化合物、膳食纤维等有益成分和丰富的微量元素，能促进心脏血管的活化，健胃生津、祛湿益气。薏米又叫薏苡仁，营养价值很高，被誉为"世界禾本科植物之王"，具有利水渗湿、健脾止泻、解毒散结等功效。红豆和薏米具有类似功效，配伍使用可以起到祛湿、健脾胃、助脾运的作用，同时作为粗粮，红豆和薏米还可以中和阿胶本身的滋腻之性。阿胶主要由多肽和氨基酸组成，多肽的分子量大，被人体服用后需要在体内水解或酶解形成小分子氨基酸、低肽才能被吸收。因此，将阿胶制备成小分子肽更易于阿胶产品的口服吸收，通过深加工将红豆、薏米和阿胶低聚肽加工为复合速溶粉，有利于营养成分充分释放，有助于促进人体吸收，且携带、食用方便。

（4）阿胶乌鸡汤胶原蛋白特种营养饮料　"家有余庆，修身崇德，大雅之堂。谢式吾山自号善缘，陈留郡望，叠山之后，太傅嫡胄，炎帝一百六十四代孙。游学四京二十余载，常思祖辈们哺育弱小时的美味琼浆。古法煲制，申请专利推广。淡淡的爱才能长久；浓浓的才有千百年的感觉。庆德堂阿胶乌鸡汤，增强免疫，滋阴养颜，益气生血，令你美丽又芬芳。"这是庆德堂传人谢吾山先生在阿胶乌鸡汤饮料研发成功申请专利时，即兴写下的一首《阿胶乌鸡汤赋》。其上阕描述了阿胶乌鸡汤饮料用料之讲究，加工之古朴，完全符合中国传统饮食文化的经典易道思想；其下阕记述了谢氏家族文化的传承和挖掘历史饮食文化产品的功能和效果。2012年2月，国家发明专利（ZL200910017519.x）已经批准，并颁发了发明专利证书。

阿胶具有滋阴补血、延年益寿的功效，其丰富的天然胶原蛋白是美容养颜作用的主要成分。乌鸡含丰富的黑色素、蛋白质、B族维生素、18种氨基酸和18种微量元素，其中烟酸、维生素E、磷、铁、钾、钠的含量均高于普通鸡肉，胆固醇和脂肪却很低。乌鸡的血清总蛋白和球蛋白含量均明显高于普通鸡，乌鸡肉中氨基酸含量高于普通鸡，而且铁元素也比其他品种的鸡高很多，具有保健、美容、防癌三大功效。阿胶乌鸡汤胶原蛋白特种营养饮料不仅含有丰富的胶原蛋白，还含有几十种微量元素和氨基酸，具有益气生血、滋阴养颜的功效。

（5）阿胶鱼块　阿胶鱼块是山东省东阿县为调整产业结构，大力开发淡水渔业的深加工所开发的一个品种。刘义俊从原料鱼处理与要求、调味与配制、脱水或晾干、斟料、包装与灭菌等方面详细阐述了阿胶鱼块的加工工艺。

（6）方便型阿胶元粉　传统阿胶制造工艺均为直接加入阿胶的原粉，不经处理，消化吸收率低，每次服用必须烊化溶解，对于患者来说，费时费力，很不方便。为能让阿胶适应更多的人群，发挥更大的作用，阿胶新剂型的研究乃是当务之急。张新武以阿胶提取液为原料开发方便型阿胶食品，采用微胶囊化技术和真空干燥工艺，不但可去除阿胶滋腻之性，口感好，服用方便，而且可最大限度减少阿胶元粉生产中活性物质和营养物质的损失。

近年来，人们的保健意识不断增强，治未病的观念深入人心，对保健品的需求也不断扩大。阿胶保健品在治疗女性贫血方面市场需求前景很好，以阿胶、当归等中药材为君药的补血类产品一直以来都是消费者的首选。自2002年起，东阿阿胶开始探索阿胶的二次开发，除了阿胶系列核心产品，东阿阿胶积极开发新产品，针对不同人群开拓市场。阿胶厂商迭代创新产品，丰富"阿胶+"领域，有阿胶糕、阿胶黑芝麻丸、阿胶金丝枣、阿胶猫爪软糖等零食类，有阿胶固元膏等膏剂，花简龄即食阿胶粉等粉剂，还有真颜小分子阿胶、阿胶珠等胶囊、丸剂类，给消费者提供了更便捷、温暖的滋补选择。在新品研发方面，阿胶厂商深耕"阿胶+"领域，做到传承不离古、创新不离宗，有桃花润面膜、桃花润精华液等"阿胶+美妆"，也有阿胶牛乳奶茶、阿胶黑芝麻糊等"阿胶+饮品"；东阿阿胶还研发了阿胶红豆羹、阿胶低聚肽石榴液、红参浸膏、红参蜂蜜饮品、红参含片等多种产品。

三、阿胶文化旅游

几千年的阿胶应用积累了丰富的医药文化、产业文化，同时也沉淀出阿胶文化可贵的精神品质。时至今日，阿胶产业更加壮大，在经济全球化的今天，阿胶产业有了更加广阔的发展空间，丰富的阿胶文化是阿胶产业发展壮大的文化根基和精神动力。阿胶文化底蕴深厚，特色鲜明，具有独特的资源优势。将文化与经济相联系，将阿胶与旅游相结合，开展阿胶文化旅游，符合现代文化产业发展规律。

阿胶文化具有以下几项旅游价值。①观赏价值：阿胶作为一种中药产品，其本身的观赏价值并不大，但阿胶企业的工业观光却有独特的观赏价值。②实用价值：阿胶文化的实用价值在于其医疗保健价值。阿胶文化最具吸引力之处在于阿胶神奇的滋补保健价值。这种滋补保健不是单纯地追求强身健体的过程，而是传统文化色彩极其浓厚的、重新接受传统养生理念的过程。③科学研究价值：a. 医学价值：阿胶，对医药工作者来说具有十分重要的医疗科研价值。如在古代阿胶文献研究方面，古代医家留下了浩如烟海的有关阿胶的文献资料，其中有数量巨大的古方、精辟的药理论述、丰富的临床经验，这无疑是现代医药工作者研究阿胶应用的珍贵资源。另外，在阿胶的临床应用、药品研发、炮制鉴别、工艺改进、中药现代化方面，其科研价值仍有很大的空间。b. 史学价值：阿胶史有极高的史学研究价值。阿胶的应用已有 2000 年历史，其药用历史、药理研究、生产经营、工艺传承及滋补传统都经历了一个复杂的演变过程，亟需人们对其进行深入研究。阿胶的用药史、产业史、滋补传统的形成构成了阿胶史的内容，阿胶史的深入研究必将丰富地方史，增强地方文化底蕴。④历史文化价值：阿胶文化是地方文化的骄傲，且承载了千年中医文化的精粹，对人们有极强的启迪、教育价值。在长达两千年的漫长历史时期里，阿胶的生产经营由官方垄断到民间设堂开店，再发展到新中国成立后的计划经营及现代化的市场化经营；阿胶由纯手工的作坊经营到现代化的自动化生产线，由产量极低到批量生产，阿胶的生产规模、工艺传承改进、原料来源及经销方式都发生了翻天覆地的变化。这一过程复杂而耐人寻味，演出的是一曲壮观的劳动者奋斗之歌，一场轰轰烈烈的阿胶创业史。

阿胶文化旅游的开展将为阿胶产业的发展壮大提供更加广阔的空间。一方面，阿胶文化旅游的开展可以拓展阿胶产业链，阿胶药膳、阿胶工业旅游将成为阿胶产业的下游产业；另一方面，阿胶文化旅游的开展可以弘扬阿胶文化，使中医文化的许多观念重新成为现代人的生活观念，弥补西医的不足，满足现代人的养生保健需求。

四、其他方面的综合开发应用

1. 化妆品原料的开发研究 阿胶含有多种生物活性成分，具有补血滋阴、润燥止血、抗疲劳、抗氧化等功效，极具开发化妆品原料的潜力。近年来，动植物源化妆品原料因其易吸收、安全温和、毒副作用小而受到消费者的广泛青睐，然而相关化妆品不良反应的报道也屡见不鲜，以蛋白质、多糖等大分子原料引起的不良反应尤为突出。目前，阿胶作为药品和食品已得到大众的普遍认可，但将阿胶作为化妆品配方原料还没有得到应用，同时对阿胶作为化妆品原料的功效评价研究也甚少。为确保阿胶开发为化妆品的安全性，同时了解其可能的护肤功效，铁航以东阿阿胶作为研究对象，采用高分辨质谱技术对其主要功效成分进行鉴定，同时对其进行较为系统的化妆品安全性评估研究。结果显示，阿胶中含有较为丰富的氨基酸、维生素、糖类和脂质等功效营养活性成分，具有良好的开发价值。当阿胶溶液的料液比在 1:100（g:mL）以下时，其对表皮及真皮细胞均无明显细胞毒性作用，无光毒性作用，无眼刺激性/腐蚀性作用，无皮肤刺激性/腐蚀性作用。结果表明，阿胶具有开发为化妆品原料的功效价值，且具有作为化妆品原料所必须具备的基础安全性。目前，市场上已有桃花润面膜、桃花润精华液等产品。

2. 阿胶上游原料的开发 驴奶被广泛开发为阿胶系列手霜、面膜、洗面奶等驴源性化妆品。针对驴肉产品的深度开发，东阿丰牧园研发出了生鲜带骨肉、卷丸肉等34个驴肉冷鲜产品品类和酱汁驴肉、TG肉卷、骨汤驴杂等20多种佐餐休闲类食品，以及方便即食产品。

第二节　阿胶的产业发展

一、阿胶产业发展史

阿胶作为一味珍贵的中药，其治病滋补、养颜健身的功能自古以来就被广为称道，阿胶的炼制和生产也逐渐成了一种产业。明清以前，由于阿胶炼制极为复杂，产量也很低，上层统治阶级将有限的阿胶列为贡品供其享用，阿胶行业从总体上说是为封建统治者和上层社会服务的。因此明清以前很长一段时间，由于生产条件和生产工艺所限，阿胶规模和产量都被控制在有限的范围。明清以后，随着技术的进步、封建社会对阿胶产业控制力度减弱，以及民间资本的注入等原因，民间阿胶产业逐步发展起来，特别是清代后期直至民国初期，阿胶行业慢慢呈现繁荣发展的局面。此后，随着不断的战乱和经济凋敝，阿胶行业发展受到了一定的抑制。直到中华人民共和国成立后，随着社会经济的发展，阿胶产业逐步恢复和发展。改革开放后，随着市场经济的发展，阿胶产业更加呈现出欣欣向荣、加快发展的良好局面。

（一）古代阿胶行业的岁贡制度

古代的阿胶产业规模极其有限，主要为封建统治者和上层社会服务，阿胶业以岁贡的形式存在和发展。阿胶作为贡品始于北魏或更早。北魏郦道元《水经注》记载："河水又东北，与邓里渠合，水上承大河于东阿县西，东经东阿县故城北，古卫邑也。应仲瑗曰，有西，故称东。魏封曹植为王国。大城北门内西侧，皋上有大井，其巨若轮，深六七丈，岁尝煮胶，以贡天府。《本草》所谓阿胶也。故世俗有阿井之名。"这是最早有明确记录的岁贡制度。唐宋时期东阿地区也有向朝廷进贡阿胶的记载，唐代官修法典《大唐六典》（738年）明确记载"济州贡阿胶"。唐杜佑《通典·食货典》（801年）记载"济阳郡贡阿胶二百小斤"。唐地理总志《元和郡县志》（813年）记载"每岁取此井水煮胶入贡，本草所谓阿胶也"。宋《元丰九域志》（1080年）记载"县五……土贡（绢一匹，阿胶六斤）……县志……土贡（阿胶三十两）"。也有相应的阿胶岁贡的记述。《大明会典》（1502年）记载女真部落每年十月初开始验收进贡，贡物包含阿胶。历代封建统治者将阿胶纳贡的行为，固然有封建统治阶级剥削劳动人民的一面，但是从北魏或更早年代封建统治阶级延续下来的这种阿胶纳贡行为，由于对制作的原料、工艺等均有严格的要求，客观地保存了阿胶的传统制作工艺，保证了真品阿胶的质量和药效。由于阿井对于真品阿胶熬制的重要作用，封建统治者很早就对阿井实行官禁政策，在漫长的封建社会该政策一直持续。阿井官禁的最早记录载于《阳谷县志》。根据阳谷旧县志记载，229年，曹植奉旨重修阿井，并创建了六角亭，不允许百姓取水煮胶，这说明此时阿井已为政府专用。《阳谷县志》记载，唐政府也曾派尉迟恭重修阿井。宋代《图经本草》（1061年）记载："……阿胶以阿县城北井水作煮为真其井官禁，真胶极难得，都下货者甚多恐非真。寻方书所说，所以胜诸胶者，大抵以驴皮得阿井水乃真耳。"明代亦如此，《本草纲目》（1590 年）谓古阿井"……有官舍禁之……"明末刘若金《本草述》（1664 年）亦谓："……东阿井在山东兖州府阳谷县东北六十里，即古之东阿县也……云其井官封，熬胶进贡则需启封而取之……此种果难得真者，不可不审。"清代，阿井也有多次修缮记载，1702 年，阳谷知县苏明杰重修阿井亭，1796 年东阿阳谷两地知县共同修井，留下了《重修古阿井和阿井碑记》。1879 年阳谷知县赵树南重修阿井亭，并题写了楹联、横批，这都是阿井官禁的有力证明。阿井官禁政策从三国时期一直被严格执行，直到清末，由于各种原因，政府对阿井的监管才逐步松懈下来。阿井官禁政策一方面保护了阿井，避免了因滥采井水而使井过早枯竭的情况；另一方面，也使得阿胶产业发展缓慢，阿胶产量有限，远远无法满足社会需求。

由于古代阿胶官禁政策严格实施，民间阿胶业规模十分有限。从魏晋开始，民间也有不少熬制胶的作坊，陶弘景说"今都下亦能作之"，且都称"阿胶"。但由于阿井水不易取，无法掌握核心工艺等原因，其阿胶质量远远不能与东阿地区阿胶相匹敌，影响甚微。宋代商品经济也有了一定的发展，逐渐形成以古阿井周围区域为中心的阿胶制造局面，大体包含今聊城市东阿县和聊城市阳谷县的阿城镇。除此之外，郓州、济州的其他县也有一定的阿胶生产，产品除纳贡外，也有一部分作为商品流通，以至苏颂称"都下（汴京城）货者甚多"，强调"以阿县城北井水作煮为真"。这表明宋代尽管阿胶生产地已多，但是无论质量还是数量，仍然无法与东阿地区抗衡，特别在质量上，用牛皮或其他杂皮熬制阿胶的现象屡见不鲜，唯独东阿地区质量相对有保障，因此，仍以东阿县为正品阿胶产地。明陈嘉谟认为："……诸胶多系牛皮熬制，唯此（东阿）用驴皮尔。……（阿胶）最难得真，凡觅拯病，不可不试，真者质脆易断，明澈如水，假者质软难敲，枯黯似墨。"明李时珍也认为"阿胶货者多伪"。从总体上看，明清之前我国古代阿胶大部分用于进贡朝廷，使得民间阿胶不论产量还是质量，都无法满足社会需要。除东阿之外全国其他地方偶有熬制阿胶的，但产量极其稀少，品质和功效也均不能与东阿地区阿胶相媲美。民间阿胶行业从总体上看，规模甚小，影响甚微。

（二）明清民间阿胶产业的发展

明代沿用阿胶岁贡制度，明天顺年间《重修阿井记》碑文里载"厥味甘美，临境汲以熬胶，岁贡国事弗歇"。那时每年冬季，由州县衙征集胶工，在官方监督下，取阿井水熬制阿胶，制成后加盖东阿县印，岁贡于朝廷。明代谢肇淛任工部侍郎时曾奉命监制贡胶，其所作《阿井》一诗就描写了这种景象："济水伏流三百里，迸出珠泉不盈咫。银床玉甃开苍苔，馀沥争纷青石髓。人言此水重且甘，疏风止血仍祛痰。黑驴皮革山栎火，灵胶不胫走邮函。屠儿刲剥如山积，官司催取如飞檄。驿骑红尘白日奔，夭札疲癃竟何益。我来珍重勤封闭，免造业钱充馈遗。任他自息仍自消，还却灵源与天地。"诗中展现了政府严命督造、驿骑送贡胶的情景，描述了阿胶工炼制贡胶的艰辛，流露出对劳动人民的同情及对统治者的劝诫。明万历年间水部曾重修阿井，据当时《重修阿井碑记》记载，为监制贡胶，官府曾在阿井瓷石井泉，覆亭其上，辟以门户，缭以周垣长一百二十丈。清代阿胶仍为贡品，清道光《东阿县志》对贡胶亦有记载；清乾隆时孙星衍著《岱南阁集》卷二载"今县每岁煎胶入贡，与古不异"。

东阿县历史悠久，秦朝时期已经置东阿县，由于行政区划及上黄河改道等诸多原因，古东阿县建制后历代多有迁址。明洪武八年（1375年），知县朱真为躲避水患再次迁徙治于谷城（今济南市平阴县东阿镇），阿胶生产中心也随之由古阿井周围迁移至此。迁移的原因，除了躲避水患，还有阿胶水源地的变迁。明末清初，当时阿井水已极不易得。至晚清，阿井水日渐干涸，渐变咸苦，有时甚至无水可取，阿胶用水也必须因时制宜寻找新水源，在新县治谷城内有狼溪河，成为新的制胶水源地。

明清时期，东阿镇著名炼胶堂房邓氏树德堂，用洪范九泉汇集的狼溪泉水，烧九口大锅，在数九寒天连熬九天，炼制贡胶称"九天贡胶"。嘉庆六年（1801年），东阿人刘延波在东阿小赵庄建立同兴堂胶庄。同兴堂改进阿胶制作工艺，创造"九九炼胶法"，提高了阿胶的质量与出胶效率。道光六年（1826年），同兴堂阿胶被选为贡胶，专供皇室使用。

明清时期虽然仍然实行岁贡制度，但出现了有别于其他朝代的新情况。明清时期，由于封建商品经济的进一步发展和政府对民间阿胶行业的控制逐步松弛，以东阿私营阿胶业为代表的民间阿胶产业逐步发展起来。明清之前的阿胶作为贡品，生产有以下特点：一是产地集中且固定；二是质量优异；三是生产规模小，产量低，以小家小户生产为主。而明代中叶到晚明时期，阿胶业逐渐商业化，为追求利润，生产阿胶的小作坊数量开始增加。这时阿胶的生产特点是质量不能保证，工艺亦难以精进。这种情况造成了明末到清代初年生产伪胶者大行其道，当时就有学者曾指出"阿胶'货者多伪''真胶极难得'"。阿胶业发展到清代，得益于商品经济的发展与交通条件的便利，外加生产原料固定、水源充足和工艺精进等原因，阿胶的产量与工艺均有长足的发展。这一时期阿胶业有以下特点：一是生产规模扩大，产量比前代大大增加；二是质量优异，品种增加；三是以手工作坊为主，采取前店后坊、前堂后坊的药堂经营形式。

到清代中后期这样的药堂已有十数家，四方药商随之纷至沓来，到各家作坊选购。清道光时《东阿县志》记载，商家按每斤一钱六分向官府交纳税银后运销各方，其中多数由京杭大运河北上南下，行销四方，并且出现了树德堂、怀德堂等著名阿胶生产药堂。同治十年（1871 年），树德堂生产规模便成为东阿镇之首，厂内有特大号胶锅 12 口，技工杂役 20 余人，年产胶 2000 余斤。同兴堂盛时，有工人 150 多人，熬胶锅 20 余口，年产阿胶约 10 万斤。

清代中叶，除东阿镇外，其他地区也出现了阿胶的生产作坊。如浙江，据清赵学敏《本草纲目拾遗》记载："近日浙人所造黑驴皮胶，其法如造阿胶式，用临平宝庄水煎熬而成，亦黑色带绿顶，有猪鬃纹，与东阿所造无二，入药亦颇有效。盖阿胶真者难得，有浙胶则胜于用杂胶也。"但是，赵学敏也提到，浙江所产胶数量极其有限"……然予每索此胶于市，遍寻药客，皆云造者亦少，不易得"。其后，河南禹州、周口等地亦有阿胶的生产作坊存在，但大都昙花一现，没有形成规模，唯有济南阿胶业真正发展壮大。清乾隆年间，东阿炼胶工农闲时节来到济南东流水街，自带炼胶工具，制取阿胶在济南贩卖。至清道光二十三年（1843 年），济南士绅出资在东流水街一带正式建立阿胶作坊，熬制阿胶，春冬每年产量不过 3000 ～ 5000 斤，初夏停工。后来，东阿人刘春云、刘代云、刘爱云、刘青云先后到东流水街经营阿胶业，带来阿胶制作的传统工艺，奠定了东流水阿胶业的根基。

辛亥革命至抗日战争爆发前是济南阿胶业的全盛时期。这一时期阿胶生产规模有所扩大，胶店有赵树堂、延寿堂、同义堂、德成堂等数家，固定从业人员四五十人，春冬开工期间雇佣季节工有六七十人，年总产量十万斤左右，销售颇广。1909 年，宏济堂规模扩大，在东流水购地 1.81 亩，建厂房 36 间，办起了"宏济阿胶厂"，盛时年产销量达 2 万多斤。北京同仁堂、天津达仁堂等著名老字号药店及其在各地的分号，都成了经营宏济堂阿胶的业户。1915 年宏济堂阿胶产品获巴拿马国际博览会"金龙奖"，在阿胶行业轰动一时。至此，济南因省会城市的便利，大量资本、人才聚集于此，阿胶产量超过阿胶原产地东阿镇，山东的阿胶产销中心也逐渐由东阿转移到济南，济南的阿胶企业也得到较好的发展。根据《济南市志》记载："同兴堂在光绪二十年开业时，股金总额仅为三千元（京钱），到一九一九年，一年的纯利即达二千九百八十一吊，足见阿胶的利润是相当高的。……（同兴堂）其毛利占总收入的38.7%。同兴堂的毛利情况，可代表其他各胶店，只是各因产销数量不同而已。盛堂、九鹤、宏济等胶厂的毛利略高于同兴二三成。"阿胶行业在济南逐步走向繁荣。

制胶中心转移到济南并非偶然，主要有以下几种原因。

首先，先进的企业经营机制促进行业发展。济南阿胶业从一开始就采取了与东阿手工作坊不同的运作方式。东阿阿胶店堂一般实行家族式管理，自筹资金、自产自销，生产和管理都是家族内部成员，从性质上属于自然经济状态下手工作坊式的生产，发展缓慢。而济南是省会城市，商品经济发展较为充分，众多掌握资本的资方为利润所驱，投资建立阿胶厂，建立了较为完善的企业分工协作机制。当时阿胶厂的股东主要负责提供资金购买设备、租赁店面、商品营销；阿胶的生产则聘用经理负责，经理一般是经验丰富、懂技术的阿胶生产能手，负责技术指导、经营管理、雇佣工人等具体工作。这样的分工模式确保了厂子所有权和经营权的分离，实现了劳资双方优势互补、强强联合，能迅速地将厂子做大做强。

其次，得天独厚的综合条件。从经济条件来看，济南是山东省省会，商品经济发达，有很多怀揣巨额资金的资本家对阿胶业有投资意向，这为阿胶业的发展提供了资金保证。从交通条件来看，济南临近黄河，走水路运费较低；尤其是胶济、津浦铁路开通后，交通条件更为发达和便利。从自然条件来看，济南自古以来就有"泉城"之名，阿井水本也是源自河南的济水伏流，因此，济南泉水与阿井水本一脉相承，其性硬质重并含有较多的矿物质，是熬制阿胶的天然水源，保证了炼制的阿胶质量与东阿阿胶一脉相承。总体来讲，明清时期山东阿胶业主们继续苦心锤炼阿胶制作工艺，在工艺细节和用料配方等方面进一步改进制胶工艺，成为古代历史上民间阿胶行业最为鼎盛的时期。

最后，现代企业营销宣传理念具备。在阿胶经营上，济南阿胶商人也逐渐具有了现代企业宣传理念，不仅在阿胶品质上下功夫，同时也开始重视外在产品包装与广告宣传。据记载："最初的包装仅用纸每斤一包，后为了外地运销方便，改为葛贝盒，清末又改用布盒、绞盒及梳头盒。辛亥革命后，由于阿胶销路逐渐广阔，装潢有些改进，改用精巧华丽的玻璃锦盒。"这在当时是难能可贵的，促进了阿胶销售量的提升和阿胶行业的发展。

（三）民国时期阿胶业的状况

清末民初时期，近代阿胶业逐步发展到了一个成熟辉煌的时期，阿胶品质不断提高，阿胶产业也发展壮大，逐步形成以东阿地区为中心、向全国发散的局面。广义上的东阿地区有树德堂、怀德堂、天德堂、乾豫泰、怀仁堂、泰生堂、济盛斋、福兴堂、九鹤、华丰东、东阿县卫生阿胶厂等规模较大的堂坊厂家，并出现了一批具有现代企业经营理念的企业家。如九鹤阿胶厂经理赵九皋，厂子成立伊始他便派人到东阿县摄影，编辑成册，并印制了大量宣传品，宣扬"五岳最名是泰山，山东特产是阿胶"等理念，并在上海、杭州、长沙等地雇乐队游街宣传。根据记载，其宣传花费颇大，但效果也很好，"只此一项即支出了六千余元（其业务开办费才五千余元），声势之大，无与伦比。当年秋后，各地来函汇款买胶者络绎不绝。"另外，除山东主产区之外，北京同仁堂、天津达仁堂、杭州胡庆余堂都有过阿胶生产的历史。据资料统计，1933年，天德堂资本3300元（银圆），年产阿胶200kg，产值2400元，销往山西、陕西等地；润惠堂资本3500元，年产阿胶240kg，产值3200元，产品销往江南及陕西、山西、河北等地，部分销往南洋等国外地区；树德堂资本2100元，年产阿胶200kg，产值2400元，产品大部分销往江南；怀德堂资本2100元，年产阿胶200kg，产值2400元，主要销往江南，部分产品销往国外；乾豫泰、怀仁堂、济盛斋、华丰东等4家资本8500元，年产阿胶750kg，产值9400元，产品主要销往无锡、常州及河北和东北等地。抗日战争爆发后，华北各沦陷城市百业俱废，再加上日寇经济封锁，驴皮货源断绝，阿胶市场因此大大缩小。同其他行业一样，全国阿胶业进入停滞时期，部分厂号仅能勉强维持生产，较大的厂子如德成堂、宏济堂等都停工多年。日寇投降后，阿胶产量稍高于抗战时期，但终因苛捐杂税、货币贬值等原因，严重影响阿胶行业的发展，阿胶行业出现了倒退的局面。

（四）新中国成立后阿胶行业的发展

新中国成立后，政府扶持民族工商业的发展，不少阿胶厂店得以恢复并扩大生产。1956年我国对私营企业改造后，各地在原私营阿胶厂店的基础上又组建了一些新的阿胶厂，使阿胶生产得到进一步发展。1952年山东成立两家阿胶厂，一家是在济南诸家阿胶厂基础上成立的东阿阿胶厂，该厂以"东阿"为商标，即后来的山东东阿阿胶股份有限公司；另一家为集东阿镇配方和工艺于一体的山东平阴阿胶厂，该厂沿袭"福"字商标，即后来的山东福胶集团。其中，东阿阿胶股份有限公司（简称"东阿阿胶"）是阿胶及系列产品生产经营企业，是华润集团大健康板块的一员，主要从事阿胶及系列中成药、保健食品和食品的研发、生产和销售，拥有3次驰名商标保护认定记录，产品除国内还销往东南亚、欧美等10多个国家和地区。

公司拥有国家胶类中药工程技术研究中心，博士后科研工作站、泰山学者岗位，是国家高新技术企业、国家级创新型企业，参与国家胶类中药标准制定，先后承担省部级以上项目38项，拥有专利300余项，最早在国际上建立驴皮DNA鉴别标准，成果获得山东省科技进步一等奖。同时还是国家级非物质文化遗产传承企业、国家中医药健康旅游示范基地、全国中医药文化宣传教育基地。

作为道地药材生产示范基地，东阿阿胶制作极为严谨：选用上等优质驴皮原料，均采购（含头、尾、腿、耳）整张驴皮，实行逐张验收制度，杜绝掺入杂皮，从原料端保障真伪，确保每批原料质量稳定；炼胶用水采用地下东阿水，东阿地下水属于泰山山脉与太行山脉交汇的地下潜流，钙镁含量比与人血液中钙镁比相当，为天然优质饮用水，经检测，富含锌、铁、钙、镁等28种矿物质和微量元素，水的相对密度重，《水经注》描述为"清而重，性趋下"，以之炼胶，更利于胶液杂质提纯及阿胶药效发散。东阿阿胶制作技艺为国家级非物质文化遗产，炼胶班底遵循师带徒式，代代相传。

在标准引领和质控方面，东阿阿胶也走在前列，牵头并参与起草自1985至2020年历版《中国药典》中阿胶质量标准，突破解决了阿胶真伪无法鉴别的行业痛点问题。结合过程分析技术，东阿阿胶建立了阿胶智能化生产质量控制体系，进一步优化了产品质量均一性和稳定性。

除东阿阿胶、福胶集团这样的大型阿胶生产企业外，在山东还有不少中小型阿胶生产企业做得也很有特色。如山东承御堂阿胶有限公司，即创建于康熙四十八年（1709年）、起源于"阿胶之乡"东阿，以制作传统膏方为主的承御堂。咸丰年间承御堂结合谭氏传承的滋补药方，推出八繁九制膏方，名声大噪，上门求医者应接不暇。后承御堂店铺毁于抗日战争，新中国成立后，承御堂九制膏方制作一直没有间断，2012年成立东阿县承御堂中医馆有限公司，并在2015年成立山东承御堂阿胶有限公司，专注于膏方的生产与研发。

膏方制作是承御堂药食同源的重要项目，已有300多年历史，九制膏滋药的特色是膏方用药地道，精益求精，采用上等药材，杜绝以次充好。在用药分量上做到足斤足两，保证有足够的药效。在此基础上，还严把清理、清洗关，精心泡制成饮片，确保膏滋药用药优质洁净。膏方制作中的药料浸泡、煎煮、浓缩、收膏、存放等几道特定程序均采用严格的传统操作过程，每道制作过程都由经验丰富的老医师严格检查监督，确保膏滋药的质量，经 24 小时浸渍、3 道提取、4 次浓缩、48 小时化胶、武火 3 次熬、文火收成膏，经过八道烦琐的工序，使膏方能够一拉成丝，滴水成珠，夏天挂旗。熬好的膏滋颜色透亮，质感丝滑，无任何杂质，放置两年不腐，应制作过程中需要"八繁九制"的工序，故名九制膏。膏方可以达到"其黑如漆、其亮如镜、入口即化"的最优质量。

公司致力于传承、弘扬、发展、创新中医药事业，在发挥中医药特色优势、恢复传统中医用药习惯、拯救膏方制作传统技艺及推动阿胶产业发展方面也做出了积极贡献。

除此之外，阿胶类企业也在全国各地普遍存在，如北京中药厂、天津中药厂、上海中药制药一厂、无锡中药厂、安徽芜湖张恒春制药厂、杭州中药二厂、河南周口药胶厂、山西天生制药有限责任公司、广州诺金制药有限公司等多个医药企业，生产阿胶类药品的企业更是不胜枚举。

二、阿胶产业发展现状

（一）阿胶原料供应产业现状

驴皮是生产阿胶的主要原材料，近年来，随着社会经济的发展和人们养生保健意识的增强，阿胶的需求量逐年提升，而驴皮却面临严重短缺的局面。供需矛盾导致驴皮价格逐年攀升，据山东阿胶行业协会统计，2010 年前每张驴皮不足500 元，2014 年已突破 1500 元，2015 年每张驴皮的平均收购价格超过 2600 元。每张驴皮预计可生产阿胶 1.5 ～ 2.5kg，仅驴皮的成本就超过 1200 元 / 千克。受暴利驱使，市场上出现原料掺假马皮、骡子皮甚至猪皮的阿胶，阿胶质量良莠不齐。驴皮产量紧俏原因有二：其一，由于我国农业机械化逐渐普及，农业生产的机械化操作逐渐替代了牛、马、驴等牲畜在运输和耕种方面的作用；其二，由于毛驴养殖难度大，生长周期长、效益低，农户缺乏养殖积极性，而且养驴产业缺少政府政策的支持，无法促进规模化养殖的发展，导致近年来毛驴资源大规模缩减。根据国家 1991—2007 年《农业统计年鉴》的资料，我国毛驴存栏量已由 20

世纪 90 年代初的 1100 多万头减少至最近的 700 多万头，而且仍以每年 3.5% 的速度下降，预计到 2030 年，我国的毛驴数量将不足 200 万头。

毛驴资源大幅下降，阿胶产能就会受到严重影响，不断上涨的阿胶消费需求与原料供不应求之间的矛盾也日渐扩大。为缓解驴皮供应断档，保证阿胶生产企业正常生产，保护发展阿胶这一药食同源的名优传统中药材，近几年山东、河北、河南、北京等省市的阿胶生产企业积极响应国家政策，与地方政府密切合作，以全产业链为发展模式，在全国合理规划产业布局，积极发展驴业标准化、规模化生产，努力提升饲养管理技术水平。如东阿阿胶股份有限公司先后在山东、新疆等地建立毛驴养殖基地，河南、北京等阿胶生产企业在各自地区的周边农村自建养殖基地，并带动农户养驴。2012 年 9 月投资 4.5 亿元启动建设了国家黑毛驴繁殖中心，成为国内唯一的黑毛驴良种繁育中心。目前，繁殖中心包括良种繁育中心、种公驴站、科技研发中心和毛驴文化博物馆等，集分子育种、繁殖、营养、疾控及驴奶、驴血、驴骨等产品开发于一体，致力打造世界领先的毛驴产业技术集群。另外，为缓解国内市场驴皮短缺的矛盾，自 2006 年起我国每年都从埃及、突尼斯、中亚等国家和地区大量进口驴皮，目前主要为尼日利亚、加纳、秘鲁等非洲或南美国家。但由于进口驴皮可能面临质量问题（养殖品种不同，运输时间较长，贮存保管不佳容易腐坏；有疫病传播风险）等，优质原料更主要依靠我国国产。

（二）阿胶生产产业现状

被历代医家尊称为补血"圣药"的阿胶，作为药品使用已经有 2500 多年历史，自 1963 年被列入《中国药典》，规定阿胶为马科动物驴的干燥皮或鲜皮经煎煮、浓缩制成的固体胶。改革开放以来，阿胶生产得以长足发展，阿胶行业呈现欣欣向荣的局面。2002 年 2 月 28 日，卫生部公布的《关于进一步规范保健食品原料管理的通知》中规定，阿胶既是食品又是药品，即药食同源。市场上的阿胶产品大致分为两类：一是用于预防和治疗疾病的阿胶饮片及制剂，如阿胶、复方阿胶浆、阿胶补血口服液等，此类产品均是在药品监督管理局管理下批准生产的药品，生产过程应符合《药品生产质量管理规范》，成品应符合注册质量标准并经检验合格后才可流通使用；二是供人食用或者饮用的阿胶食品，如阿胶粉、阿胶口服液、即食阿胶等，此类产品生产应符合《中华人民共和国食品安全法》等的有关规定。

　　国家药品监督管理局官网数据查询结果显示，截至 2024 年 3 月，全国共有 39 家药品生产企业生产国药准字号阿胶（胶剂），具体见表 9-1。

表 9-1　生产国药准字号阿胶（胶剂）的药品生产企业

序号	生产企业	所在地	剂型
1	山东古阿井阿胶有限公司	山东	胶剂
2	山东东阿国胶堂阿胶药业有限公司	山东	胶剂
3	山东东阿济韵阿胶制药有限公司	山东	胶剂
4	山东东滕阿胶有限公司	山东	胶剂
5	山东华信制药集团股份有限公司	山东	胶剂
6	山东宏济堂制药集团股份有限公司	山东	胶剂
7	山东国九堂制药集团股份有限公司	山东	胶剂
8	山东济水阿胶有限公司	山东	胶剂
9	山东鲁润阿胶健康产业有限公司	山东	胶剂
10	山东福牌阿胶股份有限公司	山东	胶剂
11	东阿阿胶股份有限公司	山东	胶剂
12	山西天生制药有限责任公司	山西	胶剂
13	广州诺金制药有限公司	广州	胶剂
14	太极集团甘肃天水羲皇阿胶有限公司	甘肃	胶剂
15	甘肃天水岐黄药业有限责任公司	甘肃	胶剂
16	兰州佛慈制药股份有限公司	甘肃	胶剂
17	吉林省吉诺药业有限公司	吉林	胶剂
18	吉林省恒和维康药业有限公司	吉林	胶剂
19	辰欣药业吉林有限公司	吉林	胶剂
20	山东永乐堂阿胶集团无极制药有限公司	河北	胶剂
21	石家庄华鹏药业有限公司	河北	胶剂
22	北京同仁堂（唐山）营养保健品有限公司	河北	胶剂
23	河北东汝阿胶制药股份有限公司	河北	胶剂
24	河北东语阿胶制药有限公司	河北	胶剂
25	山东东阿修元阿胶生物集团内黄阿胶药业有限公司	河南	胶剂
26	龟鹿药业集团有限公司	河南	胶剂
27	河南老君堂制药有限公司	河南	胶剂

续表

序号	生产企业	所在地	剂型
28	河南省四方药业集团有限公司	河南	胶剂
29	河南辅仁堂制药有限公司	河南	胶剂
30	御生堂制药有限公司	河南	胶剂
31	湖北老中醫制药有限责任公司	湖北	胶剂
32	湖北康源药业有限公司	湖北	胶剂
33	九芝堂股份有限公司	湖南	胶剂
34	山东喜君康医药集团湘潭有限公司	湖南	胶剂
35	湖南东健药业有限公司	湖南	胶剂
36	湖南爱敬堂制药有限公司	湖南	胶剂
37	新疆伊犁全鹿制药有限公司	新疆	胶剂
38	新疆库尔勒药王阿胶股份有限公司	新疆	胶剂
39	新疆金胡杨药业有限公司	新疆	胶剂

从上表可以看出，39 家国药准字号阿胶生产企业所在地分布情况：山东 11家，河南 6 家，河北 5 家，湖南 4 家，吉林、甘肃、新疆各 3 家，湖北 2 家，广州及山西各 1 家；其中近三分之一企业在道地产区山东。据统计，在阿胶的主产地东阿县现有阿胶及阿胶制品生产企业 109 家，其中规模以上阿胶类生产企业 17 家，2024 年前三季度，阿胶及"阿胶+"产业总产值达 56.3 亿元，同比增长 15.7%。而山东阿胶行业协会统计，山东作为阿胶的道地产区，其产量占据全国的 70%。行业领头企业东阿阿胶股份有限公司及山东福牌阿胶股份有限公司占据了超 70% 的市场份额，紧随其后的是宏济堂、九芝堂、国胶堂等阿胶"新面孔"。

两千多年来阿胶一直是块状固体剂型，目前临床需打碎烊化或炮制阿胶珠等使用。随着人们的生活方式改变和节奏加快，传统固体胶剂使用不便捷等缺点暴露，药品生产企业在传统胶剂生产的基础上利用先进生产设备和技术研制生产方便服用的阿胶新剂型，如阿胶配方颗粒、阿胶（液体）、阿胶颗粒、阿胶胶囊等。国家药品监督管理局官网数据显示，截至 2024 年 3 月，全国有 16 家药品生产企业生产备案阿胶配方颗粒，9 家药品生产企业生产国药准字号阿胶颗粒，2 家生产阿胶泡腾颗粒，1 家生产速溶阿胶颗粒。目前各药品生产企业仍以生产传统的胶剂为主，但新剂型阿胶的优势明显，为临床使用提供了一种新选择。

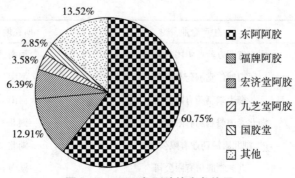

图 9-1　2022 年阿胶块竞争格局

阿胶食品又分为阿胶保健食品和普通阿胶食品两类。阿胶保健食品具有增强免疫力等保健功效；普通阿胶食品不能宣扬任何功效，仅作为普通食品。国家市场监督管理总局数据显示，以阿胶为主要原料的保健品批准文号有 214 条，申请人分布全国各地。通过企业查询网站搜索"阿胶制品"相关企业，全国有两千多家生产各类阿胶食品的企业。

阿胶作为药品，可参照《中国药典》等相关法律法规规范，但作为食品，对阿胶含量没有统一明确的规定，阿胶食品生产企业按照各自制定的标准生产，导致阿胶食品质量参差不齐，影响和制约了阿胶食品的发展，这是亟待解决的问题。2022 年 10 月 1 日实施的阿胶糕行业标准（《阿胶糕》QB/T 5728—2022）是我国首个关于阿胶食品的行业标准，推动阿胶食品产业规范健康发展。

（三）阿胶销售产业现状

1. 阿胶的市场分布　阿胶市场的分布具有明显地域特征，主要有以下两个方面的特点。

（1）从国内来看，阿胶在南方地区的销量明显大于北方　阿胶行业销售市场讲究"重南轻北"，我国南方地区的阿胶销售量明显要高于北方，尤其以广东和江浙沪地区的销量为佳。一方面是由于这些地区的经济发展相对较好，当地人民较为重视保健和养生；另一方面，也与当地的中医养生传统有很大关系。广东人特别重视进补和煲汤养生，阿胶是进补和煲汤的重要食材。广东地区四季不甚分明，有夏而无冬，根据传统中医理论，这会导致人的身体有升而无降，有生发而无避藏，对身体产生不良影响。阿胶补而不燥、滋阴辅阳的效用正好符合当地人民的养生需求，通过阿胶进补和煲汤养生，可以达到辅阳藏阴的作用，也因此得到当地人民的普遍认可，这使得阿胶在当地具有深厚的群众基础和消费理念支持。江浙沪地区有膏方养生的传统，一到冬季，当地居民便纷纷去中药店、中医院开膏方进补，阿胶以其滋补养生的优良药效深受当地人民喜爱。另外，在南方地区，冬至养生的中医理念也使得当地民众在冬至之夜，有服用养生滋补品的传统，选择的滋补品就是阿胶。这都促进了当地阿胶的销量。

（2）从国际来看，亚洲地区销量明显大于欧美地区　东阿阿胶股份有限公司作为国内最大的阿胶制品出口企业，占据出口总量的75%，目前已有复方阿胶浆、阿胶补血颗粒等多个产品出口，远销新加坡、马来西亚、加拿大等几十个国家和地区。但就其销量和影响来看，在亚洲地区的销量远远高于欧美地区。主要原因有以下两个方面：首先，文化背景存在差异。"文化消费具有典型的消费积累性，即消费者在消费文化的同时也在积累文化消费资本，消费的此类文化产品越多，积累的消费资本就越多，就越容易接受此类文化产品和服务"。亚洲地区，特别是东亚、东南亚都直接或间接地受到中华文明的影响，传统中医理念在日本、韩国、菲律宾、新加坡等东亚、东南亚国家有着广泛的影响。由于传统文化的熏陶，阿胶养生文化在当地居民中也有一定的群众基础，相似的文化背景使得阿胶市场开发相对容易，公司在东亚、东南亚地区进行产品推广时着眼于文化销售。以山东东阿阿胶股份有限公司为例，工作人员在当地进行市场开发时，把曹植颂阿胶、朱熹劝母服阿胶、杨贵妃养颜吃阿胶、慈禧保胎用阿胶的故事及阿胶现代化研究的新成果制成图片、展板、录像、光盘到当地展出，并请当地中医协会的专家医师参加介绍阿胶的功效、药理及临床使用经验，把阿胶粉打成细末，备上新鲜牛奶及一些新产品现场免费品尝。这种传统医药推介会引得顾客盈门，竞相购买。但与之相反的是，处于不同甚至截然相反文化背景和文化氛围的消费者，在接受异质文化服务或产品时，或多或少会产生李怀亮提出的"文化折扣"现象，影响此类产品的推广和销售。在欧美国家，由于文化的差异和隔阂，在向消费者推广时遇到了不小的困难，举办推荐会的效果也相对较差。

其次，阿胶药理定量分析和医学数据缺失。目前，中药行业的发展无论在国内还是国际上，都面临着一个瓶颈，即缺乏有效的实证和科学数据，导致中药的现代药理作用模糊，因而在欧美国家开发市场时遇到较大阻力。

2. 阿胶销售市场现状　阿胶，传承近三千年的滋补类名贵中药材，《神农本草经》列滋补上品，《本草纲目》称其为补血圣药，有深度和广泛的消费者认知，随着人们对健康的重视和中医药的兴起，阿胶销售行业呈现出一种显著的增长态势。

2021 年我国阿胶食品行业市场规模 365 亿元，其中，阿胶保健食品市场规模 240 亿元，占阿胶食品的 65.75%；阿胶普通食品市场规模 125 亿元，占阿胶食品的 34.25%。2022 年我国阿胶零售市场规模为 58.1 亿元，同比增长 2.23%，2023 年同比增长 12.97%。

消费者对健康的重视是阿胶销售行业的主要推动力之一。随着生活方式的不断加快，人们普遍感到压力大、疲劳和缺乏精力。因此，他们越来越关注强身健体和延缓衰老的方法。消费者保健需求旺盛，名药补品类保健品需求占据相当份额。CBNdata 2022 年 9 月针对增补气血人群的调研数据显示，75% 的受访者选择阿胶为偏爱的增补气血中药成分。根据华经产业研究院的数据，我国阿胶市场规模从 2013 年的 196 亿元增长至 2020 年的 535 亿元，复合增速达到 15.4%。随着行业生态健康化、居民健康保健意识提升、传统滋补用户年轻化，终端需求有望得到重塑，市场规模有望恢复稳健增长。

品牌竞争的加剧也是阿胶销售行业发展的重要因素。阿胶作为传统滋补的代表品类，市场规模超 500 亿元。随着市场的扩大，越来越多的阿胶品牌进入市场，争夺市场份额。这些品牌通过不断提高产品质量、研发创新、市场推广等方式来吸引消费者的关注。同时，企业之间的竞争也推动了阿胶市场的发展和提升。目前阿胶市场仍呈现稳定双寡头竞争格局，东阿阿胶主打高端市场，市场占有率稳坐行业龙头，福牌阿胶位居第二，主打中低端市场，与第三名同仁堂拉开显著差距，呈现绝对领跑的双寡头局面。2018 年，东阿阿胶市场份额占比 41%，福牌阿胶占比 32%，二者占据的中国阿胶行业市场份额超过 70%。经过 3 年的市场起伏，头部企业市场占有率继续提高，产业集中度进一步提升。2022 年，东阿阿胶的市场份额维持在 61%，福牌阿胶维持在 13%，两大企业总和占比阿胶行业市场份额的 3/4。

电子商务的兴起也为阿胶销售行业带来了新的机遇。随着互联网的普及和电商平台的成熟，越来越多的阿胶品牌选择通过电商渠道进行销售。这种销售方式不仅可以让消费者更加便捷地购买到阿胶产品，还可以扩大销售渠道和覆盖面，提高销售额和品牌知名度。在传统线下实体店的模式下，增加新型线上电商平台，线上线下融合，积极发挥电商在顾客开创、数字赋能、内容运营、渠道管控方面的作用，打造线上线下融合的商业模式，助力阿胶销售新格局。

虽然阿胶销售行业在近年来取得了一定的发展，但也面临着一些挑战和问题。从另一个角度来看，这些挑战也为阿胶销售行业带来了机遇和发展空间。首先，阿胶行业面临激烈的市场竞争。随着阿胶市场的扩大和各个品牌的涌入，各企业不仅需要与现有品牌进行竞争，还要面对不断涌现的新品牌的竞争。这就要求企业要不断提升自身的竞争力，通过不同的营销手段和市场推广策略来吸引消费者的关注和购买。其次，阿胶行业在产品质量方面也存在一定的问题。阿胶作为一种滋补中药，其质量和安全性尤为重要。然而，一些企业在产品加工过程中可能存在一些不规范的操作，导致产品质量无法得到保障，劣质产品的出现会对整个行业的声誉造成一定的负面影响。因此，企业要加强质量控制，确保产品质量的稳定性和安全性，提高消费者对阿胶产品的信任度。

阿胶销售行业在市场需求、品牌竞争和电商渠道的推动下，呈现出显著的增长态势，但也需要面对市场竞争激烈和产品质量等问题。

（四）阿胶文化旅游产业现状

1. 阿胶文化的历史　地域文化通常是指在特定地域中具有悠久历史并传承至今的文化传统，以及生态、礼仪、民俗等多种文化表现形式。由于它在地域范围内与环境融为一体，所以具有地域的独特性。早在数千年前，阿胶就作为一味名贵的中药材出现在人们的视野中。由于其特殊的物理特性，不同于一般的天然饮片，其不仅是治疗疾病的上佳选择，也是被称为百家常谈的保健产品。其传播范围之大，受众群体之广，历史之悠久，已然形成一种阿胶文化。阿胶文化内涵极其丰富，大致分为两类：一类是阿胶有形可见的物质文化，另一类是由阿胶生产工艺延伸出的非物质文化。

（1）阿胶物质文化　是指与阿胶相关的，有形可见的部分。阿胶产品本身就是一种文化产物，与此生产有关的制作场地、制作流程、包装材料、宣传等各个步骤环节，以及悠久历史遗留下来的相关文物件，如九天贡胶、手折子、胶锅等都属于这一范畴。

（2）阿胶非物质文化　指阿胶生产工艺、功用效能等。阿胶最初制作相对烦琐，难以普及，经过几千年的发展，已经形成了系统、完整、独特的制作工艺。包括整皮、化皮、熬汁、浓缩、凝胶、晾胶等50多道工序，形成了挂珠、砸油、吊猴、醒酒、挂旗、发泡、开片等关键技术。除此之外，阿胶非物质文化还包含与阿胶相关的传说、诗歌、故事等。

2. 阿胶的文化旅游发展现状　阿胶文化集中医药学、史学、哲学、养生、进补、膏方文化及古典文学于一体，是中华医药文化的代表。阿胶文化，是阿胶文化旅游产品的文化基础。

目前，参与阿胶文化建设的企业有很多，具有代表性的有：东阿阿胶股份有限公司，其申请国家非物质文化遗产和生产性保护示范基地，建设完成中国阿胶博物馆、东阿阿胶世界主题旅游区、毛驴博物馆、东阿阿胶城等；福胶集团，修复了古东阿明清时期阿胶作坊，建设了福胶博物馆、阿胶文化园等主题文化区；鲁润阿胶，建设有华夏阿胶博物馆，系统、全面、立体地展示中华三千年的阿胶传统文化。

东阿阿胶股份有限公司 2004 年通过"工业旅游示范基地"验收。旅游开展已有初步基础：建成了三条工业观光线路；投资建设了东阿阿胶世界主题景区；建成了中国第一家阿胶博物馆；阿胶体验酒店将阿胶滋补功能与各类美食相结合，挖掘古代宫廷、历史中有关阿胶的美食记忆，形成独特的阿胶养生文化。阿胶博物馆建设于 2002 年，总投资 4000 余万元，在其中设立了中国阿胶文化馆、阿胶工艺馆、阿胶膳食馆、膏方文化体验馆及百年堂企业文化馆等展厅，主要由古代和现代两大部分内容组成，古代部分主要将阿胶的历史发展过程、阿胶的演变过程，以视觉的方式展现在大众面前；现代部分主要体现阿胶的价值，促使现代人更好地利用与传承阿胶文化。东阿阿胶运用互联网技术建立了阿胶电子博物馆，通过网络互动、文字、动画的形式，让大众更方便地去了解、欣赏阿胶文化。阿胶博物馆拥有首批国家级非物质文化遗产生产性保护示范基地、首批国家中医药健康旅游示范基地、全国中医药文化宣传教育基地、国家 AAAA 级旅游景区、全国科普教育基地、山东省文化产业示范基地、山东省科普示范工程等多个荣誉。阿胶博物馆与阿胶世界·体验工厂、东阿阿胶城·药王山、中国毛驴博物馆、毛驴王国共同组成阿胶世界景区。据统计，东阿阿胶世界 2017 年全年接待游客数量突破 46 万人次，实现旅游收益 6300 万元，为企业注入了新的活力，摸索出一条独特的跨界融会的创新思路，将单一的产品销售模式向养生体验旅游业务拓展。具体见表 9-2。

表 9-2　阿胶文化旅游资源

阿胶文化资源	资源特色
阿胶世界	按国家 AAAAA 级旅游景区标准建设打造，经营主旨是为游客提供集趣味互动、科普知识和休闲娱乐为一体的阿胶养生主题旅游体验项目
阿胶博物馆	国家 AAAA 级景区，全国中医药文化科普教育基地，国内首家以单一中药品种为主题的专题性博物馆，也是国内唯一的阿胶博物馆。馆内展示与阿胶相关的人物典籍、字画、年代阿胶等上千件文物，并采用实物、影像展示和实景模拟等形式讲述阿胶的发展史
阿胶产品	产品形式多样，有传统的阿胶块、阿胶片、阿胶膏、阿胶原粉、复方阿胶浆中医药产品，也包括极具保健价值的桃花姬阿胶糕、阿胶金丝枣等补品
阿胶养生膳食	养生膳食方面，比较受欢迎的是阿胶粥、阿胶梨蜜汤、阿胶糖液、阿胶宴（金屋藏娇、麟凤龟龙、瑞雪丰年、八宝雪梨）

　　福牌阿胶文化旅游风景区主要由阿胶博物馆、福胶产业园、非物质文化遗产阿胶制作技艺展览、中华阿胶文化园等共同组成。非物质文化遗产保护展览馆，建筑面积 3 万多平方米，厂区内环境整洁，拥有独立的参观走廊。在游客参观游览的过程中，有专职讲解员对阿胶的生产流程进行详细介绍和生动讲解，游客可以零距离了解福牌阿胶的生产过程。中国阿胶博物馆集纳了两千多年的阿胶历史文化；福牌阿胶的由来，与之相关的咸丰御赐三件宝、道光圣旨等历史文物；福牌阿胶自建厂以来获得的荣誉、阿胶传承人风采、企业科技水平及文化展示等内容，是传承国家级非物质文化遗产传统民族文化保护较好的展示。中华阿胶自然生态文化园，占地 500 余亩，并容纳狼溪河水域湖面 2000 多亩。文化园分为七大功能区，复原明清时期东阿镇熬胶盛景，形成集文化旅游、休闲养生、历史研究和非物质文化遗产保护为一体的综合文化园区。福胶产业园，占地 480 亩，建筑面积 16 万平方米，基地分为阿胶系列产品生产区、研发中心、博物馆、数字化营销基地等四大区域。福胶中国阿胶博物馆是全国非物质文化遗产教育实践基地、国家 AAA 级旅游风景区、省级工业旅游示范基地、山东省传统工艺站、山东中医药大学药学院科研教学实践基地。

　　鲁润阿胶目前正在规划鲁润阿胶产业园建设项目，其中华夏阿胶博物馆已正式开馆，系统、全面、生动立体地展示中华两千多年的灿烂阿胶文化。华夏阿胶文化馆占地面积 900 平方米，建筑面积 2700 平方米，系统全面、生动立体地展示中华两千多年的灿烂阿胶文化，其分为济水汇聚处、麒麟降生地、阿胶文化寻踪、阿胶文化名人与典故、阿胶与毛驴、阿胶养生理念科普、古代造胶工艺场景再现、现代生物制药科技展示、真假阿胶鉴别、现场蒸胶体验等相关文化展示区。文化馆通过文物展陈、展板说明、声光电多媒体互动、雕塑场景还原、模拟造胶流程等陈列来详细介绍阿胶的起源、发展、传承及创新。鲁润阿胶被评为山东省工业旅游示范基地，鲁润阿胶传统制作技艺被评为非遗工坊、非遗传承教育基地等。

　　此外，"榆社阿胶熬制技艺" 2009 年被评为山西省级非物质文化遗产。近年来，阿胶的主产地东阿县充分发挥骨干企业辐射引领作用，围绕阿胶产业、文化、旅游等特色优势，着力构建阿胶产业多样化发展格局，合力打造"东阿道地阿胶"区域品牌。在推动中医药文化创造性转化、创新性发展上扎实探索，立足自身优势，努力讲好中医药故事，先后打造了中国阿胶博物馆、东阿阿胶体验工厂、东阿阿胶城、东阿药王山、中国毛驴博物馆等"研发＋工业＋旅游＋康养"

一体化的中医药文化与康养旅游综合体。在推动阿胶文化旅游产业发展方面，已取得显著成效。相信在不久的将来，阿胶文化旅游产业将在阿胶产业发展中占有重要的地位。

参考文献

[1] 刘建超，王树华.齐鲁阿胶文化传播的优化策略研究［J］.亚太传统医药，2019，15（10）：6-8.

[2] 李佳霖.D集团公司发展战略研究［D］.哈尔滨：黑龙江大学，2020.

[3] 孔浩，田汝芳，曹桂云，等.阿胶质量安全分析研究进展［J］.畜牧与饲料科学，2023，44（4）：109-115.

[4] 吴延华.东阿阿胶二次开发完善产品布局［N］.中国医药报，2006-09-28（B02）.

[5] 汪建国，汪琦.阿胶黄酒的开发研制［J］.中国酿造，2008（3）：88-89.

[6] 石海英，孙春欣，胡晓，等.阿胶酱油的开发研制［J］.中国酿造，2006（3）：70-71.

[7] 马淑红，冯世斌，王成祥，等.阿胶药膳粥的开发及其制备［C］//中国药膳研究会.2016年中国药膳学术研讨会论文集.同福碗粥股份有限公司，2016：3.

[8] 陈超，贾敏，秦楠.速溶阿胶红豆薏米粉的配方优化［J］.粮油食品科技，2023，31（6）：67-74.

[9] 李凤荣.养生追求纯天然中国饮料创辉煌——庆德堂阿胶乌鸡汤胶原蛋白特种营养饮料的开发［J］.饮料工业，2012，15（5）：48-50.

[10] 张新武，侯钢北，孙志伟，等.方便型阿胶元粉的微胶囊化工艺技术研究及开发［J］.食品工业，2013，34（8）：81-83.

[11] 李春芳.阿胶文化及其旅游开发研究［D］.济南：山东大学，2007.

[12] 刘雯雯.聊城养生旅游资源开发研究［D］.济南：山东师范大学，2018.

[13] 帖航，廖峰，王超，等.阿胶开发为化妆品原料的有效成分及安全性分析［J］.日用化学工业，2020，50（1）：38-43+70.

[14] 刘凯，夏鲁峰，孟庆瑞.山东东阿：深挖毛驴价值潜能产业升级渐入佳境［N］.中国食品报，2021-09-09（008）.

[15] 郦道元.水经注［M］.成都：巴蜀书社，1985.

[16] 杜佑.通典［M］.北京：中华书局，1984.

[17] 李吉甫.元和郡县志［M］.北京：商务印书馆，1983.

[18] 王存.元丰九域志［M］.北京：中华书局，1984.

[19] 李东阳.大明会典［M］.扬州：广陵书社，2007.

[20] 苏颂.图经本草［M］.胡乃长，王致谱辑注，蔡景峰审定.福州：福建科学技术出版社，1988.

[21] 刘若金.本草述校注［M］.郑怀林等校注.北京：中医古籍出版社，2005.

[22] 山东省地方史志编委会.山东省志医药志［M］.济南：山东人民出版社，1995.

[23] 陶弘景.本草经集注［M］.北京：人民卫生出版社，1994.

[24] 陈嘉谟.本草蒙筌［M］张印生，韩学杰，赵慧玲校.北京：中医古籍出版社，2009.

[25] 李时珍.本草纲目［M］.沈阳：辽宁科技出版社，2006.

[26] 平阴县地方史志编纂委员会.平阴县志·阿胶志［M］.北京：方志出版社，2006.

[27] 张志聪.本草崇原［M］.北京：中国中医药出版社，1992.

[28] 世界书局.中国药学大辞典［M］.北京：人民卫生出版社，1956.

[29] 赵学敏.本草纲目拾遗［M］.北京：人民卫生出版社，1963.

[30] 冯子标，焦斌龙.文化产业运行论［M］.北京：社会科学文献出版社，2010.